疾控机构人员结核病防治培训教材

主　编　王黎霞　张　慧

副主编　徐彩红　刘小秋　姜世闻

编　者　（按照姓氏笔画排序）

王胜芬　王黎霞　成　君　吕　青　刘小秋

阮云洲　杜　昕　李　涛　李　雪　李仁忠

张　慧　张灿有　苏　伟　陈　卉　陈　伟

陈明亭　周　林　屈　燕　孟庆琳　赵　飞

赵雁林　胡冬梅　姜世闻　夏　辉　夏愔愔

徐彩红

U0235310

人民卫生出版社

图书在版编目（CIP）数据

疾控机构人员结核病防治培训教材 / 王黎霞，张慧
主编 . —北京：人民卫生出版社，2019
　ISBN 978-7-117-27934-5

　Ⅰ . ①疾…　Ⅱ . ①王…②张…　Ⅲ . ①结核病 – 防治
– 职业培训 – 教材　Ⅳ . ①R52

　中国版本图书馆 CIP 数据核字（2019）第 017218 号

人卫智网	www.ipmph.com	医学教育、学术、考试、健康，购书智慧智能综合服务平台
人卫官网	www.pmph.com	人卫官方资讯发布平台

疾控机构人员结核病防治培训教材

主　　编：王黎霞　张　慧
出版发行：人民卫生出版社（中继线 010-59780011）
地　　址：北京市朝阳区潘家园南里 19 号
邮　　编：100021
E - mail：pmph @ pmph.com
购书热线：010-59787592　010-59787584　010-65264830
印　　刷：三河市博文印刷有限公司
经　　销：新华书店
开　　本：787 × 1092　1/16　印张：13
字　　数：324 千字
版　　次：2019 年 2 月第 1 版　2019 年 7 月第 1 版第 2 次印刷
标准书号：ISBN 978-7-117-27934-5
定　　价：42.00 元

打击盗版举报电话：**010-59787491　E-mail：WQ @ pmph.com**
　　（凡属印装质量问题请与本社市场营销中心联系退换）

前言

结核病是我国和全球关注的重大公共卫生问题之一。我国是结核病高负担国家,每年新发结核病患者数约占全球的近 10% 左右;在我国的法定传染病报告中,肺结核的报告发病率一直位于甲、乙类传染病的前两位。

在过去的 20 多年中,我国的结核病防治工作在各级政府的领导和重视下,在各级各类结核病防治机构的共同努力下,取得了很好的成效,提前 5 年实现了联合国千年发展目标。当前,我国的结核病服务体系正处在变革中。原来以疾病预防控制中心为主体,上、下垂直的结核病防治服务体系,承担了全国肺结核患者的诊断、治疗和管理及其他公共卫生职责。服务体系的主要变革是:将肺结核病的诊断、治疗从疾病预防控制中心移交到结核病定点医院。2013 年新修订的《结核病防治管理办法》规定:疾病预防控制机构主要负责组织开展结核病防治规划管理、疫情监测与处置、实验室质量控制、防控技术指导、宣传教育、绩效评估等工作;定点医疗机构负责对肺结核患者进行诊断、治疗和登记报告;基层医疗卫生机构负责推荐肺结核可疑症状者,转诊、协助追踪肺结核患者,对肺结核患者进行服药管理。

本书为全国结核病防治规划标准化培训系列教材中的《疾病预防控制机构人员结核病防治培训教材》,具体内容涉及结核病防治工作计划的制订与实施,肺结核患者的发现、治疗和管理,实验室质量控制,结核分枝杆菌/艾滋病病毒双重感染,学校结核病防治,督导、培训和健康促进,结核病监测系统的使用及数据的分析和利用,药品管理和感染控制等内容。本书主要供各级疾病预防控制机构工作人员日常工作参考使用和开展标准化培训使用,也可供结核病定点医疗机构的管理人员和公共卫生人员参考使用。

王黎霞　张　慧

2018 年 9 月

目录

第一章 结核病防治概述

学习目的

1. 了解全球和我国的结核病疫情及结核病的危害。
2. 了解结核病的病原体、感染和发病过程以及流行的环节。
3. 了解全球结核病防治策略的发展过程以及我国结核病防治策略和主要措施。
4. 掌握不同机构在结核病防治方面的职责和工作任务。

结核病是伴随人类历史最长的疾病之一,是全世界由单一致病菌引致死亡最多的疾病。迄今为止,结核病仍然是严重危害人类健康的主要传染病,是全球关注的公共卫生和社会问题。

第一节 结核病疫情与危害

一、结核病疫情

(一) 全球结核病疫情

据 2017 年世界卫生组织(WHO)估算,2016 年全球共有 1040 万结核病新发病例(包括 103 万合并艾滋病毒感染的患者),其中男性患者 670 万,女性患者 370 万。2010—2016 年,全球结核病的发病呈缓慢下降的趋势,发病率的年递降率约为 1.4%。印度、印度尼西亚、中国、尼日利亚、巴基斯坦和南非这 6 个国家的新发病例总数占到全球新发病例总数的 60%,而印度、印度尼西亚和中国这 3 个国家的新发病例总数占到全球新发病例总数的 45% 左右。

同时,2016 年全球估计有 60 万耐多药结核病新发病例(包括单耐利福平的患者),其中印度、中国和俄罗斯病例总数占到其中的 47%。

此外,2016 年估算全球共有 130 万患者因结核病死亡,另有 37 万 HIV 阳性患者因结核病死亡,2000 年以来结核病死亡的绝对数一直在下降,2000—2016 年结核病死亡率下降了37%,但仍为全球十大死因之一。

(二) 中国结核病疫情

我国是全球 30 个高负担国家之一,居第三位,据 WHO 估算 2016 年的发病数为 89.5 万,发病率为 64/10 万,占全球的 8.6%,占西太区的 49.7%,占 30 个高负担国家的 9.9%,HIV 阴性结核病患者死亡数为 3.9 万,死亡率为 2.8/10 万。我国同时也是 30 个耐多药高负担国家之一,居第二位,据 WHO 估算 2016 年的利福平耐药发病数为 7.3 万,其中初治患者中利福平耐药患者比例为 7.1%,复治患者中利福平耐药患者比例为 24.0%。

2010 年全国第五次结核病流行病学调查显示,与 2000 年相比,虽然涂阳和菌阳肺结核患病率大幅度下降,但活动性肺结核患病率下降缓慢,我国肺结核患者的绝对数仍然很多,疾病负担严重。同时我国结核病疫情存在地区间发展不平衡的特点,乡村患病率高于城镇,西部地区患病率高于中部和东部地区,患者受教育程度低,职业以农民为主,收入水平低,这些因素加大了防治工作难度。

二、结核病的危害

结核病是长期严重危害人民健康的慢性传染病,是我国非常重要的公共卫生问题之一,在我国疾病监测信息报告管理系统中,肺结核报告发病和死亡数长期位居甲、乙类传染病前列。结核病不仅危害患者个体的健康,造成患者的痛苦和经济负担,还是因病致贫和因病返贫的主要因素,更严重的是肺结核经呼吸道传播,危害大众健康,对社会经济发展和国家稳定造成影响。

(一)对个体健康的危害

结核病除了头发、牙齿和指甲外,其他部位均可累及,但主要侵害人体肺部,发生肺结核。肺结核除了全身和局部多种症状外,还可造成肺功能受损和肺心病等并发症,甚至可引起呼吸衰竭和死亡,给患者和家庭带来沉重的经济负担。

(二)对社会经济的影响

目前尚无有效的疫苗预防结核分枝杆菌感染,所有人群均可感染结核并患病。一个传染性肺结核患者一年可感染 10~15 人,个体一旦感染结核分枝杆菌后将终身携带病菌,有 10% 的感染者将在其一生中任何时候发病。结核病流行对社会经济发展造成了不可忽视的影响,据估计由于肺结核的发生每年可使国民生产总值直接损失约 90 亿元以上。

耐多药肺结核对个人、家庭和社会的危害则更大。与普通肺结核相比,耐多药肺结核因诊断、治疗所需时间长而导致其传染期更长,患者迁延不愈,四处流动,则大大增加了耐多药菌传播机会和范围,而被感染者一旦发病即直接成为耐多药肺结核患者。此外,耐多药肺结核所需治疗时间长达 2 年之久,治疗费用更加昂贵,将对家庭和社会带来沉重的经济负担。

第二节　结核病感染与发病

一、结核病的病原体

1882 年德国科学家罗伯特·科霍发现结核分枝杆菌为结核病的病原体。结核分枝杆菌分为人型、牛型等,人型为人类结核病的主要病原菌。结核分枝杆菌对外界抵抗力较强,在阴湿处能生存 5 个月以上;但在阳光下暴晒 2 小时,5%~12% 甲酚皂溶液接触 2~12 小时,70% 乙醇接触 2 分钟,或煮沸 1 分钟,即可被杀灭,最简便的灭菌方法是直接焚毁带有病菌的容器。非结核分枝杆菌广泛存在于自然界,当机体免疫受损时,可引起肺内或肺外感染,在临床上约占总患者数的 5%~10%,其临床表现酷似结核病,但多数对抗结核药不敏感,对结核病患者做菌种鉴定可以除外非结核分枝杆菌病。

结核病灶中存在 4 种不同状态的菌群,A 群为持续生长繁殖菌,B 群为间断繁殖菌,C 群为酸性环境中半休眠状态菌,D 群为完全休眠菌。一线抗结核药物并非对所有代谢状态的细菌有效,例如链霉素对 C 群菌完全无效,只有吡嗪酰胺对此菌群作用最强。B、C 群结核分枝杆菌可保持在体内很长时间,化疗药物应使用足够的疗程才能杀灭。因此,如果使用的化疗药物不当或者疗程不够,B、C 群结核分枝杆菌不能被消灭,很容易造成复发。

耐药性是结核分枝杆菌的重要生物学特性,耐药菌不断生长繁殖,终致菌群中以耐药菌为主(敏感菌被药物淘汰),抗结核药物即失效。结核分枝杆菌发生耐药性有两种情况,一是由基因突变而出现的极少量天然耐药菌(自然变异),通常不致引起严重后果;另一种发生耐药性的机制是药物与结核分枝杆菌接触后,有的细菌发生诱导变异,逐渐能适应在含药环境中继续生存(继发耐药)。

二、结核病的感染和发病

当人体接触到结核分枝杆菌后,在一定条件下会被感染,成为潜伏感染者。其中约 10% 的潜伏感染者可在其一生中任何时候发病。

结核感染后发病者多数是在感染后的半年至两年,其余则在机体抵抗力低下时发病。由于免疫系统尚未发育成熟,婴儿和儿童发生活动性肺结核的可能性要高于成年人,并且还较成年人易于向肺以外的器官扩展。促使成人发生活动性肺结核的最主要诱因是免疫防御功能的减退。

结核感染至发病、发展或呈隐匿性潜伏感染与细菌在体内的繁殖及宿主的固有免疫及适应性免疫反应有关。因此,结核感染至发病实质上是宿主与体内结核分枝杆菌间相互制约、相互斗争过程的结果,从而呈现不同性质的病理变化、临床表现和不同的结局。

三、结核病流行的环节

(一)传染源

结核病的传染源是排菌的肺结核患者,在患者咳嗽、喷嚏或大声说话时,肺部病灶中的结核分枝杆菌可随呼吸道分泌物排出到空气中,健康人吸入后发生结核感染,形成原发病灶而发生结核病。影响结核分枝杆菌传播的因素:

1. 排菌量　肺结核患者的排菌量取决于患者的病情,包括肺内病变的活动性、范围及病变性质等。菌阳患者的接触者感染率高达 65%。

2. 患者的咳嗽频度　咳嗽是肺结核患者产生飞沫的主要方式,一次咳嗽排出的飞沫数约为 3500 个,一次喷嚏则可排出飞沫达 100 万个,平常说话 5 分钟所排出的飞沫数相当于一次咳嗽。

3. 排出飞沫的大小　患者咳嗽、咳痰时排出的微滴核受咳嗽时的冲击力、痰量及痰黏稠度不同而大小各异,飞沫核直径 1~5μm 者可较长时间悬浮于空气中,易于被接触者吸入。

4. 与患者接触的密切程度　与传染性肺结核患者接触越密切的人群受感染的几率越大。

5. 环境因素　患者的居住环境尤其是通风情况与接触者感染率有关。居住拥挤、人员密集、通风不佳的环境均是有利于微滴核能较长时间悬浮、有利于传播的环境因素。

（二）传播途径

呼吸道传播是肺结核最主要的传染途径,其次是饮用未消毒的患结核病奶牛的牛乳,可能引起肠道感染。

（三）易感人群

所有人群均可感染结核分枝杆菌并患病,以下人群是重点人群。

1. 婴幼儿、青少年、60 岁以上老年人。

2. 人类免疫缺陷病毒(HIV,也称艾滋病病毒)感染者及获得性免疫缺陷综合征(AIDS,也称艾滋病)患者。

3. 糖尿病、硅沉着病(矽肺)、糖皮质激素及其他免疫抑制剂长期使用者。

4. 营养不良、长期酗酒者。

5. 肝硬化、胃切除术后、空肠回肠吻合术后。

6. 肾功能不全、血液透析者。

7. 恶性肿瘤、精神病患者等。

第三节 结核病防治策略与措施

一、全球结核病防治策略

（一）现代结核病控制策略

20 世纪 80 年代中期至 90 年代初,由于许多工业化国家削弱了结核病防治体系和削减了防治经费导致结核病疫情不断攀升。1990 年的全球疾病负担研究发现,结核病是患病和死亡均排在前 10 位的疾病之一,因此结核病也重新受到国际社会的广泛关注。1995 年,世界卫生组织启动了以直接面试下短程药物治疗为基础的新的结核病控制策略,即现代结核病控制策略(DOTS 策略),该策略的要点如下:

1. 政府对国家结核病防治规划的政治承诺 各级政府将结核病列为重点控制的疾病之一,发布结核病防治规划,建立健全结核病防治网络,落实结核病防治规划所需人力和财力。

2. 以痰涂片显微镜检查作为传染性肺结核患者发现的主要手段 控制和消灭传染源是控制结核病最有效的办法,将痰涂片镜检作为发现主要传染源的手段,保证痰涂片镜检的质量。

3. 为结核病患者提供直接面试下标准短程化疗 治愈传染性肺结核患者是最好的预防措施,对确诊的传染性肺结核患者应实施医务人员直接面视下督导治疗,使用标准的短程化疗方案。

4. 不间断地供应有质量保证的抗结核药物 对抗结核药品应进行有效的管理,包括采购、供应和使用的全过程,保证抗结核病药品的高质量和不间断供应。

5. 建立和维持一个结核病控制规划的监测系统 建立结核病登记报告系统,确保患者发现、治疗管理和治疗转归等相关数据的及时、准确报告和分析。

（二）遏制结核病防治策略

DOTS 策略抓住传染源治疗管理这个关键环节,集中人力、物力和财力确保结核患者坚持合理规律地完成全疗程的化学疗法,国内外的经验证实 DOTS 策略的实施对改善和控制结核病疫情起到了关键作用。但是,随着结核病防治工作需求的变化和面临地挑战,使得在结核防治工作中仍面临阻碍其进一步扩展的制约因素,主要包括:艾滋病病毒感染,由于缺乏规范治疗而产生耐多药结核,卫生系统在政策、人力资源、筹资、管理、提供服务和信息管理等方面薄弱,卫生服务提供者(特别是私营部门提供者)的全方位参与不足,以及新诊断方法、药物和疫苗的研究投资不足等,针对以上制约因素,2006 年现代结核病策略升级为遏制结核病策略。该策略始终强调 DOTS 策略的基本要素,同时关注应对结核病控制中更多的制约和挑战,策略的要点如下:

1. 继续扩展 DOTS 策略和强化 DOTS 质量

(1)加强政府承诺,保证充足和持续的资金投入;

(2)采用有质量保证的细菌学方法;

(3)开展督导下的标准化治疗,并保证治疗的依从性;

(4)保证有效的药物供应和管理;

(5)对实施过程和效果进行监测和评价。

2. 强化 TB/HIV、MDR-TB 和其他脆弱人群结核病防治

(1)扩展 TB/HIV 联合行动;

(2)扩展耐多药结核病预防和管理;

(3)解决结核病密切接触者、贫困和脆弱人群结核病防治的需求。

3. 以初级卫生保健为基础,为卫生系统加强做出贡献

(1)帮助改善卫生政策、人力资源发展、经费、后勤供应、服务提供和信息系统;

(2)加强卫生服务机构、人员集聚场所和家庭住宅感染控制;

(3)加强实验室网络建设;

(4)将结核病关怀与呼吸系统保健相结合;

(5)吸纳其他领域成功的经验和方法,促进社会卫生活动开展。

4. 吸纳所有的卫生服务提供者参与结核病控制

(1)通过公立—私立医疗机构合作模式,动员公立、志愿者和私立机构参与结核病控制工作;

(2)促进应用国际结核病关怀标准。

5. 动员患者和社区的力量

(1)倡导、交流和社会动员:促进社区参与结核病关怀、预防和健康促进;

(2)促进使用患者关怀宪章。

6. 促进和开展科学研究

(1)开展为结核病防治规划服务的应用性研究;

(2)倡导和参与研究开发新型诊断方法、药物和疫苗。

(三)终止结核病流行策略

2014 年 5 月世界卫生大会通过了"2015 年后结核病预防、治疗和控制全球战略和目标",至 2035 年将终止全球结核病的流行,使结核病死亡率比 2015 年降低 95%,发病率降低 90%(每 10 万人口中结核病例少于 10 例),并消除结核病感染家庭伴随而来的灾难性费用,为达到这一雄伟目标,2016 年开始用终止结核病策略(2016—2035 年)替代了遏制结核病策略,该策略的要点如下:

1. 四大原则

（1）政府负责管理和问责，同时进行监测和评价；

（2）与民间社会组织和社区建立强大的联盟；

（3）保护和促进人权、伦理和公平；

（4）全球协力，在国家层面调整应用战略和目标。

2. 三大支柱

（1）以患者为中心的综合治疗和预防：早期诊断结核病包括开展药物敏感试验，系统筛查接触者和高危人群；对包括耐药结核病在内的所有结核病患者进行治疗，同时提供患者支持；开展结核病/艾滋病毒联合防控，管理并发症；为高危人群提供预防性治疗；以及接种抗结核病疫苗。

（2）强有力的政策和支持性系统：具有充分资源用于结核病治疗和预防的政治承诺；社区、民间社会组织以及公立和私立卫生保健提供者的参与；实现全民健康覆盖；社会保护、缓解贫穷以及针对结核病其他决定因素的行动。

（3）强化研究和创新：开发、研制和迅速利用新的工具、干预措施和战略；开展研究以优化实施和影响，并促进创新。

二、我国结核病防治策略

结核病是我国重大传染病，始终是重点控制的疾病之一。进入 21 世纪以来我国全面推行以控制传染源为核心的现代结核病控制策略，随着全球结核病防治策略的发展，结合我国实际情况，我国结核病防治策略主要强调以下几个方面：

（一）加强患者发现和治疗管理

1. 多途径发现患者

（1）加大就诊人群中患者发现力度：各级各类医疗卫生机构应当在诊疗和健康体检工作中，加强对有咳嗽、咳痰两周以上或痰中带血等肺结核可疑症状者的排查，发现肺结核疑似患者应转诊到当地定点医疗机构进行规范诊治，并及时报告。

（2）开展重点人群主动筛查：疾病预防控制机构、定点医疗机构和基层医疗卫生机构要相互配合，做好对病原学检查阳性肺结核患者的密切接触者、艾滋病病毒感染者和患者、65岁以上老年人、糖尿病患者等结核病重点人群的主动筛查工作。加强出入境人员结核病主动筛查工作。将结核病筛查纳入学校入学、监管场所入监和流动人口等人群的健康体检项目，早期发现传染源。

（3）及时发现耐多药肺结核患者：县级定点医疗机构对病原学检查阳性肺结核患者和耐多药肺结核高危人群进行耐药筛查，并将耐多药肺结核疑似患者转至地市级定点医疗机构进行耐药检测和诊断。积极推广耐多药快速检测技术，开展耐药监测工作。

2. 规范诊断和治疗

（1）实施结核病诊疗规范：各级定点医疗机构要根据肺结核门诊诊疗规范、临床路径和结核病防治工作规范等有关技术指南要求，对肺结核患者进行诊疗，确保患者全程规范治疗，减少耐药发生。

（2）规范耐多药肺结核患者诊疗和管理：定点医疗机构和疾病预防控制机构要规范耐多药患者住院治疗及出院后登记管理。

（3）完善儿童结核病防治措施：提高卡介苗接种覆盖率和接种质量。各地指定儿童结核病定点医疗机构,规范儿童结核病诊断和治疗服务。对传染性肺结核患者的儿童密切接触者中发现的潜伏期感染者进行重点观察。

(4)加强结核病医疗质量控制:各地区要完善结核病医疗质量管理工作机制,根据本地实际制定结核病医疗质量管理相关制度、规范和具体实施方案,将结核病诊疗纳入医疗质量控制工作体系。

3. 做好患者健康管理服务　按照国家基本公共卫生服务项目要求做好肺结核患者健康管理服务,提高患者治疗依从性。推进结核病患者家庭医生签约服务制度。

4. 加强重点人群结核病防治　加强结核分枝杆菌/艾滋病病毒双重感染防控。强化学校结核病防控,减少结核病聚集性疫情。做好流动人口结核病及监管场所羁押人群结核病防控工作。

5. 提高信息化管理水平　进一步加强结核病防治工作信息化建设,强化信息整合,逐步实现结核病患者全疗程信息化管理。

(二)落实保障措施

1. 加强政府领导,落实部门职责　地方各级人民政府要进一步加强组织领导,将结核病防治工作作为重要民生建设内容,纳入当地经济社会发展规划和政府目标管理考核内容,落实各项防治责任,完成规划任务,并给予必要的人力、物力和财力投入,确保各项结核病防治措施的实施。国家卫生健康委要充分发挥国务院防治重大疾病工作部际联席会议办公室的统筹协调作用,会同有关部门各司其职,共同实施结核病防治策略。

2. 完善防治服务体系

(1)健全服务网络:各地区要完善结核病分级诊疗和综合防治服务模式,健全疾病预防控制机构、结核病定点医疗机构、基层医疗卫生机构分工明确、协调配合的服务体系。方便患者就医。所有定点医疗机构要达到呼吸道传染病诊疗和防护条件。

(2)加强队伍建设:各级疾病预防控制机构、定点医疗机构和基层医疗卫生机构要配备专人负责结核病防治工作,加强人员培训,提高服务能力,落实传染病防治人员卫生防疫津贴政策,调动防治人员的积极性,稳定防治队伍。

(三)做好医疗保险和关怀救助工作

要将临床必需、安全有效、价格合理、使用方便的抗结核药品按规定纳入基本医保支付范围。逐步将肺结核(包括耐多药肺结核)纳入基本医疗保险门诊特殊病种支付范围。对符合条件的贫困结核病患者及时给予相应治疗和救助。

(四)加强宣传教育

关注结核病预防、治疗全过程,不断创新方式方法,充分发挥"12320"公共卫生热线、微博、微信、移动客户端等宣传平台作用,全方位、多维度开展宣传工作,推动形成广大群众积极支持、关注和参与结核病防治的良好社会氛围。以世界防治结核病日为契机,集中开展宣传活动。深入开展百千万志愿者结核病防治知识传播行动,把结核病防治知识纳入中小学健康教育内容,将结核病防治宣传教育工作常态化、持续化。

(五)保障抗结核药品供应

规范抗结核药品临床使用,完善药品采购机制,加强药品质量抽检,确保抗结核药品保障供应,质量安全。

(六)加强科研与国际合作

开展多层次多形式的学术交流和医学教育,培养结核病防治人才,提升防治人员工作能力和研究水平。支持结核病防治研究,在结核病新型诊断试剂、疫苗和药物研发,中医药防治方案以及耐多药肺结核优化治疗方案等方面给予重点支持。加强结核病防治工作国际交流与合作,及时总结推广科研成果和国际合作经验,为我国结核病防治工作提供技术支撑。

第四节 结核病防治服务体系

我国已逐步构建了各级疾病预防控制机构、定点医疗机构和基层医疗卫生机构分工明确、协调配合的防治服务体系。在该体系下,定点医疗机构主要负责肺结核患者的诊断和治疗、疾病预防控制机构(疾控机构)负责规划管理、基层医疗卫生机构负责肺结核可疑者推荐和患者的居家治疗管理。不同机构的工作任务如下:

一、结核病预防控制机构

（一）县（区）级结核病预防控制机构

县（区）级结核病预防控制机构是指内设的从事结核病预防控制工作的专业科（所、室）的县（区）级疾病预防控制中心,独立结核病预防控制中心（院、所）,以及由卫生行政部门指定的医疗卫生机构。

1. 根据省级、地（市）级结核病防治规划的要求,结合当地实际情况,协助制订本县（区）结核病防治规划或工作方案,并协助组织实施。

2. 建立季度例会制度,每月召集定点医院、基层医疗卫生机构对结核病诊疗、管理的各个患者进行沟通、协调。

3. 开展结核病防治规划培训、技术指导、工作督导及评估。

4. 监测辖区肺结核疫情,及时通报疫情及相关信息;开展流行病学调查和疫情处置。

5. 组织开展结核病重点人群的监测与预防工作。

6. 组织开展辖区内疫情报告、患者管理工作和实验室工作的质量控制。

7. 组织开展结核病防治健康促进工作。

8. 开展对基层结核病健康管理工作的检查、评估和培训工作。

9. 负责组织基层医疗机构落实肺结核患者治疗期间的规范管理,组织开展肺结核患者或者疑似肺结核患者及密切接触者的追踪工作。

（二）地（市）级结核病预防控制机构

1. 根据省级结核病防治规划的要求,结合当地实际情况,协助制订本地（市）结核病防治规划和技术规范,并协助组织实施,建立季度例会制度。

2. 开展结核病防治规划培训、技术指导、督导及评估工作。

3. 监测辖区肺结核疫情,及时准确报告、通报疫情及相关信息,开展流行病学调查和疫情处置。

4. 组织开展结核病重点人群的监测与预防工作。

5. 组织开展辖区内疫情报告、患者管理和实验室工作的质量控制。

6. 组织开展结核病防治健康促进工作。

7. 开展结核病预防控制应用性研究。

（三）省级结核病预防控制机构

1. 根据国家结核病防治规划的要求,结合当地实际情况为制订全省结核病防治规划、技术规范、工作计划等提供技术支持,并协助组织实施,建立季度例会制度。

2. 开展结核病防治规划培训、技术指导、督导及评估工作。

3. 负责全省结核病定点医院进行规划布局、统筹协调及对基层结核病健康管理进行督导检查、指导和培训。

4. 收集、核对、分析结核病防治信息,监测辖区肺结核疫情,及时准确报告、通报疫情及相关信息,开展流行病学调查和疫情处置。

5. 组织开展辖区内疫情报告、患者管理和实验室工作的质量控制。

6. 组织开展结核病防治健康促进工作。

7. 开展结核病预防控制应用性研究。

二、医疗机构

(一)县区级结核定点医疗机构

1. 建立完善结核病诊疗流程以及结核病防治工作机制和制度。包括:成立结核病诊疗和防治工作领导小组,协调领导结核病临床和防治相关工作;以患者为中心,建立机构内部结核病患者/疑似患者转诊和诊疗流程;明确各相关科室职责,制订结核病防治工作制度和科室间协调机制。

2. 对肺结核可疑症状者进行免费 X 线胸片和痰涂片检查,进行肺结核诊断。

3. 负责肺结核患者传染病疫情报告和建立肺结核患者的病案。

4. 按照肺结核门诊诊疗规范、临床路径的要求,对确诊的肺结核患者确定治疗方案,对不良反应进行处理,进行规范治疗和随访管理。

5. 对符合居家治疗条件的患者转诊到患者居住地基层医疗卫生机构,并与疾病预防控制机构和基层医疗卫生机构有效衔接,落实患者的全程服药治疗。

6. 对疑难重症、疑似耐药、严重不良反应等无法处理的患者,应及时转诊到所在地市或省级疑难重症和耐多药肺结核定点医疗机构进一步诊断和治疗。

7. 对肺结核患者密切接触者开展肺结核筛查。

8. 对肺结核患者和患者家属开展结核病健康教育。

9. 接受卫生计生行政部门组织或委托疾病预防控制机构(结防机构)、以及上级定点医疗机构开展的培训和督导。

10. 对基层医疗卫生机构进行结核病临床业务指导和培训。

11. 开展院内结核病感染控制工作。

(二)地市级及以上结核定点医疗机构

在县区级肺结核定点医疗机构职责的基础上,增加以下工作职责:

1. 负责疑难重症及耐多药肺结核患者的诊疗工作。

2. 在当地卫生计生行政部门组织下,对县区级肺结核定点医疗机构进行结核病临床业务指导、培训和考核。

(三)非结核病定点医疗机构

1. 负责肺结核疫情的报告。

2. 负责肺结核患者和疑似患者的转诊工作。

3. 开展结核病防治培训工作。

4. 开展结核病防治健康教育工作。

三、基层医疗卫生机构

（一）乡镇卫生院（社区卫生服务中心）

1. 对就诊患者进行结核病症状筛查并做好登记。

2. 对村卫生室和社区卫生服务站推荐以及本机构发现的肺结核可疑症状者进行胸部 X 线检查。

3. 对发现的疑似肺结核患者进行传染病疫情报告。

4. 转诊疑似肺结核患者到县（区）定点医疗机构。

5. 追踪医疗机构转诊未到位的肺结核 / 疑似肺结核患者并做好登记。

6. 落实肺结核患者的居家服药管理。

7. 开展健康教育。

（二）村卫生室和社区卫生服务站

1. 对就诊患者进行结核病症状筛查并做好登记。

2. 推荐肺结核可疑症状者到有条件的乡镇卫生院（社区卫生服务中心），或县（区）级结核病定点医疗机构进行胸部 X 线检查。

3. 协助追踪医疗机构转诊未到位肺结核 / 疑似肺结核患者并做好登记。

4. 负责肺结核患者的居家服药管理。

5. 对传染性肺结核患者的家庭密切接触者进行肺结核症状筛查。

6. 开展健康教育。

培训要点

1. 我国是全球 30 个高负担国家之一，居第三位，2016 年估算的发病数为 92 万，占全球的 10%。

2. 结核病主要侵害人体肺部，发生肺结核。一个传染性肺结核患者一年可感染 10~15 人，有 5%~10% 的感染者将在其一生中任何时候发病。

3. 结核病的传染源是排菌的肺结核患者，呼吸道传播是肺结核最主要的传染途径，所有人群均可感染结核并患病。

4. 全球结核病控制策略由现代结核病控制策略（DOTS 策略）发展为遏制结核病策略，目前升级为终止结核病策略。

5. 我国结核病控制策略和防治措施。

6. 基层医疗卫生机构是我国结核病防治工作的最基层单位，发挥着重要的防治服务功能。

7. 基层医疗卫生机构在结核病防治中主要承担患者发现、患者管理、健康教育这 3 个方面的工作任务。

8. 乡镇与村级基层医疗卫生机构应协同合作，配合县级疾病预防控制机构、县级结核病定点医疗机构，共同做好患者推介、转诊、追踪、管理、健康教育等工作。

课后练习题

一、选择题

1. 我国结核病负担居全球第几位？

A. 第一位　　　　B. 第二位　　　　C. 第三位　　　　D. 第四位

2. 我国结核病疫情特点

A. 乡村患病率高于城镇　　　　　　B. 西部地区患病率高于中部和东部地区

C. 患者受教育程度低　　　　　　　D. 职业以农民为主

E. 收入水平低　　　　　　　　　　F. 老年患者比例高

3. 结核感染患病的重点人群包括

A. 婴幼儿、青少年、60 岁以上老年人

B. HIV 感染者 /AIDS 患者

C. 糖尿病、硅沉着病（肺）、糖皮质激素及其他免疫抑制剂长期使用者

D. 肝硬化、胃切除术后、空肠回肠吻合术后

E. 肾功能不全、血液透析者

F. 营养不良、长期酗酒者

二、填空题

1. 结核病主要侵害人体_____，发生_____。一个传染性肺结核患者一年可感染____人，有 5%~10% 的感染者将在其一生中任何时候发病。

2. 结核病的传染源是_____，_____是肺结核最主要的传染途径。

3. 终止结核病策略的目标是，至_____年将终止全球结核病的流行，使结核病死亡率比 2015 年降低_____，发病率降低_____（每 10 万人口中结核病例少于____例），并消除结核病感染家庭伴随而来的灾难性费用。

三、简答题

1. 简述我国结核病防治策略和防治措施。

2. 疾病预防控制机构在结核病防治工作方面的主要职责有哪些？

第二章 结核病防治年度计划的制订与实施

学习目的

1. 掌握制订年度工作计划的方法。
2. 掌握实施年度工作计划的要点及步骤。
3. 掌握年度工作总结报告的撰写方法。

计划是管理的一项重要手段,任何组织机构中的各项管理活动都离不开计划。计划通过将组织在一定时期内的活动任务分解给相关的每一个部门和个人,从而不仅为这些部门和个人在该时期的工作提供了具体的依据,而且为解决组织机构目标的实现提供了保证。结核病作为一个公共卫生问题,同时也是严重的社会、政治、经济问题,其年度计划的制订和有效实施是结核病防治工作顺利开展的重要保障。

第一节 年度工作计划制订

在结核病防治年度工作计划的制订中,疾病预防控制机构的职责是按照卫生行政的要求,起草结核病防治工作计划,最终由卫生计生部门组织相关人员进行讨论和定稿。

工作计划应该是针对目前存在问题所制订出来的有效对策。因此,结核病防治年度工作计划也应该从工作现状分析出发,通过对结核病防治工作领域中的各类问题的梳理和分析,找出影响工作结果的最重要的因素,从而有针对性地制订下一年度的工作重点和工作任务。

一、工作现状分析

现状分析是年度工作计划制订的起点,只有对上一年度结核病防治工作中的工作内容、工作效果等进行了客观、详尽地分析,才有可能梳理出未来的重点工作及应该加大投入的工作领域。

在工作现状的分析中,首先要对上一年度的工作进行梳理。可供收集分析的资料包括上一年度的疫情分析报告、历次督导报告、各类总结报告(如召开的各种工作会议及会议决议的实施情况、举办的各类活动及活动总结)以及上一年度的工作总结等。通过对这些工作资料的收集及分析,可以明确本辖区的疫情现状及变化趋势以及结核病防治策略的实施情况。然后根据分析结果,结合上级对本年度工作要求及本地工作的实际情况,制订年度工作计划。

在分析中,应重点关注的领域和方面包括:

1. 上一年度目标的完成情况,并应分析有哪些因素影响目标的达到。结核病防治规划及年度工作计划中,都要对患者发现、患者登记、治疗效果、特殊人群结核病防治以及结核病防治规划中的药品管理、健康教育、督导、培训等工作提出具体的工作目标,通过网络直报系统和结核病专报系统,可以获得上述各领域的目标完成情况,通过对目标完成情况的分析以及各目标完成情况与前一年度的同期比较,或者目标完成情况的趋势分析,可以获得制订下一年度工作目的重点的依据(具体方法参见第十二章,数据分析利用)。在对本县(区)级的结核病疫情的分析中,主要应对大疫情报告系统报告的肺结核患者数进行分析,采用报告发病率进行分析,同时分析三间分布。

2. 经费投入情况,是否存在问题以及导致问题产生的原因。分析本县区结核病防治经费的来源及开支类别。例如中央经费的投入数量及开支类别;省、市级经费的投入数量及开支类别;本县(区)经费的投入数量及开支类别,必要时可分析经费需求与缺口,从而获取本县(区)是否应该进一步加大结核病防治经费投入的依据及方向。

3. 免费政策、医保政策和民政救助政策的落实情况,是否存在问题以及导致问题产生的原因。免费政策落实情况应重点关注肺结核可疑症状者和可疑结核病患者的免费拍摄胸片和检查、痰涂片情况;确诊患者免费进行的 3 次随访痰涂片检查和治疗末 1 次胸片检查情况;确诊患者是否全部给予了免费一线抗结核药品。如果本地区增加了其他相关政策,也应分析该政策的落实情况。

医保政策应重点关注本地区包括新农合、城镇居民医疗保险和城镇职工医疗保险的医疗保障政策出台及具体落实的情况,如是否已将门诊治疗纳入本地区慢(特)病门诊,各类政策中对所保障对象中普通肺结核患者、耐多药肺结核患者的起付线、封顶线、报销比例分别是多少,医保对医院,医院对患者的支付方式等。根据本县(区)目前的患者自付医疗费用支出来评价是否达到了避免灾难性支出的目标。

民政政策应重点关注上一年度是否开发出台了新的有关结核病大病救助和肺结核患者的补助政策,以及既往开发的相关政策的落实情况。例如是否已将结核病纳入大病救助范畴? 是否对结核病的特殊人群[特困、高龄(65 岁及以上)非耐多药患者、所有耐多药肺结核病患者]实施了补助政策? 相关政策是否得到了真正的落实等。

4. 在患者发现、实验室建设、治疗管理、健康教育、药品管理、统计监测等结核病防治的重要工作领域,实施了哪些策略和措施,结果如何? 导致结果不理想的原因是什么?

在患者发现工作中应重点关注患者发现策略的落实情况。如各级各类医疗机构对于肺结核患者或疑似患者的报告和转诊制度的落实情况。定点医疗机构根据国家有关规定为肺结核可疑者免费提供痰涂片、胸部 X 线检查等诊断服务的情况。卫生、教育、公安、司法行政和民政等部门和单位加强合作,有针对性地开展对结核病密切接触者、艾滋病病毒感染者、监狱人群等高危人群以及老年人、学生、流动人口等重点人群的结核病筛查工作的落实情况。县级结核病定点医疗机构开展痰培养工作情况以及推荐耐多药肺结核可疑者至地市级以上定点医疗机构进行确诊的情况。耐多药快速诊断方法应用情况等。

实验室建设应重点关注痰涂片、痰培养和分子生物学诊断设备的装备和工作开展情况,以及实验室工作环境。例如:是否装备了推荐的 LED 显微镜,是否装备了痰培养设备,是否装备了分子生物学诊断设备;实验室感染控制状况,是否装备了生物安全柜等。

治疗及管理应重点关注患者治疗管理策略的落实情况。如应落实定点医疗机构对肺结核患者免费治疗的相关政策的情况,免费提供一线抗结核药品治疗和随访检查的情况;定点医疗机构对肺结核患者的治疗采用国家规范方案及使用抗结核固定剂量复合制剂的情况;按照国家临床路径等规范开展肺结核患者的辅助检查和辅助治疗的情况;患者的医疗费用负担比例降低的情况。应落实各医疗机构结核病感染控制工作制度的情况等。针对耐多药结核病防治,应重点关注基层医疗卫生机构按照定点医疗机构制订的治疗方案,对出院后的耐多药肺结核患者进行治疗管理的情况;县级疾病预防控制机构对耐多药肺结核防治工作进行督导,开展健康教育和评价的情况等。如果本县区实施了针对流动人口、TB/HIV 双感染和学校等人群的发现和治疗管理策略,也应重点关注和描述。

健康教育方面应重点关注本县(区)在结核病防治的健康教育中所采用的相关策略,如是否坚持结核病宣传教育的公益性,将结核病宣传教育纳入了相关工作安排;是否有计划、有针对性地开展了宣传教育工作;各有关部门、社会团体和新闻媒体是否充分发挥各自优势,在不断改进和创新方式方法,积极宣传结核病防治知识和防治工作,切实增强宣传教育的实效,营造有利于结核病防治的社会氛围等各方面做出努力和其实际效果等。可通过健康教育活动的种类、数量、覆盖人群、宣传效果、大众结核病知识知晓率等数据与上一年度的比较,分析健康教育领域的工作开展情况。

药品管理、培训及督导应重点关注药品管理中是否有供应不及时的现象,是否有大量的抗结核药品过期和破损等。通过察看各类培训班的测试结果以及督导中得到的工作人员对结核病防治相关问题是否可以正确地理解、操作,也可以从不同方面检验培训工作效果。通过察看年度内的督导报告,也可以确定各级的督导工作是否存在问题,如督导频度是否达标,督导质量是否达到要求等。

二、工作计划制订

一个好的工作计划是提高工作效率的有效手段,也是各级干部管理水平的体现。计划的特点是,其内容和写法比规划具体、深入,比设想正规、细致,比方案简明、集中,比安排拓展、概要。而一个好的年度工作计划也应该是连结战略规划与年度财务预算的桥梁,是一个机构日常工作中重要的管理控制工具。

工作计划的制订应当保证与结核病防治规划的一致性,同时计划也要考虑与相关各个部门和工作的协调一致,同时应遵循以下几个原则。第一是合理性原则,计划应在对既往所有的资料和数据进行分析的基础上制订。第二是整体最优化原则,在制订计划时,应对各种制约因素进行综合分析汇总,权衡利弊,从而使制订出的计划具有目的性、相关性和整体性等特征。第三是效益型原则,要在对资源和现状进行充分分析的基础上,争取以同样的资源投入获得最大的产出,或者以最低的费用投入获得尽可能多的效果。第四要注意计划的社会性原则,结核病防治的利益相关者包括社会、部门及相关的个体(如医务人员、大众、患者等),应使所制订的计划以整体利益为出发点,充分注重社会效益。

在工作计划的制订中,应该重点关注工作内容、工作方法、工作分工(工作负责人)、工作进度(完成期限)等 4 个要素。工作任务和要求应该明确,并应根据客观条件,统筹安排,制订出具体的数量、质量和时间要求。

三、结核病防治年度工作计划框架

结核病防治年度工作计划的制订应在分析工作现状的基础上,制订下一年度的工作指标,并描述主要的行动计划,提出对年度计划的督导、考核、质控与评价的指标。

四、年度工作计划各部分内容撰写要点

(一)防治现状

此部分为年度工作计划的背景材料,其重点内容应为上一年工作进展的简要回顾以及存在的主要问题等内容。要结合本县(区)的情况对上一年度的工作进展、疫情的具体情况、工作目标的实现情况以及本县(区)在结核病防治领域存在的重大挑战进行描述,从而为年度计划中重点工作领域的制订提出理论依据。

(二)工作指标

应根据上级对结核病防治工作的要求和本县的实际工作情况,设立主要年度工作指标,作为考核年度工作进展的主要依据。指标的设立应重点考虑上一年度的计划执行情况及本县(区)所面临的重大挑战,如果工作现状分析的结果显示在某一领域存在较严重的问题,则可以针对问题产生的原因设计和增加指标,以便促进该问题的解决。

(三)行动计划

行动计划内应重点描述年度计划中的主要活动以及保障活动效果的措施。主要强调重要的活动,由谁来负责,活动的内容与方法,达到什么标准,并应提出原则性的要求,其中应包括以下几方面重要工作内容。

在主要技术措施中,应重点描述以下几方面的工作:

1. 加大患者发现力度 普通肺结核的患者发现是结核病防治工作中最基础的工作之一,应根据本县的实际情况,提出在年度计划中加强患者发现的具体措施。如果是既往执行得很好的措施,原则上作简要地描述。而对于近期新增的重要工作,如将基层医生推荐肺结核可疑症状者的工作以及 65 岁以上老年人和糖尿病患者的结核病筛查的工作纳入健康管理工作规范,则需进行详细说明。对既往工作中存在的问题,如痰培养工作开展得不理想,也要根据问题的原因,提出相应的对策和要求。

在患者发现中,耐多药结核病防治也是目前重点工作之一,因此要重点强调此项工作,并对其中技术环节提出量化的具体要求。如可以提出县级疾控中心负责把涂阳患者及非耐药分子生物学检测技术阳性的所有痰标本和涂阴培阳患者的培养阳性菌株送地市级做快速的耐药检测,每周运送痰标本/菌株不少于 1 次等。

2. 加强患者的治疗及管理 目前,结核病防治工作重点强调患者的规范治疗和质量控制。年度计划中可以根据本地的实际情况,对定点医疗机构提出要求。例如可在计划中提出:各级定点医疗机构要根据肺结核门诊诊疗规范、临床路径、结核病防治工作规范等有关技术指南的要求,对肺结核患者进行诊疗,使用固定剂量复合制剂(FDC)。也可提出对定点医疗机构每年至少开展两次质量控制检查工作的量化指标。而肺结核患者的治疗管理工作是保证治疗效果,减少耐药发生的重要措施,计划中可根据本地区的治疗管理流程以及存在的问题提出具体要求。如果本地区在治疗管理中采用了创新方法和手段(移动互联网和电子药盒等新技术)开展患者随访管理,则需要详细提出具体的工作要求,可以在附件中增加新的管理技术方案或流程。

3. 强化健康教育 健康教育是疾病预防控制的首要措施,也是目前结核病控制的薄弱环节,因此在年度工作计划中要强调此项工作,也可以将健康促进的相关措施进行量化,提出健康促进活动开展的频次、受教育人群的数量等指标,或根据本地区的疫情现状,提出重

点对某一人群（如结核病患者及其家属、密切接触者、医疗机构就诊人群、学生、结核分枝杆菌/艾滋病病毒双重感染者、流动人口、老年人、糖尿病患者等重点人群）开展有针对性的健康促进工作。也可对开展健康促进效果评估提出要求。

4. 加强培训工作　培训工作是提高结核病防治质量的重要手段，也常常是结核病控制工作的薄弱环节，年度工作计划中要重点强调此项工作。例如可以明确提出县级对乡（镇）级的培训频次和内容，同时也要明确乡（镇）级对村级的培训频次和内容。要强调采用统一的培训教材进行培训；培训后要进行考核，考核不合格的要进行复训，这样可增强培训效果和真正提高基层人员的技术水平。如果县区级有条件，还可以将利用远程医疗和远程教育网络，接受上级结核病防治技术指导并将培训列入年度工作计划，以便提高基层防治能力等。

（四）督导、考核、质控与评价

应按照本县区的工作要求，列出督导及考核的责任人、对象、频度与督导考核要求。如可以提出卫生行政部门组织相关机构开展督导工作。对结核病定点医疗机构（医院），每两个月进行一次督导，重点了解登记、病案书写和网络报告等工作质量；每半年进行一次质量控制，了解诊疗质量。对非结核病定点医疗机构每季度进行一次督导，了解结核病疫情报告和转诊工作质量。对基层医疗卫生机构每两个月进行一次督导，了解患者发现和治疗管理以及健康教育等工作情况。

季度分析报告和年度总结报告的撰写对于工作计划的过程和结果监测，以及工作的调整与改进具有重要的意义。因此年度工作计划中可以提出第一至第三季度的每季度由疾控中心组织进行撰写季度分析报告，重点了解工作进展，发现存在的问题，提出改进工作的建议。年终由卫生行政部门组织撰写年度总结报告，重点了解全年工作进展，发现存在的问题，提出改进工作的建议。

（五）明确经费预算

随着社会化程度地逐步提高，带有经费预算的工作计划已成为现代化管理的重要方法之一，预算是完善、服务于计划的重要内容，预算的编制过程同时也是工作计划的制订过程，是计划的重要组成。缺少工作计划的预算，仅仅是个数字，既无指导作用也无参考价值。而缺少预算的计划，也使得计划活动难以开展，工作目标实现困难；因不掌握经费量而导致的资金安排不合理，往往使得工作开展难以区分轻重缓急，有"头重脚轻"的感觉，或者只能采用"拆东墙补西墙"的办法，导致计划流于形式。因此只有预算与计划相结合，才能清楚地了解在年度工作计划中的经费需求总量，已有的经费额度、来源，经费的缺口等，从而有目的、有计划、有条理地实施结核病防治年度计划。因此，在实际工作中，我们要求要制订具有操作性强、易于执行和监控的带有经费预算的年度工作计划。其主体是计划，而计划中的每项活动都附有预算。

第二节　年度工作计划的实施

做好年度工作计划的组织实施，是保证年度工作计划目标和各项指标实现非常重要的环节。因此要做好文件下发、动员部署、培训、督导考核、定期分析评价和年终总结等项工作。

一、下发文件

结核病不仅仅是一个公共卫生问题,而且是一个严重的社会、政治、经济问题,结核病的防治必须实施政府行为,政府下发的文件可以最大限度地保证将结核病防治措施落到实处。通常政府下发结核病防治规划,而年度计划由卫生行政部门下发。因此在卫生行政部门发文时,要强调本年度工作计划的制订是依据政府制订下发的结核病防治规划,从而保证各相关部门对年度计划的认可和重视,以便落实政府相关部门的职责和各级相关机构相应的防治措施。

二、动员部署

(一)召开年度结核病防治工作会议

年初在下发年度计划后,一定要召开年度结核病防治工作会议,这是保证年度工作计划有效实施的一项重要举措。年度防治工作会议应在年初召开,最好在一月份。会议最好以政府的名义召开,以体现政府对结核病防治工作的重视。

会议的日程应包括以下几项重要内容:

1. 卫生行政部门做上一年度的工作总结报告,同时发布本年度的工作计划;

2. 政府主管领导讲话,重点对结核病防治工作提出要求,包括:对政府各相关部门履行职责的要求,对政策开发及落实的要求,对工作质量的要求等;

3. 各重点部门要对自己部门履行的职责和出台的相关政策作出承诺,重点部门的选择可根据本县的实际情况确定,例如:财政部门、人社部门、民政部门、新闻广电部门和教育部门等。

(二)签署目标责任书

根据我国各地的经验,为落实各项防治措施和任务指标,一定要和相关的基层政府签订目标责任书。责任书的内容包括:主要目标和具体要求,同时要明确奖励和惩罚措施。目标责任书是年度内对基层实施考核的依据,也是对达不到目标惩罚的依据。因此要做好此项工作。签订目标责任书,是基层按照目标开展工作的激励措施,也是落实基层政府的政府职责的重要手段。县一级别的要由主管县长签署,乡镇一级也要由主管乡镇长签署。

三、培训

(一)定点医疗机构

由于患者发现、诊断及治疗等结核病防治措施的关键环节在定点医疗机构执行,因此对定点医疗机构的培训非常重要。卫生行政部门可直接组织或委托疾控机构对其开展培训。培训的师资可以邀请上级或本地的专家。培训内容应围绕上一年度工作中存在的主要问题和今年新增的技术措施进行设计,以落实年度计划中的相应技术措施为主,要保证培训质量,从而提高本地区的结核病防治水平。

(二)乡镇级

县级疾控机构和结核病定点医疗机构要组织好对乡镇一级人员的培训工作。培训内容包括:肺结核可疑症状者推荐、患者治疗管理和健康教育等。培训的主要内容可参照原国家卫计委下发的《结核病健康服务管理规范》,针对本地区在相关工作中的薄弱点进行重点讲解。

（三）村级

县级疾控机构要协助好乡镇对村级人员的培训工作。培训内容包括:肺结核可疑症状者推荐、患者治疗管理和健康教育等。培训的主要内容可参照原国家卫计委下发的《结核病健康服务管理规范》,针对本地区在相关工作中的薄弱点进行重点讲解。

（四）非结核病定点医疗机构

卫生行政部门直接组织或委托疾控机构开展对非结核病定点医疗机构的人员的培训工作。培训内容以落实年度计划中的相应技术措施为主,重点应针对上年度工作中存在的主要问题和今年提出的新要求。培训的内容包括:肺结核可疑症状者的鉴别、标准的检查方法;发现患者报告和转诊方法。

四、督导与考核

（一）督导

按照年度工作计划要求的频度,卫生行政部门组织开展督导工作。督导的机构包括:疾控机构、结核病定点医疗机构、非结核病定点医疗机构和基层医疗卫生机构。开展督导工作前,要制订好督导方案和督导清单(详见本教材第十三章督导与考核部分)。

（二）考核

按照年度工作计划要求的频度,卫生行政部门组织开展考核工作。考核的机构包括:疾控机构、结核病定点医疗机构、非结核病定点医疗机构和基层医疗卫生机构。开展考核工作前,要制订好考核方案和考核记录清单(详见本教材第十三章督导与考核部分)。

五、报告的撰写与发布

（一）季度分析报告的撰写及发布

季度分析报告的撰写及发布是结核病防治工作计划过程监测的重要组成部分,良好的季度分析报告可以提供工作进展的具体情况描述,为提出调整、改进和优化工作的阶段性建议奠定基础。每季度末疾控机构要组织人员撰写季度分析报告,分析本季度工作进展,存在的问题,并提出工作建议。工作进展包括:大疫情报告情况、患者发现情况、治疗管理落实情况、相关政策落实情况、督导开展情况、培训开展情况、健康教育活动的实施情况等。存在的问题要具体,要有数据说明,要分析产生的原因。下一步工作建议要针对存在的问题提出具体的措施、具体的要求和具体要达到的指标。季度分析报告应及时向政府主管领导上报,同时通告给政府各相关部门和各乡镇政府,并下发给各相关的实施机构。报告撰写时应注意,如有相关统计指标,则一定要有清晰地说明定义和计算方法。

（二）年度总结报告的撰写及发布

每年年底卫生行政部门要组织人员撰写年度总结报告,分析本年度工作进展,存在的问题,并提出下一步工作建议。工作进展包括:大疫情报告情况、患者发现情况、治疗管理落实情况、相关政策落实情况、督导开展情况、培训开展情况、健康教育活动的实施情况等等。存在的问题要具体,要有数据说明,并分析产生的原因。下一步工作建议要有具体的措施和具体的要求。年度总结报告要及时向政府主管领导上报,同时通告给政府各相关部门和各乡镇政府,并下发给各相关的实施机构。年度总结报告还应作为下一年度制订年度计划时现状分析的重要依据,工作情况可在下一年度工作会议上进行通报。

报告中在撰写结果与分析时应尽可能翔实、准确地描述相关的工作成效,必要时可以通过列表展示工作结果。如可以通过列表展示本地区的经费来源及开支类别、医疗保障政策执行的情况等。并应具体分析工作指标达成的情况,影响因素等,必要时应与上一年度进行比较,为下一步提出可行性建议打下良好的基础。

在存在的主要问题与建议部分,要明确目前结核病防治工作的问题与挑战,详细分析问题产生的原因及产生的后果。为提出下一步改进措施提供依据,只有有针对性地提出改进措施,才能为下一年度制订出高质量的年度结核病防治计划提供保障。

例如多数地区存在着结核病防治经费投入不足的问题。中央经费只提供部分经费补助,不能满足全部结核病防治工作的需求,地方政府要提供足够的经费来满足结核病防治工作的需求。而分析经费投入不足的主要原因时,要考虑是否由于我们没有一个很好的经费需求预算,导致政府对于结核病防治的经费需求不明确。因此在建议中可以提出要做好带有经费预算的工作计划,每项预算的主要目的是什么? 同时说明如果投入不足的严重后果是什么。如果经费短缺问题比较严重,一次不能全部解决,则可以在建议中提出分年度解决的方案,同时提出近期急需解决的经费问题以供领导决策时参考。

根据结果分析显示患者发现减少,则应重点发现可能的原因,找出是基于管理原因导致的初诊患者数量快速下降,还是基层医生对结核病的警惕性不足、对结核病防治政策和策略的不了解或者技术能力不足等,或者是居民对结核病的警觉性不高,结核病防治核心信息知晓程度较低,以及非结核定点医疗机构发现患者总体到位率较低等可能的原因,从而有针对性地提出下一步改进的对策。如针对管理原因,可以建议采取下达患者发现指标、列入绩效考核等措施;针对基层医生的诊疗技术问题,开展对基层医生的相关培训,重点针对接诊患者时询问肺结核症状,对有结核病可疑症状的人群推荐到结核病定点医疗机构就诊等环节;针对居民知晓率低的原因,则可提出加大健康教育力度。针对非结核定点医院发现患者总体到位率低的问题,则可提出疾控中心要采取加大追踪的力度等措施。

培训要点

1. 年度工作计划制订的主要步骤包括工作现状分析、工作计划制订和结核病防治年度工作计划框架。
2. 有效实施年度计划的步骤主要包括下发文件、动员部署、培训、督导与考核和报告的撰写与发布。

课后练习题

一、填空题

1. 具体制订年度工作计划包括哪几部分内容:①防治工作现况、②(   )、③(   )和④督导、考核、质控与评价。

2. 实施年度工作计划时要关注哪几项重要活动:①下发文件、②召开工作会议进行部署、③(   )、④(   )和⑤(   )。

二、简答题

1. 年度工作总结报告包括哪几部分内容？

2. 根据你县的实际，你认为患者治疗管理的方法主要采用哪种为宜？为什么？

3. 请谈谈你县结核病防治工作的主要问题和挑战有哪些？（简述）。

第三章 肺结核患者发现

学习目的

1. 了解肺结核患者发现对象和方式。
2. 了解普通肺结核和耐药肺结核患者诊断流程。
3. 了解肺结核和疑似肺结核患者报告要求。
4. 了解肺结核患者转诊追踪流程等。

发现和治愈肺结核患者是当前控制结核病疫情的最有效措施。通过因症就诊、主动筛查和健康体检等多途径发现并报告肺结核患者,实现患者早发现、早确诊、早治疗,以减少结核分枝杆菌在人群中的传播。

第一节 发现对象和方式

一、肺结核可疑症状者

咳嗽、咳痰≥2 周、咯血或血痰是肺结核的主要症状,具有以上任何一项症状者为肺结核可疑症状者。此外,胸闷、胸痛、低热、盗汗、乏力、食欲减退和体重减轻等为肺结核患者的其他常见症状。

二、发现对象

活动性肺结核患者是发现对象,其中病原学阳性肺结核患者是发现的主要对象。

三、发现方式

肺结核患者的主要发现方式有:

(一)因症就诊

医疗卫生机构对就诊的肺结核可疑症状者要及时进行结核病相关检查,对发现的肺结核或疑似肺结核患者要加强结核病防治知识宣传,使其了解及时诊治的重要性,并转诊到结核病定点医疗机构。没有条件开展结核病相关检查的机构,应当将肺结核病可疑症状者推介转诊至结核病定点医疗机构,主要包括:

1. 因症就诊　对具有肺结核可疑症状、直接就诊的患者,定点医疗机构要对其进行结核病的相关检查,对发现的确诊和疑似肺结核患者按照有关规定进行疫情报告。

2. 推介转诊　各级各类医疗机构(包括基层医疗卫生机构)对肺结核可疑症状者要及时进行检查,对发现的肺结核或疑似肺结核患者应当将其转诊到结核病定点医疗机构;没有条件开展结核病检查的机构,则直接将可疑症状者推介至结核病定点医疗机构。

3. 追踪　对已进行疫情报告但未到结核病定点医疗机构就诊的肺结核和疑似肺结核患者,疾病预防控制机构要在基层医疗卫生机构的协助下,对患者开展追踪,督促其到结核病定点医疗机构进行诊治。

(二)主动筛查

疾病预防控制机构组织结核病定点医疗机构和基层医疗卫生机构对某个特定人群(一般为结核病高危人群)主动开展结核病检查而发现肺结核的方式,包括:

1. 密切接触者　结核病定点医疗机构和基层医疗卫生机构要对病原学阳性的肺结核患者的密切接触者开展结核病症状筛查,对具有肺结核可疑症状的密切接触者,定点医疗机构要对其进行结核病相关检查。

2. 人类免疫缺陷病毒(HIV)感染者和艾滋病(AIDS)患者

(1)HIV 感染者和 AIDS 患者在 HIV/AIDS 诊疗机构随访时,要对其开展结核病症状筛查,对具有肺结核可疑症状者要及时进行结核病相关检查。

(2)所有新发现的和可随访到的 HIV 感染者和 AIDS 患者每年应在 HIV/AIDS 诊疗机构或结核病定点医疗机构至少进行一次结核病相关检查。

3. 老年人和糖尿病患者　基层医疗卫生机构要对辖区 65 岁及以上老年人,以及糖尿病患者开展结核病症状筛查,对有肺结核症状者进行胸部 X 线检查。对于发现的肺结核可疑症状者或疑似肺结核患者,要推介或转诊至结核病定点医疗机构。

4. 其他　各地可根据实际情况,将寄宿制学校学生、羁押人群、集中居住农民工、部分疫情高发县区纳入主动筛查范围。

(三)健康体检

开展健康体检的各级各类医疗机构要将在健康体检过程中发现的肺结核或疑似肺结核患者及时转诊至结核病定点医疗机构进行诊治。

疾病预防控制机构应当指导教育部门按照《中小学校体检管理办法》和《学校结核病防控工作规范》等有关规定,对入学新生在入学时进行结核病相关检查;指导监管机构对新收押入监(所)的被监管人员在入监(所)时进行结核病相关检查。

第二节　普通肺结核诊断

一、肺结核可疑症状者推介

(一)问诊

具备结核病指征是结核病诊断的关键。对前来就诊的患者,基层医疗卫生机构的医生要询问其是否有咳嗽、咳痰、咯血、血痰,或发热、盗汗、胸痛或不明原因消瘦等肺结核可疑症状,症状出现和持续时间。

如果患者(成人或儿童)因为持续咳嗽前来就诊,不管有没有其他结核病相关症状和体征(例如咯血),都考虑为结核病可疑者,因为咳嗽是肺结核最常见的症状,95% 痰涂片阳性的结核病患者都会有此症状。一些患者可能有结核病相关的症状或体征（例如盗汗、发热或体重减轻），但是不咳嗽也不咳痰。这种情况，也考虑其是结核病可疑者，但可能无法靠痰检进行诊断。因为这些患者可能痰涂片阳性，或者虽痰涂片阴性但仍然是活动性结核病和（或）肺外结核病，故需行胸部 X 线检查、痰培养、病理活检和临床评价来进行综合诊断。

（二）可疑者推介

对于有肺结核可疑症状者，基层医疗卫生机构医生要在门诊日志做好记录，填写"双向转诊单"（表 3-1），并对"双向转诊单"上患者的地址和电话进行核实。在不能开展影像学检查的乡镇卫生院 / 社区卫生服务中心，基层医疗卫生机构医生直接将肺结核可疑症状者推荐到县区级结核病定点医疗机构结核门诊进行结核病相关检查。在有条件开展影像学检查的乡镇卫生院 / 社区卫生服务中心，村卫生室 / 社区卫生服务站先将肺结核可疑症状者推荐到乡镇卫生院 / 社区卫生服务中心进行影像学筛查。

表 3-1　双向转诊单

存　　根

患者姓名＿＿＿＿＿＿性别＿＿＿＿＿年龄＿＿＿＿档案编号＿＿＿＿＿＿＿＿＿

家庭住址＿＿＿＿＿＿＿＿＿＿＿＿＿＿＿＿＿＿＿＿联系电话＿＿＿＿＿＿＿

于＿＿＿＿年＿＿月＿＿日因病情需要,转入＿＿＿＿＿＿＿＿＿＿＿＿单位

＿＿＿＿＿＿＿＿＿＿＿＿＿＿＿＿＿科室＿＿＿＿＿＿＿＿接诊医生。

转诊医生(签字)：

年　　月　　日

双向转诊（转出）单

＿＿＿＿＿＿＿＿＿＿＿（机构名称）：

现有患者＿＿＿＿＿＿性别＿＿＿＿年龄＿＿＿＿＿因病情需要,需转入贵单位,请予以接诊。

初步印象：

主要现病史（转出原因）：

主要既往史：

治疗经过：

转诊医生(签字)：

联系电话：

＿＿＿＿＿＿＿＿＿＿＿（机构名称）

年　　月　　日

填写说明：

1. 本表供居民双向转诊转出时使用,由转诊医生填写。

2. 初步印象：转诊医生根据患者病情做出的初步判断。

3. 主要现病史：患者转诊时存在的主要临床问题。

4. 主要既往史：患者既往存在的主要疾病史。

5. 治疗经过：经治医生对患者实施的主要诊治措施。

续表

存　根

患者姓名_____性别_____年龄_____病案号_____

家庭住址_____联系电话_____

于_____年___月___日因病情需要,转回_____单位

_____接诊医生。

转诊医生(签字):

年　　月　　日

双向转诊(回转)单

_____(机构名称):

现有患者_____因病情需要,现转回贵单位,请予以接诊。

诊断结果_____住院病案号_____

主要检查结果:

治疗经过、下一步治疗方案及康复建议:

转诊医生(签字):

联系电话:

_____(机构名称)

年　　月　　日

填写说明:

1. 本表供居民双向转诊回转时使用,由转诊医生填写。

2. 主要检查结果:填写患者接受检查的主要结果。

3. 治疗经过:经治医生对患者实施的主要诊治措施。

4. 康复建议:填写经治医生对患者转出后需要进一步治疗及康复提出的指导建议。

(三)追踪

对于推介的肺结核可疑症状者,基层医疗卫生机构的医生要在1周内电话随访,了解其是否已前去就诊,督促未就诊者及时就诊检查,并在门诊日志或"双向转诊单"的存根上做好记录(图3-1)。

二、肺结核诊断

在结核病定点医疗机构,要按照以下流程对肺结核进行诊断。

(一)详细了解病史

对初诊患者应详细询问其是否有咳嗽、咳痰、咯血、胸痛、发热、乏力、食欲减退、盗汗等症状,症状出现和持续时间,既往史(结核病史、抗结核治疗史、肝肾病史、药物过敏史、粉尘接触史和肺结核患者密切接触史等),是否已在其他地区登记和治疗等内容。

对推介或转诊来的患者要询问诊疗经过、诊断结果和治疗情况,并保存其推介或转诊单。对已在其他地区登记和治疗的患者,要查阅本单位是否收到该患者的转入信息,若无转入信息,则要通过电话等方式与首次登记治疗单位联系,获取该患者的既往治疗信息。

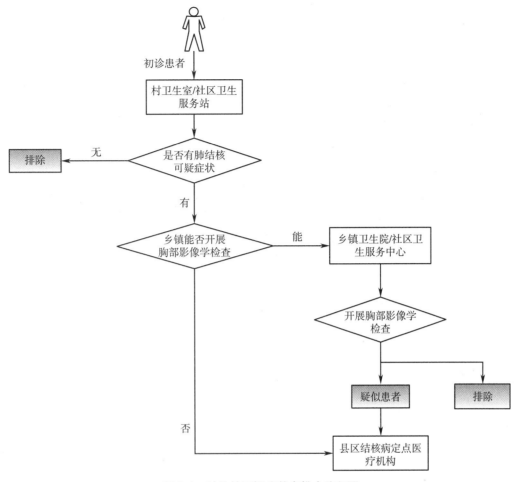

图 3-1　肺结核可疑症状者推介流程图

（二）开展肺结核相关检查

对所有前来就诊的患者同时开展胸部影像学和结核病实验室检查。

1. 胸部影像学检查　影像学诊断结核病其敏感性高但特异性差。胸部或其他可疑受累部位的影像学检查有助于患者发现并作进一步评估，特别 HIV 阳性可疑者。然而，结核病诊断不能单纯依靠影像学检查，因为胸部 X 线显示的肺部异常可能由非结核性病变导致。单纯依靠胸部影像学检查来诊断结核病可能会导致过诊和漏诊。

对肺结核可疑症状者，直接拍胸片检查。对于转诊患者，如有两周内胸片，可借阅其胸片，不需再拍胸片检查；如无两周内胸片：成年人拍胸部正位片 1 张；0~14 岁儿童肺结核可疑症状者，要先进行结核菌素试验和结核病实验室检查，结核菌素试验强阳性或病原学阳性者以及其他需要鉴别诊断者拍摄胸片。

2. 结核病实验室检查　定点医疗机构要根据实验室所具备的结核病检测技术，采用不同的实验室检测流程，合理开展结核病诊断。肺结核可疑者都应做痰标本显微镜检。重复痰涂片显微镜检能发现最多 2/3 的活动性结核病患者。几乎所有结核病高流行的地区临床情况表明，通过显微镜检查发现抗酸杆菌对于判断结核分枝杆菌复合群具有高度特异性。痰涂片显微镜检查是判断是否患有结核病的最快捷方法；此外，它还可以判断哪些人最具有传染性。分枝杆菌培养阳性可确诊结核病。很多地方还不能开展痰培养。虽然痰涂片显微镜检是发现结核病的有效途径,但细菌学培养是确诊结核病最为敏感的方法。痰培养通常在专门的结核病细菌学实验室中进行。如果可以,应该对痰涂片阴性但高度怀疑结核的患者进行痰培养,但在结果等待期间不应推迟治疗。

要求对所有初诊患者均要开展痰涂片检查。收集患者的3份痰标本(即时痰、夜间痰和次日晨痰)进行检查。根据实验室所具备的结核病检测技术,采用适宜的实验室检测流程,对患者进行实验室检查。

(1)不具备分子生物学检测能力的定点医疗机构:对所有初诊患者开具痰涂片检查单,嘱患者留取3份痰标本(即时痰、夜间痰和次日晨痰)送交实验室。收到痰标本后,实验室人员应在24小时内开展涂片检查。若涂片结果"阳性",则将阳性痰标本送至上级定点医疗机构开展耐药筛查;若涂片结果"阴性",则取2份痰标本(夜间痰和晨间痰)进行痰培养检查,有条件的地区可对肺结核可疑症状者或疑似肺结核患者进行痰分枝杆菌培养检查。

若痰培养"阳性",则将结核分枝杆菌菌株送至上级定点医疗机构开展耐药筛查。

(2)具备分子生物学检测能力的定点医疗机构

1)对于具备分子生物学核酸耐药检测设备的机构,要对全部活动性肺结核患者进行分子生物学检查,分子生物学检测要选择3份痰标本中的1份性状较好的痰标本进行检查。有条件的地区可对肺结核可疑症状者或疑似肺结核患者进行分子生物学检测。嘱患者留取合格的痰标本、送交实验室。实验室人员收到痰标本后,要及时开展分子生物学检查,并记录检查结果。若检测到结核分枝杆菌且利福平敏感,则可确诊;若检测到结核分枝杆菌且利福平耐药,则要判断患者是否为耐药高危人群,如果是则直接转诊患者到上级定点医疗机构开展耐药治疗;否则要再取另一份痰标本进行核酸耐药检测。如果检测结果为利福平耐药,则直接转诊患者到上级定点医疗机构开展耐药治疗。可确定为利福平敏感患者。

2)对于仅具备分子生物学核酸检测设备的机构,要对初诊患者进行痰涂片检查。若痰涂片结果"阳性",则不再开展分子生物学检测;若痰涂片结果"阴性",则对痰标本进行分子生物学检测和培养检测。对于涂阳患者或者培养阳性的患者,要将涂阳痰标本和培养阳性菌株运送到上级定点医疗机构进行耐药检测。

3. 免疫学检查　需要鉴别诊断的病原学阴性肺结核患者,对其可进行结核菌素皮肤试验、γ-干扰素释放试验或结核分枝杆菌抗体检测等进行辅助诊断。

对0~14岁儿童肺结核可疑症状者、与涂阳肺结核患者密切接触的0~14岁儿童、或需与其他疾病鉴别诊断的患者,应做结核菌素试验。

结核菌素试验多用于诊断儿童潜伏结核感染。结核菌素是结核分枝杆菌的纯蛋白衍生物(PPD)。感染了结核分枝杆菌的个体对结核菌素敏感性增高,当其被注射到感染患者皮内,48小时后局部会产生迟发型超敏反应。通过测量注射部位皮肤硬结(增厚但不变红)的直径来量化反应强度。但很多因素都能抑制该反应,PPD检测仅表明受试个体曾在某个时间感染过结核分枝杆菌。结核菌素试验不能反映机体免疫力状况,也不能判断结核病的存在及病变程度。

4. 其他检查　除以上检查外,结核门诊应根据《肺结核患者门诊诊疗规范》(2012年版)的要求为初诊患者开展其他结核病相关检查。

(三)填写《初诊患者登记本》

结核病定点医疗机构结核门诊根据问诊及检查结果,及时将所有初诊患者的相关信息登记在《初诊患者登记本》(表3-2)上。

表 3-2　初诊患者登记本

日期	序号	门诊号	姓名	性别	年龄（岁）	现住址	症状				影像学结果		痰涂片结果			痰培养结果	分子生物学结果	诊断结果				患者登记号	备注
							咳嗽咳痰		咯血或血痰	其他	有	无	1	2	3			肺结核	肺结核待排	肺外结核	其他		
							≥2周	<2周															

填写说明：

1.《初诊患者登记本》中只登记初次到本院结核门诊就诊的患者相关信息。

2. 日期：填写就诊的月、日，如：4月1日填为"4.1"，4月25日填为"4.25"。

3. 序号：每年从"1"起编写，逐日逐人按就诊顺序填写。

4. 现住址：填写工作、生活的固定地址，农村患者要注明乡、村组和门牌号，城区患者要注明街道和门牌号。

5. 症状：患者本次来就诊时的症状，在相应症状栏下打"√"，有多个症状者可在相应栏目同时打"√"。

6. 影像学结果：患者本次就诊时是否有影像学结果（无论是自带还是在本次新拍摄），并在对应的栏目打"√"。

7. 痰涂片结果：涂片阳性者使用红笔记录为"数字+"，如"1+、2+、3+、4+"，采用荧光染色50个视野/齐尼染色300个视野内仅见1~9条抗酸杆菌均填写"阳性"，3份痰中均未检测到抗酸抗菌填写"阴性"；未查痰者填写"未查"。

8. 痰培养结果：培养阳性者使用红笔记录为"数字+"，如"1+、2+、3+、4+"，培养基上生长为可数的菌落，填写菌落数量；阴性结果填为"阴性"，不能记录为"−"或"(−)"；未进行痰培养者填写"未查"。

9. 分子生物学结果：填写本机构使用的分子生物学方法所检测的结果（其他机构检查阳性结果，要在备注栏注明机构名称）。

10. 诊断结果：在相应症状栏下打"√"。

11. 患者登记号：如确诊为活动性肺结核者，填写病案上的患者登记号。

12. 备注：填写其他需要记录的信息。

（四）肺结核诊断原则

肺结核指发生在肺组织、气管、支气管和胸膜的结核病变。肺结核的诊断是以病原学（包括细菌学、分子生物学）检查为主，结合流行病史、临床表现、胸部影像、相关的辅助检查及鉴别诊断等，进行综合分析做出诊断。以病原学、病理学结果作为确诊依据。儿童肺结核的诊断，除痰液病原学检查外，还要重视胃液病原学检查。

（五）肺结核诊断标准

按照肺结核诊断标准（WS 288—2017），肺结核分疑似病例、临床诊断病例和确诊病例。

1. 疑似病例　凡符合下列条件之一者：

（1）有肺结核可疑症状的5岁以下儿童，同时伴有与病原学阳性肺结核患者密切接触史或结核菌素试验中度以上阳性或γ-干扰素释放试验阳性者。

（2）仅胸部影像学检查显示与活动性肺结核相符的病变。

2. 临床诊断病例　临床诊断病例指胸部影像学检查显示与活动性肺结核相符的病变，

结核病病原学或病理学检查阴性,经鉴别诊断排除其他肺部疾病,同时符合下列条件之一者:

（1）有咳嗽、咳痰、咯血等肺结核可疑症状。

（2）结核菌素试验中度以上阳性。

（3）γ-干扰素释放试验阳性。

（4）结核分枝杆菌抗体检查阳性。

（5）肺外组织病理检查证实为结核病变。

（6）气管及支气管结核诊断:支气管镜检查镜下改变符合结核病改变。

（7）结核性胸膜炎诊断:胸腔积液为渗出液、腺苷脱氨酶升高,同时具备结核菌素试验中度以上阳性或γ-干扰素释放试验阳性或结核分枝杆菌抗体检查阳性任一条。

（8）儿童肺结核诊断:须同时具备以下两条:

1）有咳嗽、咳痰、咯血、消瘦、发育迟缓等儿童肺结核可疑症状;

2）结核菌素试验中度以上阳性或γ-干扰素释放试验阳性任一项。

3. 确诊病例

（1）痰涂片阳性肺结核诊断。凡符合下列项目之一者:

1）2份痰标本涂片抗酸杆菌检查阳性;

2）1份痰标本涂片抗酸杆菌检查阳性,同时胸部影像学检查显示与活动性肺结核相符的病变;

3）1份痰标本涂片抗酸杆菌检查阳性,并且1份痰标本分枝杆菌培养阳性。

（2）仅分枝杆菌分离培养阳性肺结核诊断:胸部影像学检查显示与活动性肺结核相符的病变,至少2份痰标本涂片阴性并且分枝杆菌培养阳性。

（3）仅分子生物学检查阳性肺结核诊断:胸部影像学检查显示与活动性肺结核相符的病变,仅分枝杆菌核酸检测阳性。

（4）肺组织病理学检查阳性肺结核诊断:肺组织病理学检查符合结核病病理改变,肺组织抗酸(荧光)染色或结核分子杆菌核酸检测阳性。

（5）气管、支气管结核诊断。凡符合下列项目之一者:

1）支气管镜检查镜下改变符合结核病改变及气管、支气管组织病理学检查符合结核病病理改变;

2）支气管镜检查镜下改变符合结核病改变及气管、支气管分泌物病原学检查阳性。

（6）结核性胸膜炎诊断。凡符合下列项目之一者:

1）胸部影像学检查显示与结核性胸膜炎相符的病变及胸腔积液或胸膜病理学检查符合结核病病理改变;

2）胸部影像学检查显示与结核性胸膜炎相符的病变及胸腔积液病原学检查阳性。

（六）病原学阴性肺结核诊断要点

1. 所有活动性肺结核患者必须进行痰结核分枝杆菌病原学检查,应重视痰标本质量,必要时转诊患者或将标本送有条件的医院进一步检测。

2. 每个县（区）须成立病原学阴性肺结核诊断小组负责辖区内病原学阴性肺结核诊断工作。诊断小组至少应由3名及以上医师组成,其中应包括结核科、检验科和放射科医生。

3. 对暂时不能确诊而疑似炎症的患者,可进行诊断性抗炎治疗（一般观察2周）或使用其他检查方法进一步确诊。诊断性抗炎治疗不应选择喹诺酮类、氨基糖苷类等具有明显抗结核活性的药品。

4. 对暂时不能确诊而疑似活动性肺结核的患者,可使用初治活动性肺结核治疗方案试验性抗结核治疗 2 个月进一步确诊。

5. 县(区)级病原学阴性肺结核诊断小组难以诊断的病例,建议患者到上级相关医院进一步检查诊断。

6. 定点医疗机构每月组织病原学阴性肺结核诊断小组对所有在治的病原学阴性肺结核病例讨论,对于过诊、误诊的患者及时更正。

第三节　耐药肺结核诊断

一、耐药筛查对象

理想情况下,所有结核病可疑者都应进行痰涂片、培养和药敏试验检测。然而,考虑到大多数地区资源有限,这往往是不现实的。为了更有效地诊断耐多药结核病患者(MDR-TB),各地应该根据当地的实验室条件、人力资源情况和经费情况等,确定当地的耐药筛查对象。

目前在我国确定所有病原学阳性肺结核患者均为耐药筛查对象,其中以下 5 类耐药高危人群为重点筛查对象。

1. 复治失败 / 慢性排菌患者;

2. 密切接触利福平耐药肺结核患者的病原学阳性患者;

3. 初治失败的患者;

4. 复发、返回和其他复治患者;

5. 治疗 2 个月末痰涂片或培养仍阳性的初治患者。

二、耐药检测流程

根据县区级和地市级的实验室诊断能力,有如下 3 种诊断流程:

(一)县(区)级具备分子生物学核酸耐药检测技术

县(区)级应用分子生物学核酸耐药检测技术进行利福平耐药检测。如果为利福平敏感,按照普通肺结核患者治疗方案进行治疗,不需进一步做传统药敏试验。如果为利福平耐药,需要判断患者是否为耐药高危人群。对于耐药高危人群,判定为利福平耐药;对于非耐药高危人群,再取另一份痰标本采用同样的检测方法进行第二次利福平耐药检测,第二次结果若为利福平耐药则判定为利福平耐药,若为利福平敏感或未检测到结核分枝杆菌以及未进行第二次利福平耐药检测,均按利福平敏感处理。

判定为利福平耐药的患者,先按照耐多药肺结核治疗方案加异烟肼进行治疗,同时进行异烟肼和二线抗结核药物药敏试验(包括氟喹诺酮类和二线注射剂),进一步判定是否仅为利福平耐药、耐多药或广泛耐药。如仅为利福平耐药,维持原治疗方案;如为耐多药,则治疗方案调整为耐多药肺结核治疗方案;如为广泛耐药,则治疗方案调整为个体化治疗方案。

(二)地(市)级具备分子生物学耐药检测技术

地(市)级对涂片阳性痰标本或培养阳性的菌株进行结核病耐药检测。如果为利福平和异烟肼均敏感,不需进一步做传统药敏试验;如果仅异烟肼耐药,鉴于我国异烟肼初始耐药率较高,初治涂阳肺结核患者属于异烟肼耐药高危人群,当分子生物学检测结果为异烟肼耐药时,即可判定为异烟肼耐药,不需要进行第二次检测;如果利福平耐药,需要判断患者是否为耐药高危人群。对于耐药高危人群,判定为利福平耐药;对于非耐药高危人群,再取另一份阳性标本采用同样的检测方法进行第二次耐药检测,第二次结果若为利福平耐药则判定为利福平耐药,若为利福平敏感或未检测到结核分枝杆菌以及未进行第二次耐药检测,均按利福平敏感处理。判定为利福平耐药的患者,继续进行二线抗结核药物药敏试验(包括氟喹诺酮类和二线注射剂),进一步判定是否为广泛耐药(图3-2、图3-3、图3-4)。

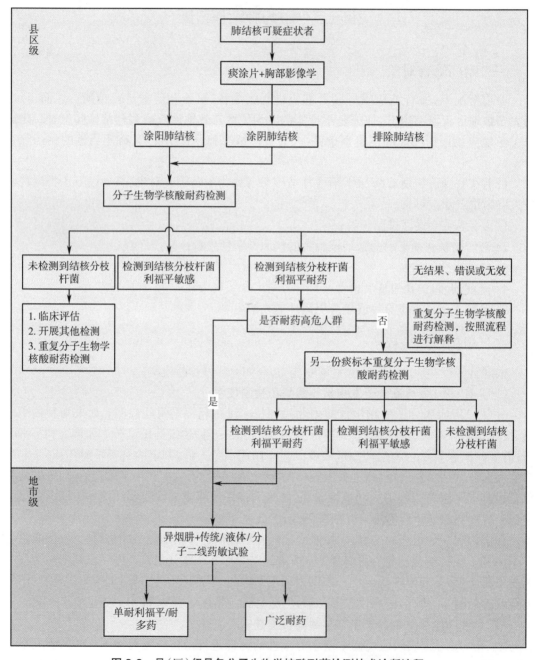

图3-2 县(区)级具备分子生物学核酸耐药检测技术诊断流程

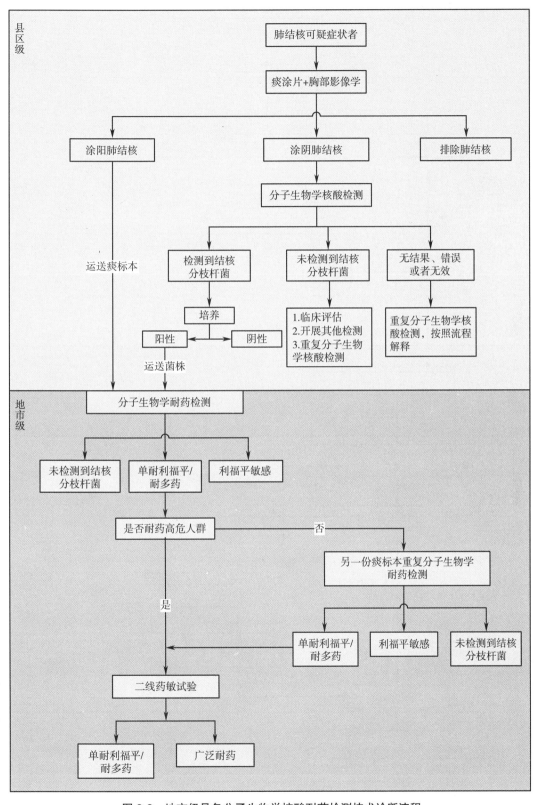

图3-3 地市级具备分子生物学核酸耐药检测技术诊断流程

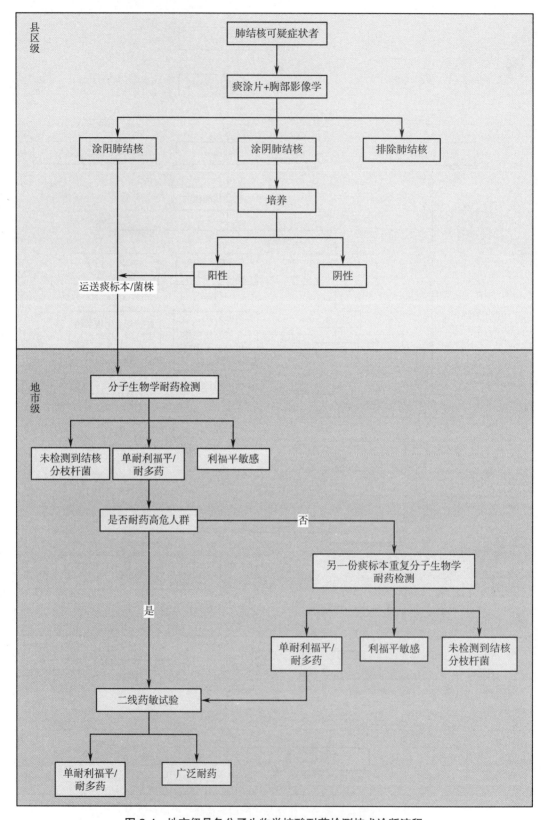

图 3-4 地市级具备分子生物学核酸耐药检测技术诊断流程

（三）地（市）级具备传统药敏试验技术

地（市）级应用传统药敏试验技术（具备液体药敏试验技术参照执行），对培养阳性的菌株进行一线、二线抗结核药物敏感试验，按试验结果判定为异烟肼单耐/多耐、利福平单耐/多耐、耐多药、广泛耐药等。

需要特别注意的是，对于初治肺结核患者的利福平耐药诊断，需综合考虑药敏结果和临床治疗效果，若使用初治方案临床治疗有效（2个月末痰涂片阴转或肺部病变明显吸收）者，即便实验室结果为利福平耐药，也应综合判定为利福平敏感，按利福平敏感治疗，继续完成初治方案疗程，但须密切观察，每3个月复查（痰涂片、痰培养、胸片）一次至24个月，一旦出现痰培养阳性，需做药敏试验，若再次确认为利福平耐药，立即转换成利福平耐药治疗（图3-5）。

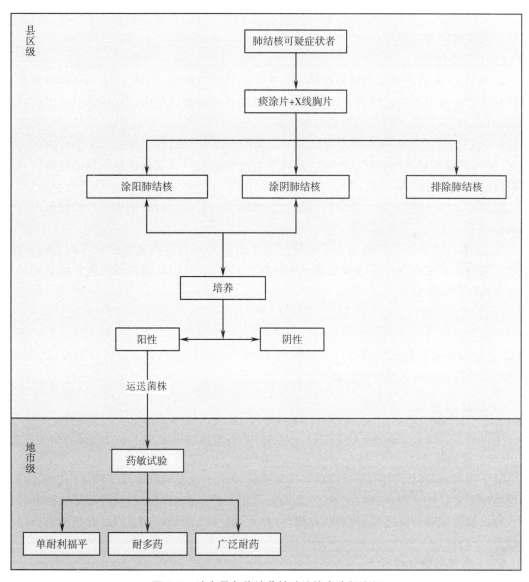

图 3-5　地市具备传统药敏试验技术诊断流程

第四节 重点人群的主动筛查

一、病原学阳性肺结核患者密切接触者

（一）病原学阳性肺结核患者密切接触者的定义

指与新登记的病原学阳性肺结核患者在其确诊前 3 个月内直接接触的人员。根据密接者的身份、接触类型和接触时间的不同，分为家庭内密切接触者和家庭外密切接触者。

1. 家庭内密切接触者 指在病原学阳性病例确诊前 3 个月内，与其居住在同一住宅达到或超过 7 天的人员（既包括使用共同卧室，也包括仅使用共同的起居室而不使用共同卧室）。

2. 家庭外密切接触者 指在病原学阳性病例确诊前 3 个月内，与其同班级、同车间、同办公室或同宿舍等在聚集场所密切接触，或在其他封闭空间直接接触连续 8 小时及以上或累计达到或超过 40 小时的人员。

（二）筛查程序

1. 县（区）级结核病定点医疗机构的医生/护士要对新登记的病原学阳性肺结核患者进行有关密切接触者的宣传教育，嘱其告之有肺结核可疑症状的密切接触者要在 1 周内到县（区）级结核病定点医疗机构接受结核病检查。

2. 基层医疗卫生机构人员要对其管理的病原学阳性肺结核患者，在 72 小时内访视患者时，进行密切接触者入户症状筛查。要将发现的肺结核可疑症状者推介到结核病定点医疗机构接受结核病检查。

3. 县（区）级结核病定点医疗机构要对前来就诊的有结核可疑症状的密切接触者进行胸部影像学和结核病实验室检查。

4. 县（区）级疾控机构要组织基层医疗卫生机构开展有症状密切接触者的追踪工作。超过 1 周内未去定点医疗机构接受结核病检查者，基层医疗卫生机构要再次督促其到结核病定点医疗机构就诊。

（三）随访观察

对首次检查排除了结核病诊断的密切接触者，基层医疗卫生机构在首次筛查后半年、1 年时，要分别再对密切接触者进行症状筛查，发现有肺结核症状者立即转诊至县（区）级结核病定点医疗机构接受结核病检查。

二、老年人

结合基本公共卫生服务工作，主要针对辖区内 65 岁及以上老年人进行结核病主动筛查。

（一）症状筛查

对于在基本公共卫生服务项目老年人健康体检中不含有胸部影像学检查内容的地区，基层医疗卫生机构要对辖区内的 65 岁及以上老年人进行面对面肺结核可疑症状筛查和健康教育。如发现有肺结核可疑症状，要将其推介至县（区）级结核病定点医疗机构进行结核病检查。

（二）胸部影像学检查

对于在基本公共卫生服务项目老年人健康体检中含有胸部影像学检查内容的地区，基层医疗卫生机构要对老年人，尤其是具有高危因素（如既往结核病患者、低体重营养不良者、

免疫抑制剂使用者等)的老年人进行胸部影像学检查。如发现有胸片异常,要将其转诊至县(区)级结核病定点医疗机构进行结核病检查。

三、糖尿病患者

结合基本公共卫生服务工作,对辖区内确诊的糖尿病患者进行结核病主动筛查。基层医疗卫生机构在对糖尿病患者进行季度随访时,要对患者进行肺结核可疑症状筛查和健康教育。对发现的肺结核可疑症状者,将其推介至县(区)级结核病定点医疗机构进行结核病检查。

有条件的基层医疗卫生机构,除了每季度的症状筛查外,还可对具有高危因素(如既往结核病患者、低体重营养不良者/超重者、血糖控制不佳者等)的糖尿病患者每年进行1次的胸部影像学检查。如发现有胸片异常,要将其转诊至县(区)级结核病定点医疗机构进行结核病检查。

第五节　肺结核报告

按照《中华人民共和国传染病防治法》乙类传染病报告的要求进行报告。

一、责任报告单位及报告人

各级各类医疗卫生机构为责任报告单位;其执行职务的人员和乡村医生、个体开业医生均为责任疫情报告人。

二、报告对象

乙类传染病中的肺结核患者(包括确诊病例、临床诊断病例)和疑似肺结核患者均为病例报告对象。患者为学生或幼托儿童须填报其所在学校/幼托机构全称及班级名称。

三、报告时限

凡肺结核或疑似肺结核病例诊断后,实行网络直报的责任报告单位应于24小时内进行网络报告;不具备网络直报条件的责任报告单位要及时向属地乡镇卫生院、城市社区卫生服务中心或县级疾病预防控制机构报告,并于24小时内寄送出传染病报告卡至代报单位。

四、报告内容和程序

(一)结核病定点医疗机构

结核病定点医疗机构对就诊的初诊肺结核患者首先上网查询是否报告了传染病报告卡。若为已确诊并报告的结核病患者,则通过结核病管理信息系统收治该患者并订正原传染病报告卡,如排除结核病则也应通过结核病管理信息系统订正原传染病报告卡。若未报告并诊断为结核病患者,则在结核病管理信息系统录入患者信息,系统将自动推送传染病报告卡至传染病网络直报系统。

(二)非结核病定点医疗机构

1. 县(区)级非结核病定点医疗机构应将结核病患者发现、治疗、管理的信息及时、准确、完整地登记在门诊日志、患者病案记录等资料上,或通过医院信息管理系统等形成电子记录。对确诊的结核病患者应优先转诊到结核病定点医疗机构,对因各种原因暂时无法转诊的患者应给予规范化治疗和管理。

2. 对就诊的初诊肺结核患者或疑似肺结核患者应填写传染病报告卡(见表3-3)并进行报告。

表 3-3　中华人民共和国传染病报告卡

卡片编号:_____　　　　　　　　报卡类别:1. 初次报告　　2. 订正报告

姓名 *:_____(患儿家长姓名:_____)
有效证件号 *:□□□□□□□□□□□□□□□□□□　性别 *:□男　□女
出生日期 *:____年____月____日(如出生日期不详,实足年龄:_____　年龄单位:□岁□月□天)
工作单位(学校):_____　联系电话:_____
病人属于 *:□本县区　□本市其他县区　□本省其他地市　□外省　□港澳台　□外籍
现住址(详填)*:____省_____市_____县(区)_____乡(镇、街道)_____村_____(门牌号)
人群分类 *: □幼托儿童、□散居儿童、□学生(大中小学)、□教师、□保育员及保姆、□餐饮食品业、□商业服务、 □医务人员、□工人、□民工、□农民、□牧民、□渔(船)民、□干部职员、□离退人员、□家务及待业、 □其他(　　)、□不详
病例分类 *:(1) □疑似病例、□临床诊断病例、□确诊病例、□病原携带者 　　　　　　(2) □急性、□慢性(乙型肝炎 *、血吸虫病 *、丙肝)
发病日期 *:_____年_____月_____日
诊断日期 *:_____年_____月_____日_____时
死亡日期:_____年_____月_____日
甲类传染病 *: □鼠疫、□霍乱
乙类传染病 *: □传染性非典型肺炎、艾滋病(□艾滋病病人□ HIV)、病毒性肝炎(□甲型□乙型□丙型□丁肝□戊型□未分型)、□脊髓灰质炎、□人感染高致病性禽流感、□麻疹、□流行性出血热、□狂犬病、□流行性乙型脑炎、□登革热、炭疽(□肺炭疽□皮肤炭疽□未分型)、痢疾(□细菌性□阿米巴性)、肺结核(□利福平耐药□涂阳□仅培阳□菌阴□未痰检)、伤寒(□伤寒□副伤寒)、□流行性脑脊髓膜炎、□百日咳、□白喉、□新生儿破伤风、□猩红热、□布鲁菌病、□淋病、梅毒(□Ⅰ期□Ⅱ期□Ⅲ期□胎传□隐性)、□钩端螺旋体病、□血吸虫病、疟疾(□间日疟□恶性疟□未分型)、□人感染 H7N9 禽流感
丙类传染病 *: □流行性感冒、□流行性腮腺炎、□风疹、□急性出血性结膜炎、□麻风病、□流行性和地方性斑疹伤寒、□黑热病、□包虫病、□丝虫病、□除霍乱、细菌性和阿米巴性痢疾、伤寒和副伤寒以外的感染性腹泻病、□手足口病
其他法定管理以及重点监测传染病:
订正病名:_____　　　　退卡原因:_____ 报告单位:_____　　　　联系电话:_____ 填卡医生 *:_____　　　　　填卡日期 *:_____年____月____日
备注:

五、数据管理

（一）审核

医疗机构传染病报告管理人员须对收到的纸质传染病／结核病报告卡或电子病历、电子健康档案系统中抽取生成的电子传染病／结核病报告卡的信息进行错项、漏项、逻辑错误等检查，对存在问题的报告卡必须及时向填卡人核实。

县级疾病预防控制机构疫情管理人员每日对辖区内报告或数据交换的传染病信息进行审核，对有问题的报告信息及时反馈报告单位或向报告人核实。对误报信息及时进行更正、对重报信息应及时进行删除。核对无误后，于24小时内通过网络报告系统完成确认审核。

（二）订正

医疗卫生机构发生报告病例诊断变更、已报告病例因病死亡或填卡错误时，应由该医疗卫生机构及时进行订正报告，并重新填写传染病／结核病报告卡或抽取电子传染病／结核病报告卡，卡片类别选择订正项，并注明原报告病名。对报告的疑似病例，应及时进行排除或确诊。

结核病预防控制机构或部门的信息管理人员每天上网浏览传染病报告卡，对医疗机构网络报告的肺结核病例应进行追踪调查。将未到结核病定点医疗机构就诊的肺结核或疑似肺结核患者信息交给乡村医生进行追踪，及时更新追踪信息。发现传染病／结核病报告卡信息有误或排除病例时应当在24小时内订正。

医院信息管理系统或区域公共卫生信息平台已具备电子病历、电子健康档案数据自动抽取交换功能时，应以唯一身份标识实现传染病个案报告与结核病数据的动态管理。暂不具备条件的，应及时在传染病报告信息管理系统中完成相关信息的动态订正，保证数据的一致性。

（三）查重

县级疾病预防控制机构及具备网络报告条件的医疗机构每日对报告信息进行查重。对重复报告的信息应当将首次报告病例的随访信息予以保留。

第六节 肺结核及疑似肺结核患者转诊和追踪

各级医疗机构对于门诊或住院发现的肺结核患者或疑似肺结核患者，填报疾病监测信息报告管理系统，同时将患者转诊至县（区）级结核病定点医疗机构结核门诊就诊，并做好转诊记录。县（区）级疾控机构要对网络直报中报告的肺结核患者或疑似肺结核患者信息进行浏览、核实；对转诊未到位的患者，疾控机构要通过电话、传真和邮件等多种方式及时通知基层医疗卫生机构，要求其督促患者到结核病定点医疗机构就诊检查。具体工作要求如下：

一、转诊

（一）转诊对象

非结核病定点医疗机构要将诊断的肺结核或疑似肺结核患者转诊到患者属地的县（区）级结核病定点医疗机构。如患者需要在非结核病定点医疗机构住院治疗时，要在出院时进行转诊。若为"利福平耐药"患者,应将其转诊至地(市)级结核病定点医院进行诊治。

(二)转诊程序

1. 填写"肺结核患者或疑似肺结核患者转诊单"(表 3-4)一式 2 份,一份留医疗卫生机构存档;一份由患者携带到指定的定点医疗机构就诊。

表 3-4 肺结核患者或疑似患者转诊单

肺结核患者或疑似肺结核患者转诊单
(一联 存根)

患者姓名:_____ 性别:_____年龄:_____(周岁)

现住址:_____ 联系电话:_____

初步诊断:1. 疑似肺结核 2. 肺结核

请患者到:_____(县(区)结核病定点医疗机构)_____科室进行进一步诊断和治疗

地址:_____联系电话:_____

转诊医院:_____ 转诊医生:_____

转诊日期:_____年_____月_____日

- -

肺结核患者或疑似肺结核患者转诊单
(二联 交患者)

患者姓名:_____ 性别:_____年龄:_____(周岁)

现住址:_____ 联系电话:_____

初步诊断:1. 疑似肺结核 2. 肺结核

请患者到:_____(县(区)结核病定点医疗机构)_____科室进行进一步诊断和治疗

地址:_____联系电话:_____

转诊医院:_____ 转诊医生:_____

转诊日期:_____年_____月_____日

2. 在转诊前对患者进行健康宣传教育,嘱患者到结核病定点医疗机构进行诊治。

二、追踪

县(区)级疾控机构要组织基层医疗卫生机构开展转诊未到位患者的追踪工作。

(一)追踪对象

辖区内、外医疗卫生机构报告的现住址在本辖区的患者中具备下列情况之一者为追踪对象。

1. 医疗卫生机构报告或转诊的非住院肺结核患者或疑似肺结核患者,报告对象的检查结果为"利福平耐药"且在报告后的 3 天内未到本辖区耐多药肺结核定点医疗机构就诊者;

其他报告对象在报告后 24 小时内未到辖区定点医疗机构就诊者。

2. 在医疗卫生机构进行住院治疗的肺结核患者,出院后 3 天内未到当地定点医疗机构就诊者。

(二)追踪程序

1. 县(区)级疾控机构电话追踪 由县(区)疾控机构人员直接与患者电话联系,了解患者未就诊原因,劝导患者到定点医疗机构就诊和确定诊断。

2. 基层医疗卫生机构现场追踪 若县(区)级电话追踪后 5 天内未到定点医疗机构就诊者,县(区)级疾控机构要通知基层医疗卫生机构主动到患者家中了解具体情况,劝导患者到定点医疗机构就诊。同时向县(区)级疾控机构进行反馈。

3. 县(区)级现场追踪 基层医疗卫生机构现场追踪后 7 天内仍未到位的患者,县(区)级追踪人员应主动到患者家中了解具体情况,劝导患者到定点医疗机构就诊。

三、转诊和追踪结果的反馈

县(区)疾控机构要每月将患者转诊和追踪到位情况及结核病的核实诊断情况反馈给转诊单位。

第七节 肺结核患者登记管理

一、普通肺结核患者登记管理

结核病定点医疗机构要对所有治疗的活动性肺结核患者和肺外结核病患者进行登记。

(一)登记内容及要求

要为所有的登记对象建立"结核病患者门诊病案",并在"结核病患者登记本(表 3-5)"上进行登记。"结核病患者登记本"也可由录入"结核病管理信息系统"的病案记录导出。肺外结核可以仅建立"结核病患者门诊病案"首页。

表 3-5 结核病患者登记本(左侧)

_____年

| 登记日期 | 登记号 | 姓名 | 性别 | 年龄 | 人群分类 | 现住址 | 户籍类型 | | 诊断分类 | 治疗分类 | | 登记分类 | | | | | 本次始治日期 | 治疗方案 |
							本地户籍	外地户籍(月)		初治	复治	新患者	复发	返回	初治疗失败	其他		

右上角：续表

结核病患者登记本（右侧）

痰菌检 +A1:Z10 查（上空填结果、下空填检查号）														实际服药管理方式					停止治疗日期及原因						HIV检测	备注
治疗前					治疗后的 X 月末涂片									医务人员	智能工具	家庭成员	志愿者	自服药	治愈	完成疗程	死亡		失败	失访	其他		
涂片	培养	分子生物学	药敏		2	3	4	5	6	7	8	9	10								结核	非结核					
			R	H																							

填写说明：

1. 每年年初由远至近将历年复治未愈（仍生存）的涂阳患者按顺序分类抄录（登记日期及登记号仍用原号码）在登记本的第一页，然后再开始记录本年新登记的患者。

2. 登记日期：即患者本次确诊后开始登记的时间，格式为"月 . 日"，如：4 月 25 日填写"4.25"。

3. 登记号：所有结核病患者按年度内病案记录的顺序号登记。编制方法为"年号 + 登记流水号"，共 6 位数，其中前 2 位为年号，流水号每年从"0001"号开始，如 2018 年第一个患者，登记号为"180001"。当患者因"初治失败""返回""涂阴转涂阳"等原因变更化疗方案时，应重新登记，在备注栏注明原登记号，并在原来登记记录的备注栏注明新登记号。如一个县级行政区划内有两个或两个以上负责诊治的结核病定点医疗机构，登记号可以由当地决定编号方法。

4. 年龄：以周岁计算。

5. 人群分类：包括幼托儿童、散居儿童、学生（大中小学）、教师、保育员及保姆、餐饮食品业、公共场所服务员、商业服务、医务人员、工人、民工、农民、牧民、渔（船）民、海员及长途驾驶员、干部、职员、离退人员、家务及待业、不详、其他。

6. 现住址：农村患者要注明至乡、村组和门牌号，城区患者要注明至街道和门牌。

7. 户籍类型：本地户籍在相应的栏目划"√"，外地户籍在相应栏目填写在本辖区居住月数。

8. 诊断分类：包括原发性肺结核；血行播散性肺结核；继发性肺结核；气管、支气管结核；结核性胸膜炎；肺外结核。

记录方法为：部位 + 病型，如"右上肺继发性肺结核"。

9. 治疗分类和登记分类：相应的栏内打"√"。

10. 本次始治日期：患者在定点医疗机构开始本次抗结核治疗的日期。

11. 治疗方案

①初治方案：2HRZE/4HR；

②复治方案：2HRZES/6HRE 或 3HRZE/6HRE；

③其他方案：须写出具体的化疗方案。

12. 痰菌检查：上栏填写确诊结核患者治疗前与治疗后随访痰标本检查结果，以最高阳性结果为准；下栏填写患者相应标本的实验室序号。"药敏"按照药敏试验结果在相应的药物一栏中填写：耐药、敏感、污染或未做。

13. 实际服药管理方式：在患者停止治疗时，根据患者的实际服药管理方式在相应栏内打"√"（各类方式的定义详见第六章节的相关内容)。

14. 停止治疗日期及原因:在相应栏内填写相应的日期(年、月、日)。

15. HIV 检测:包括 HIV 初筛实验或(和)确认实验。如果做了填"是",反之填"否"。检查结果记录在病案中,做好保密工作。

16. 备注:填写需要特别说明的事宜。

"结核病管理信息系统"的录入要求为患者诊断时的相关信息,要在获得信息后的 24 小时内录入,患者治疗过程中的随访检查、治疗转归结果等病案信息要在获得信息后的 48 小时内完成录入。

(二)登记分类

1. 新患者　从未应用过抗结核药品治疗或应用抗结核药品治疗不足 1 个月(因其他疾病应用抗结核药品治疗除外),或正进行标准治疗方案规律用药而未满疗程的患者(登记分类以治疗开始时为准)。

2. 复发　过去有明确的结核病史,完成规定的治疗疗程后医生认为已治愈,现在重新确诊为活动性肺结核的患者。

3. 返回　定点医疗机构确诊的患者治疗≥1 个月,中断治疗≥2 个月后再次到定点医疗机构接受治疗的患者。

4. 治疗失败　病原学阳性患者治疗第 5 个月末或疗程结束时,痰涂片或培养阳性;病原学阴性患者治疗过程中任何一次痰涂片或痰培养检查阳性。

5. 其他　除 1~4 项以外的患者。

二、耐药肺结核患者登记管理

接受治疗的患者,地市级结核病定点医院要为其建立纸质"利福平耐药肺结核患者病案记录",并将后续相关信息及时录入结核病专报系统。

培训要点

1. 肺结核的发现对象为活动性肺结核患者,其中病原学阳性的肺结核患者是主要的发现对象,并进一步发现耐药患者。

2. 肺结核的发现方式主要有因症就诊、主动发现和健康体检等。

3. 肺结核的可疑症状:咳嗽、咳痰≥2 周、咯血或血痰是肺结核的主要症状,具有以上任何一项症状者为肺结核可疑症状者。此外,胸闷、胸痛、低热、盗汗、乏力、食欲缺乏和体重减轻等为肺结核患者的其他常见症状。

4. 理想情况下,所有结核病可疑者都应进行痰涂片、培养和药敏试验检测。然而,考虑到大多数地区资源有限,往往不易实现。为了更有效地诊断耐多药结核病患者(MDR-TB),各地应该根据当地的实验室条件、人力资源情况和经费情况等,确定当地的耐药筛查对象。目前在我国确定的高危人群主要包括复发、返回、初治失败、复治失败、初治 2 个月末阳性和其他 5 类人群。

5. 结核病登记分类主要包括新患者、复发、返回、治疗失败和其他 5 类。根据治疗史分为初治和复治。

课后练习题

简答题

1. 肺结核的可疑症状包括哪些？

2. 肺结核的发现方式有哪几种？并分别说明。

3. 简要描述肺结核患者发现流程，并总结县级疾控中心在其中主要承担的任务。

4. 肺结核网络直报的报告对象、时限和相关要求各是什么？

第四章 结核病实验室检查

学习目的

1. 了解痰涂片检查的内部质控和外部质控。
2. 了解结核病分子生物学诊断原理。
3. 掌握痰涂片检查的意义及标准化操作流程。
4. 熟悉痰培养检查的意义和作用。
5. 掌握痰培养的标准化操作流程及质控。
6. 掌握常用的快速诊断方法的操作流程。

结核病尤其是耐药结核病已成为我国严重的公共卫生问题。对结核病患者有效地治疗和管理依赖于对患者的快速诊断,实验室检测在患者诊断和鉴别诊断中具有重要地位。目前对结核病患者的诊断常常是从患者的标本中发现病原体并进行鉴定,其结果作为临床诊断、治疗效果和患者预后的重要参考。此外,实验室还可以进一步对菌株的生物学特征和基因特征进行分析,为结核病的预防和控制提供资料。因此,准确、快速、完整的实验室检查资料在国家结核病控制规划中具有重要作用。

引起结核病的病原体即结核分枝杆菌属于高致病性病原微生物。因此所有用于检测的标本均应看作含有潜在的病原微生物,应该按照操作高致病性病原微生物的要求进行检测。如实验室应具有负压的 P3 级或 P2 级实验室,生物安全柜、防止气溶胶产生的仪器和设备,标准化的操作流程,良好的个人防护措施以及定期对操作人员进行体检并进行生物安全培训和教育,实验室应有完善的规章制度和应急预案等。

第一节 痰标本收集

一、收集合格痰标本的重要性

患者留取合格的标本是获取正确检查结果的第一步,多数结核病实验室的检查结果依赖于患者是否能够留取合格的痰标本。目前我国多数结核病患者的症状较轻,没有明显的咳嗽、咳痰症状,有些门诊医务人员对患者的宣传教育不到位,加上部分患者不能认识到合格标本的重要性,导致我国许多地区结核病实验室痰标本质量较差,涂片阳性率较低,这一方面导致具有传染病的涂阳结核病患者不能正确诊断,影响患者治疗和预后;同时也导致结核病或耐药结核病的传播,增加我国结核病负担。因此,门诊医务人员应加强对结核病患者的宣传教育工作,保证患者留取质量和数量均符合要求的标本。

二、如何收集合格的痰标本

(一)痰盒

统一使用透明、螺旋盖、可密封、广口的痰盒收集痰标本。参考规格:直径4cm,高度2cm。医务人员应在容器侧面注明患者姓名、编号(门诊序号或登记号)、检查项目、痰标本序号1、2、3(1为即时痰,2为夜间痰,3为次日晨痰),然后交给患者。

(二)痰标本采集

1. 根据痰标本采集的时间,可将标本分为3类

(1)即时痰:就诊时深呼吸后咳出的痰液;

(2)晨痰:患者晨起立即用清水漱口后咳出的第2口、第3口痰液;

(3)夜间痰:送痰前一日患者晚间咳出的痰液。

2. 痰标本采集方法宣传教育　对肺结核可疑症状者,临床医护人员应通过解释,使其充分了解痰标本质量对检查结果的影响,解释合格痰标本的性状,示范并指导其掌握从肺部深处咳痰的方法,告知患者采集痰标本时避免接触痰盒的内壁和盖子;如患者识字,可提供宣传教育材料。

痰标本采集步骤:痰标本采集前首先用清水漱口两次;深呼吸,并屏住呼吸片刻,从肺深部剧烈咳嗽同时呼气,将痰标本小心收集入痰盒内,拧紧盖子时手不要接触痰盒内壁和盖子,避免痰液漏到痰盒外部。如确实吐不出痰,可以尝试在运动(如慢跑、爬楼梯)后进行,亦可在采集痰样本前轻拍后背,或者通过鼻腔向肺部吸入水蒸气几分钟有助于咳痰。也可采用高渗盐水诱导痰或收集清晨胃液标本,或采用支气管镜采集支气管灌洗液标本。婴幼儿、儿童鉴于无法采集痰标本或支气管灌洗液,推荐采用胃液标本,通过胃灌洗吸出咽下去的痰液。

3. 留痰场所　由于患者咳嗽、咳痰时,易产生含有结核分枝杆菌的飞沫,感染周边人群的几率较高,故采集痰标本时应在远离人群的开放空间进行,或在通风良好的留痰室内进行。

4. 痰标本性状

(1)干酪痰:标本外观以黄色(或奶酪色)、脓样、团块状的肺部分泌物为主,黏度较黏液痰低,制片时较易涂抹;涂片染色后镜检,可发现大量脓性炎症细胞、肺上皮脱落细胞。由于此类标本是由肺部深处咳出,对肺结核的诊断最有价值,故抗酸杆菌(acid-fast bacillic,AFB)检出率较高。

(2)血痰:此类标本因黏液痰或干酪痰标本中混有血液而形成,颜色为褐色或深褐色、鲜红色或伴有血丝;痰涂片染色后镜检,除能够观察到黏液痰或干酪痰的细胞特征外,含新鲜血液的标本中可见到被染色的血细胞。由于含血标本易干扰AFB镜检的结果,故在制片时应尽量避免挑取含血标本。

(3)黏液痰:标本外观以白色、黏稠度较高的肺部和支气管分泌物为主,制片时需仔细涂抹;痰涂片染色后镜检时,镜下可见支气管内膜纤毛柱状上皮细胞,伴有少量肺上皮脱落细胞、脓性炎症细胞、口腔脱落细胞及口腔寄生菌。此类标本的AFB检出率较唾液高。

(4)唾液:目视观察标本整体外观,以透明或半透明水样、黏度较低的口腔分泌物为主,标本中有时伴有气泡;痰涂片染色镜检时,镜下可见少量口腔上皮脱落细胞和口腔内

寄生菌,有时可见食物残渣。由于此类标本进行 AFB 检查时的检出率很低,不能用于确诊患者。

合格的痰标本一般为干酪痰、褐色血痰或含少量新鲜血液的血痰、黏液痰。患者留取的痰标本,应由检验人员或经培训的专人目视检查标本质量(特别是用于初次诊断的痰标本)。合格的痰标本应是患者深呼吸后,由肺部深处咳出的分泌物,标本量一般在 3~5ml。痰标本不合格时,应进一步指导并要求患者重新送检。进行细菌学检查时,应在登记本和检验报告单上注明标本性状,以供分析结果时参考。

三、痰标本的储存

即时痰采集后立即送检,夜间痰和晨痰采集后推荐放置于 2~8℃冰箱保存尽快于当天送至检测实验室。实验室收到标本后,应及时开展各种实验室检测,如不能及时检测,需将痰标本储存于 2~8℃冰箱暂时保存,防止痰液干涸或污染,其中开展分离培养时标本采集到接种时间间隔不能超过 7 天。

四、痰标本运送

如在本实验室内没有开展相关检测的条件,需要运送标本至其他实验室时,建议每周至少运送两次,若确实因距离遥远无法在采集标本后 3 日内运送痰标本时应在采集痰标本后将痰标本放置于 –20℃冰箱保存直至运送至开展相关检测的实验室。采集后无论运送距离远近都应按要求进行包装和标识。痰标本或菌株运送应按照国家相关生物安全要求进行,并使用适宜的制冷剂,将每份痰标本放置于一个可密封的塑料袋内,或者将痰盒直立放置于架子上,由经过培训的人员专人专车运送,确保运送者、公众及接收实验室的安全。

第二节 痰涂片检查

结核分枝杆菌痰涂片检查能够检测痰标本中有无分枝杆菌,为结核病患者的诊断、治疗,患者的随访和治疗效果判断提供重要参考,同时涂片结果还可以判断患者有无传染性,了解某地区结核病的流行状况。

一、检查对象

痰涂片镜检用于确定诊断,发现传染源;疗效评价,作为确定化疗方案和治疗效果评价的指标。

(一)确定诊断

对肺结核患者、疑似肺结核患者和肺结核可疑症状者进行痰涂片检查。确定诊断的涂片检查应采集 3 个合格的痰标本。就诊当时在门诊留一份"即时痰"标本,同时给患者 2 个痰盒,嘱患者留取"夜间痰"和"晨痰",于次日交验。

(二)疗效评价

凡已确诊、登记和治疗的肺结核患者,在化疗期间按照规定应定期查痰。随访检查的涂片检查每次应采集 2 个合格的痰标本,嘱患者留取"夜间痰"和"晨痰"于次日交验。

二、涂片镜检实验室基本要求

1. 实验室应进行合理分区(涂片染色区域和读片镜检区域),布局应该符合生物安全二级(BSL-2)的要求;

2. 实验室应在靠近出口处设置洗手池;

3. 实验室的墙壁、天花板和地面应平整、易清洁、不渗水、耐化学品和消毒剂的腐蚀,地面应防滑;

4. 实验操作台面应能防水,耐腐蚀、耐热;

5. 实验室中的橱柜和实验台应牢固,橱柜、实验台彼此之间应保持一定距离,以便于清洁;

6. 对于实验室中可开启的窗户,应安装纱窗;

7. 实验室内应保证工作照明,避免不必要的反光和强光;

8. 应有适当的消毒设备;

9. 在实验室门口处应设挂衣装置,个人便装与实验室工作服分开放置;

10. 实验室应该配备开展痰涂片检查所需要的仪器和设备。

三、痰涂片镜检的方法

(一)萋-尼氏痰涂片镜检方法

分枝杆菌的染色镜检可以使用不同的染料,但均是依据分枝杆菌细胞膜含脂质较多的特点,脂质的主要成分为分枝菌酸,菌酸具有抗酸性,染料将分枝杆菌染色后,分枝杆菌细胞膜能抵抗盐酸、乙醇等脱色剂作用,使分枝杆菌能保持染料的颜色。分枝杆菌抗酸性是菌体内的分枝菌酸、RNA 蛋白及其细菌壁的完整性相结合的综合反应,即抗酸性的强弱除与细菌壁的完整性有关以外,还与其细菌成熟和衰老程度有关。

萋-尼氏染色法,是复红染色液在石炭酸的协同作用下,并对标本加热促进染色剂同被染细胞的结合,将抗酸杆菌染成紫红色,随后使用酸性乙醇脱色,抗酸杆菌能保持紫红色,而其他脱落细胞或标本中的非抗酸杆菌被酸性乙醇脱去颜色,后经复染剂亚甲蓝复染为蓝色,光学镜下观察,可在蓝色背景下看到紫红色的杆状抗酸菌。

1. 检测样品　痰、其他类型临床标本,如胸腔积液、腹水、尿液、脑脊液、胃液、脓液(分泌物、穿刺液等)、病理组织或干酪块、粪便和咽喉棉拭子、支气管镜灌洗液等临床标本以及分枝杆菌培养物包括液体和固体分枝杆菌培养物。

2. 设备仪器　生物安全柜、离心机、天平、高压灭菌器、冰箱、显微镜、涡旋振荡器。

3. 试剂材料

(1)萋-尼氏染色液及配制方法

1)0.8% 碱性复红染液:①碱性复红乙醇储存液:8g 碱性复红溶于 95% 乙醇溶液 100ml 中,充分振荡使复红溶解,避光保存。② 5% 石炭酸水溶液:50℃水浴加热溶解石炭酸,5g 石炭酸溶于 90ml 蒸馏水中,待溶液冷却至室温,补充蒸馏水至 100ml。③碱性复红染色应用液:10ml 碱性复红乙醇储存液与 90ml 5% 石炭酸水溶液混合,用定性滤纸过滤。

2)5% 盐酸乙醇脱色液:35% 浓盐酸 5ml 缓慢加入 95ml 95% 乙醇混合。

3)0.06% 亚甲蓝复染液:①亚甲蓝储存液:0.3g 亚甲蓝溶于 50ml 95% 乙醇中,完全溶解后加蒸馏水至终体积 100ml。②亚甲蓝复染液:以蒸馏水 5 倍稀释 0.3% 亚甲蓝储存液,用定性滤纸过滤即得亚甲蓝复染液。

（2）其他材料：磨砂载玻片、竹签、2B铅笔、镜油、染色架、玻片盒等。

4. 操作步骤

（1）涂片制备

1）在生物安全柜内小心打开承载痰标本的容器，防止产生气溶胶或使标本外溢。

2）仔细观察标本，使用折断的竹签茬端，挑取痰标本中干酪样、脓样或可疑部分0.05~0.1ml，于玻片正面右侧2/3处，均匀涂抹成10mm×20mm卵圆形痰膜。痰膜朝上静置，自然干燥后（一般约需要30分钟）进行染色镜检。

3）涂抹完毕后的痰标本，在结果报告前应暂时保留。

4）为保证检验人员的安全，严禁在涂抹痰标本的同时，对载玻片进行加热。

（2）抗酸染色

1）涂片自然干燥后，放置在染色架上，玻片间距保持10mm以上；火焰固定（在5秒内将玻片置于火焰上烤4次）。

2）滴加石炭酸复红染液盖满玻片，火焰加热至出现蒸气后脱离火焰，保持染色5分钟。染色期间应始终保持痰膜被染色液覆盖，必要时可续加染色液。加温时勿使染色液沸腾。

3）流水自玻片一端轻缓冲洗，冲去染色液，沥去标本上剩余的水。

4）自痰膜上端外缘滴加脱色剂布满痰膜，脱色1分钟；如有必要，需流水洗去脱色液后，再次脱色至痰膜无可视红色为止。

5）流水自玻片一端轻缓冲洗，冲去脱色液，沥去玻片上剩余的水。

6）滴加亚甲蓝复染液，染色30秒。

7）流水自玻片一端轻缓冲洗，冲去复染液，然后沥去标本上剩余的水，待玻片干燥后镜检。

8）染色合格的玻片，由于被亚甲蓝染色而呈亮蓝色。将染色后的玻片放置在报纸上，若透过痰膜不能分辨报纸上的文字，则表明该玻片涂抹过厚。

（3）镜检：使用10×目镜的双目显微镜读片。取染色完毕且已干燥的玻片，痰膜向上放置在玻片台上并以卡尺固定。首先使用40×物镜，转动卡尺移动玻片至痰膜左端，将光线调节至适当亮度，调节焦距至可见细胞形态；移开40×物镜，在玻片上滴1~2滴镜油，使用100×油镜进行细致观察。在淡蓝色背景下，抗酸杆菌呈红色，其他细菌和细胞呈蓝色。为防止抗酸杆菌的交叉污染，严禁油镜镜头直接接触玻片上的痰膜。

由于香柏油（cedarwood immersion oil）能够溶解复红染料，使姜-尼氏染色退色，并且容易干燥凝结，对油镜头造成损害，故应使用专门用于100×油镜、不干燥、不变硬且黏度适宜的镜油（immersion oil）。

读片时，首先应从左向右观察相邻的视野；当玻片移动至痰膜一端时，纵向向下转换一个视野，然后从右向左观察，依此类推。通常20mm的痰膜，使用100×油镜，每行可观察约100个视野。

仔细观察完300个视野，一般需要5分钟以上；一位镜检人员的玻片阅读量，每个工作日不要超过25张，且连续阅读10~12张玻片后应休息20分钟左右。

（4）结果判读

抗酸杆菌阴性：连续观察300个不同视野，未发现抗酸杆菌；

报告抗酸杆菌菌数：1~8条抗酸杆菌/300视野；

抗酸杆菌阳性(1+):3~9 条抗酸杆菌/100 视野;

抗酸杆菌阳性(2+):1~9 条抗酸杆菌/10 视野;

抗酸杆菌阳性(3+):1~9 条抗酸杆菌/每视野;

抗酸杆菌阳性(4+):≥10 条抗酸杆菌/每视野。

报告 1+ 时至少观察 300 个视野,报告 2+ 时至少观察 100 个视野,报告 3+、4+ 时至少观察 50 个视野。

(二)荧光染色痰涂片镜检方法

分枝杆菌在金胺"O"染液染色后,在含有紫外光源的荧光显微镜下发出橘黄颜色,高倍镜(物镜 40× 目镜 10×)下,可见分枝杆菌产生黄绿色荧光,呈杆状或分枝状。

设备仪器、检测样品和涂片制备:同萋-尼氏抗酸染色。

1. 试剂材料 荧光染色液配制

(1)金胺"O"染液:

金胺"O"   1g

石炭酸   50ml

乙醇   100ml

补蒸馏水至   1000ml

(2)脱色剂:5% 盐酸乙醇(配制方法参照萋-尼氏染色);

(3)复染剂:0.5% 高锰酸钾水溶液。

2. 操作步骤

(1)荧光染色

1)涂片自然干燥后,放置在染色架上,玻片间距保持 10mm 以上;火焰固定(在 5 秒内将玻片置于火焰上烤 4 次)。

2)滴加金胺 O 荧光染色剂盖满玻片,染色 10~15 分钟;流水自玻片一端轻缓冲洗,洗去染色液,沥去玻片上剩余的水。

3)痰膜上端外缘滴加脱色剂,盖满玻片,脱色 3 分钟或至无色,流水自玻片一端轻洗,洗去脱色剂。

4)加复染剂复染 1 分钟,沥去复染液,流水自玻片一端轻洗,自然干燥后镜检。

(2)显微镜检查:玻片放置在玻片台上并以卡尺固定后,首先以 10× 目镜、20× 物镜进行镜检,发现疑为 AFB 的荧光杆状物质,使用 40× 物镜确认。在暗背景下,抗酸菌发出黄色荧光,呈杆状略弯曲。

(3)结果判读

荧光染色抗酸杆菌阴性(−):0 条/50 视野;

荧光染色抗酸杆菌阳性(报告抗酸菌数):1~9 条/50 视野;

荧光染色抗酸杆菌阳性(1+):10~49 条/50 视野;

荧光染色抗酸杆菌阳性(2+):1~9 条抗酸菌/1 视野;

荧光染色抗酸杆菌阳性(3+):10~99 条抗酸菌/1 视野;

荧光染色抗酸杆菌阳性(4+):100 条及以上抗酸菌/1 视野。

报告 2+ 至少观察 50 个视野,3+ 及以上的阳性结果至少观察 20 个视野。

四、结果记录

镜检结果应及时记录在"痰涂片镜检检查登记本"上,见表4-1。

表4-1 痰涂片镜检检查登记本

实验序号	日期	姓名	性别	年龄	痰标本来源		标本镜检结果				签名	复核	备注
					初诊患者（门诊序号）	随访患者（登记号）	标本	性状	结果	日期			
						1							
						2							
						3							
						1							
						2							
						3							

填写说明:

（1）实验序号:为实验室流水号,每年从"1"开始,初诊患者的3个标本采用同一实验序号编号;随访患者2个痰标本采用同一实验序号编号;

（2）痰标本来源:根据患者做痰检查时的情况,选择其中一栏填写,初诊患者填写门诊序号,随访患者填写患者登记号;

（3）性状:标本性状按照国家实验室质量控制新标准,分为干酪痰（A）、血痰（B）、黏液痰（C）和唾液（D）,分别按 A、B、C、D 分类登记;

（4）结果:涂片阳性者使用红笔记录为"数字 +",如"1+、2+、3+",姜-尼氏法 300 个视野内仅见 1~8 条抗酸杆菌或荧光染色法 50 个视野内仅见 1~9 条抗酸杆菌者填写"条数";阴性结果填为"阴性",不能记录为"–"或"(–)";

（5）签名:检验人员填写全名;

（6）复核:复核的检验人员填写全名;

（7）备注:填写需要特别说明的事宜。

五、玻片保存

（一）姜-尼氏染色玻片阅读完毕后,应及时使用擦镜纸揭取数次,彻底去除玻片上的镜油。

（二）经脱油、干燥后的玻片,按实验室序号及涂片编号放置在玻片盒中,存放在阴凉干燥的环境中,以备复检或质控抽检。

（三）放置荧光染色玻片时应采用不透明玻片盒,并避免阳光直晒。有条件的地区或温度高、空气湿度较大的地区推荐将荧光染色玻片放置于 2~8℃ 于冰箱内以备复检或质控抽检。

六、痰涂片镜检质量保证

（一）室内质量控制

痰涂片镜检室内质量控制指实验室内部的操作规程、设备和耗材、痰标本收集、染色剂制备及商品化染色剂质量、涂片制备和染色、显微镜维护、显微镜镜检、结果登记和报告以及痰片保存等整个过程的内部检查和监测。若使用质量可靠的自动化痰涂片、染色及镜检系统可以参照常规临检开展，根据具体情况实施适宜的室内质量控制措施。

（二）室间质量评估

室间质量评估是通过进行批量测试、盲法复检并与网络中的其他实验室（上级或同级实验室）比对结果，对实验室的能力进行评价的过程，包括实验室现场评价、盲法复检以及批量测试。

1. 盲法复检 盲法复检时由上一级实验室负责对所辖下一级各个实验室盲法复检的组织实施、现场盲法抽片，根据盲法复检中出现的问题及时进行有针对性的现场督导，帮助查找错误原因并督促改正。

（1）省参比室对地（市）级实验室进行的盲法复检，每半年进行1次。

（2）地（市）级实验室对县级实验室进行的盲法复检，每季度进行1次；对于因地域、交通等原因不能每季度进行1次盲法复检的实验室，可在省参比实验室核准后适当减少盲法复检次数，但一年不得少于两次，并应相应增加每次抽取复验的涂片数，以保证年内抽验涂片总数不变。

2. 现场评价 省级参比室每年对所辖地（市）级实验室至少进行1次现场评价，同时每地（市）抽查1~2个县级实验室；对批量测试或盲法复检存在问题的市、县实验室，应适当增加现场评价频率。

地（市）级实验室每年对所辖县（区）级实验室至少进行两次现场评价。对批量测试或盲法复检存在问题的县（区）级实验室必须尽快进行针对性的现场督导，以查找原因，提高涂片镜检质量。

3. 批量测试 批量测试是上级实验室定期向下级实验室发送已经染色和（或）未染色的涂片，由下级实验室人员来读片，然后由上级实验室对读片结果进行评估。这种方法是检查实验室技术人员的染色能力和（或）读片能力，主要评价个人的操作水平，而不是实验室的整体操作水平。批量测试不是室间质量评估的常规方法，但是当没有其他质量评价方法存在时，批量测试可以作为一个评价实验员当前操作技术的方法。若采用有质量保证的自动化涂片、染色和镜检系统可以探索使用批量测试方法作为痰涂片镜检室间质量保证方法。

第三节 分枝杆菌培养

目前分枝杆菌分离培养是结核病诊断的金标准，其敏感性要高于涂片检查。根据生长速率、产色等特征可初步进行菌种鉴定、分离菌株便于进一步进行后续的传统药敏试验。有条件的地区可通过培养检查监测患者的治疗效果。

一、检查对象

主要用于确定诊断、提供病原学依据；获得分离培养阳性菌株进行后续药物敏感性试验；疗效评价，作为确定化疗方案和治疗效果评价的指标。

（一）确定诊断

对肺结核患者、疑似肺结核患者和肺结核可疑症状者，均可进行分枝杆菌分离培养检查。每例患者应采集 2 个合格的痰标本用于固体分离培养或 1 个合格的痰标本用于液体分枝杆菌分离培养。分离培养阳性菌株继续进行后续药物敏感性试验,用于指导患者用药情况或用于耐药监测了解全国或某地区的耐药情况。

(二)疗效评价

凡已确诊、登记和治疗的耐药肺结核患者,在化疗期间按照规定应定期进行分离培养检查。每次随访检查应采集 2 个合格的痰标本用于固体分枝杆菌分离培养或 1 个合格的痰标本用于液体分枝杆菌分离培养。

二、结核分枝杆菌培养实验室基本要求

1. 满足国家生物安全二级(BSL-2)的基本要求。

2. 实验室门应带锁并可自动关闭,实验室的门应有可视窗。

3. 应在实验室内配备生物安全柜,在实验室所在的建筑内应配备高压蒸汽灭菌器。

4. 应设洗眼设施,必要时应有应急喷淋装置。

5. 应通风,如使用窗户自然通风,应有防虫纱窗。

6. 有可靠的电力供应和应急照明。必要时,重要设备如培养箱、生物安全柜、冰箱等应设备用电源。

7. 实验室出口应有在黑暗中可明确辨认的标识。

8. 应有足够的存储空间摆放物品以方便使用,在实验室工作区域外还应当有供长期使用的存储空间。

三、分枝杆菌分离培养的方法

(一)固体培养

1. 实验原理　分枝杆菌因其较厚的细胞壁而具有耐受酸碱的特点,能耐受碱性消化液的处理,而酸性培养基能中和碱性标本处理液,碱消化液消化后标本可直接接种于酸性培养基上,用以分枝杆菌的分离培养。

2. 标本要求　合格痰标本,体积 2ml 及以上,如标本不能及时检测,应在 2~8℃暂时冷藏保存。

3. 设备和试剂

(1)设备:二级生物安全柜、恒温培养箱、涡旋振荡器。

(2)试剂与耗材:4% 氢氧化钠(NaOH)溶液,酸性改良罗氏培养基。

前处理管(50ml 离心管)、无菌吸管(每份标本需要 2 支吸管:1 支前处理吸标本,1 支接种)、试管架、斜面培养架、培养管架、废液缸(注意:内盛不腐蚀高压灭菌器的消毒液)、废弃物袋。

4. 操作程序

(1)标本前处理和接种

1)简单法:单对照标记的患者姓名,在生物安全柜内将 1~2ml 标本转移至相应前处理管中,旋紧痰标本容器螺旋盖。

标本性状,将 1~2 倍的 4% NaOH 溶液加入到前处理管中,旋紧处理管螺旋盖,立即开始计时 15 分钟。

在生物安全柜内,将处理管在涡旋振荡器上涡旋振荡 30 秒直至痰标本充分液化。

将前处理管置于试管架内,置于生物安全柜内,室温静置,直至 15 分钟计时结束。

拧开罗氏培养管螺旋盖,检查培养基斜面底部的凝固水,如果凝固水过多,则沿着斜面相对的一面的培养管内壁,将凝固水弃去。

用无菌吸管吸取前处理后的痰标本,保持培养基斜面水平,均匀接种至酸性罗氏培养基斜面上,每支培养基接种 0.1~0.15ml(2~3 滴),接种时第一滴液体接种至斜面中部,第二滴接种到培养基上部(距离培养基顶端 1cm 处),旋紧培养管螺旋盖,轻轻转动并放低培养管底部,使接种的液体均匀地在斜面上铺开。

2)中和离心法:

对照标记,在生物安全柜内将 2~5ml 痰标本置于相应的离心管中。

视标本性状,在生物安全柜内向前处理管内加入 1~2 倍体积 N-乙酰-L 半胱氨酸 / 氢氧化钠(NALC-NaOH)混合溶液,并开始计时 15 分钟。

旋紧盖子,在涡旋振荡器上涡旋震荡 10~20 秒。

将离心桶室温静置 15 分钟。

在生物安全柜内打开离心管螺旋盖,向离心管中加入磷酸盐缓冲液至 45ml,然后旋紧离心管螺旋盖。

在生物安全柜内将离心管成对放入离心桶(杯),旋紧离心桶(杯)螺旋盖。

从生物安全柜中拿出离心桶(杯)到低温冷冻离心机进行离心,设定制冷温度 8~10℃,3000×g 离心 15~20 分钟。

在生物安全柜内打开离心桶(杯),取出离心管,小心弃去上清液,加入 1ml 磷酸盐缓冲液,混匀。

拧开罗氏培养管螺旋管,检查培养基斜面底部的凝固水,如果凝固水过多,则沿着斜面相对的一面培养管内壁,将凝固水弃去。

用无菌滴管吸取前处理后的痰标本均匀接种于中性罗氏培养基上,每支培养基接种 0.1~0.15ml(2~3 滴),接种时第一滴液体接种至斜面中部,第二滴接种到培养基上部(距离培养基顶端 1cm 处),拧紧螺旋管,轻轻转动并放低培养管底部,使接种的液体均匀地在斜面上铺开。

(2)孵育

1)将培养基放置在斜面放置架上,保持培养基斜面水平向上。

2)连同斜面放置架将培养管置于恒温培养箱内,(36±1)℃孵育。

3)待 24 小时后,直立放置培养管,(36±1)℃条件下继续孵育。

(3)结果判读

1)接种后第 3 日和第 7 日观察培养情况,此后每周观察一次,直至第 8 周末。每次观察后要在培养结果记录本上记录观察结果。

2)肉眼判定:结核分枝杆菌的典型菌落形态为:不透明淡黄色、粗糙、干燥、凸起于培养基、有的成菜花样。如果发现培养基液化或者长霉菌,则报告污染。

3)分枝杆菌分级报告标准:

无菌落生长	报告培养阴性
菌落生长不及斜面面积 1/4	报告实际菌落数
菌落占斜面面积 1/4	报告(1+)
菌落占斜面面积 1/2	报告(2+)

菌落占斜面面积 3/4　　　　　　报告（3+）

菌落布满培养基斜面　　　　　　报告（4+）

如果发现培养基污染，按污染面积报告：

污染菌有明显界限，且不超过斜面面积 1/4　　　　　报告（C1+）

污染菌有明显界限，且不超过斜面面积 1/2　　　　　报告（C2+）

污染菌有明显界限，且不超过斜面面积 3/4　　　　　报告（C3+）

污染菌没有明显界限或布满培养基斜面　　　　　　报告（C4+）

4）初步判定、报告后，依据培养的目的，按如下程序处理：

①以药物敏感性试验为目的（包括耐药性诊断和耐药监测等），不需要对培养物进行涂片检查，只需将培养物送至进行药物敏感性试验的实验室，并附培养物生长情况的报告单。

②以培养作为诊断或评价疗效为目的，需要对培养物进行涂片显微镜检查、鉴定，根据涂片和鉴定结果进行报告。阳性培养物经涂片显微镜检查确定为抗酸杆菌后，结合菌落形态、生长时间、产色等，临时报告为分枝杆菌培养阳性，经菌种鉴定后报告：结核分枝杆菌复合群或非结核分枝杆菌。

（二）液体分离培养

用固体方法分离培养分枝杆菌需要的时间较长，为解决这一问题，近年来，分枝杆菌的液体培养方法迅速发展，目前有多种商品化的液体培养方法可供选择。相对于固体培养，液体培养的阳性检出率高，结果报告时间短，但污染率较固体培养稍高。

1. 检测原理　液体培养操作系统中，是通过检测液体培养基中消耗氧气的量来确定是否有细菌生长的。MGIT 培养管底部的硅树脂中含有氧淬灭荧光剂，当细菌生长过程中吸收散布在培养管中的氧气，排放出二氧化碳。随着管中氧气的逐渐损耗，荧光剂不再被抑制，当使用 UV 光进行观察时，MGIT 培养管便会发出荧光。并且，荧光的强度直接与氧气的消耗呈正相关。对于结核分枝杆菌来说，在阳性情况下，每毫升培养基中大约有 $10^5\sim10^6$ 个菌落构成单元（CFU）。如果 6 周（42 天）之后，该仪器仍为阴性，则表示培养管为阴性。

2. 设备和试剂

（1）仪器设备：BACTEC™ MGIT™ 960 操作系统、二级生物安全柜、4℃冰箱、冷冻离心机、涡旋振荡混合器、天平。

（2）材料：消毒剂、污物桶、螺旋口试剂瓶（100ml、200ml）、量筒、磁性搅拌棒和搅拌器。50ml 一次性塑料离心管、试管架、记时器、2ml 一次性移液管、2ml 离心管、2ml 冻存管、可调微量加样器（1000μl）、1ml 无菌移液枪头、1ml 无菌注射器、pH 计或 pH 试纸、载玻片加温器（热板）、给载玻片加标记的铅笔、记号笔、载玻片。

（3）试剂：MGIT 培养管、OADC 营养添加剂、抑菌剂、NALC 粉末、4% NaOH 溶液（经过高压灭菌处理）、2.9% 柠檬酸钠溶液（经过高压灭菌处理）、pH 6.8 磷酸盐缓冲液（0.067M，经过高压灭菌处理）、姜-尼染色液。

（4）试剂的准备：将 MGIT PANTA 与 15ml MGIT 生长添加剂混合。每个 MGIT 管添加溶解后的 0.8mlPANTA/ 生长添加剂混合物。

3. 液体培养的方法、步骤　具体操作方法应按照产品说明进行。

四、结核分枝杆菌培养结果记录

表 4-2　固体分枝杆菌分离培养检查登记本

_____年　　　　　　　　　　　　　　　　　第　页

实验序号	标本接收日期	标本接种日期	姓名	性别	年龄	痰标本号	培养结果记录									结果报告日期	签名	复核	向地市级运送菌株		备注
							3天	1周	2周	3周	4周	5周	6周	7周	8周				日期	运送人签名	
						1															
						2															

填写说明：

1. 每位检查对象对应两份痰标本，每个标本接种两支培养基；

2. 实验序号：为实验室流水号，每年从"1"开始，每个肺结核患者的两个痰标本采用同一实验室序号编号；

3. 标本接收日期：填写实验室收到该患者痰标本的日期，如：4月1日填为"4.1"，4月25日填为"4.25"；

4. 标本接种日期：填写实验室接种患者痰标本的操作日期；

5. 痰培养结果：培养阳性者使用红笔记录为"数字 +"，如"1+、2+、3+、4+"，培养基上生长为可数的菌落，填写"菌落数量"；阴性结果填为"阴性"，不能记录为"–"或"(–)"，污染记录为"C"；

6. 结果报告日期：填写报告结果的日期，日期统一格式，如4月25日填写"4.25"；

7. 签名：检验人员填写全名；

8. 复核：复核的检验人员填写全名；

9. 向地市级运送菌株

①日期：填写菌株由县（区）级实验室取出，送往地市级定点医院的日期，如4月25日填写为"4.25"；

②运送人签名：负责运送菌株的人填写全名。

表 4-3　液体分枝杆菌分离培养检查登记本

_____年　　　　　　　　　　　　　　　　　第　页

实验序号	标本接收日期	培养接种日期	姓名	性别	年龄	标本性状	仪器报告结果	仪器报告日期	结果报告天数（TTD）	菌种鉴定结果			签名	复核	备注
										结核分枝杆菌	非结核分枝杆菌	其他			

填写说明：

1. 每位检查对象对应 1 份痰标本；

2. 实验序号：为实验室流水号，每年从"1"开始；

3. 标本接收日期:填写实验室收到该患者痰标本的日期,如:4月1日填为"4.1",4月25日填为"4.25";

4. 标本接种日期:填写实验室接种患者痰标本的操作日期;

5. 仪器报告结果:填写阳性、阴性、污染;

6. 仪器报告日期填写报告结果的日期,日期统一格式,如4月25日填写"4.25";

7. 结果报告天数填写自接种至仪器报告日期的具体天数,单位"日";

8. 菌种鉴定结果:在相应表格内打勾;

9. 签名:检验人员填写全名;

10. 复核:复核的检验人员填写全名;

11. 备注:填写需要特别说明的事宜。

五、分枝杆菌分离培养质量保证

目前尚缺乏适宜的用于培养方法的室间质控方法,培养检查的质控主要依赖于室内质控,应定期计算实验室的涂阳培阴率和污染率两个指标,对于初诊新患者如进行固体培养,涂阳培阴率应小于10%,污染率应在2%~5%之间;液体培养污染率会高一些,但通常不超过10%,应监测这些指标的变化情况。

(一)室内质量控制

分枝杆菌分离培养的质量控制是对实验室开展培养操作的系统质控,需要通过评估标本的质量、去污染的操作、消化和培养的程序、试剂、培养基和仪器的质量;通过回顾培养结果和通过证明培养方法的有效性来完成,同时实验室还应配备足够经过培训的并掌握相关专业知识和操作技能、具有有效沟通能力的技术人员。质量控制包括实验室布局和管理,实验室的设备,标本的采集和运送,标本的处理,试剂和培养基,培养方法以及结果的报告。

(二)监测与分析

每月定期监测分枝杆菌分离培养的标本量、分离阳性率、涂片阳性培养阳性率、涂片阳性培养阴性率、污染率等指标,有助于及时发现并解决问题。

1. 涂片阳性培养阴性率 如果受检人处于抗结核治疗期间,阴性培养结果提示可能患者排出的是死菌,治疗是有效的。对于未治疗的患者,一般涂阳培阴率不超过10%(以病例计算)。如果未治疗病例涂片阳性培养阴性比例过高,应注意此类结果是否连续出现,检查污染率是否低于2%,并分析以下原因:

(1)留取标本时初诊者是否正在进行抗结核治疗;

(2)涂片与培养是否为同一份标本;

(3)氢氧化钠溶液浓度是否过高或者加入量是否过大;

(4)标本处理时间是否过长;

(5)处理标本时,环境温度(室温)是否过高;

(6)恒温培养箱内温度是否过低或过高。

2. 污染率 污染率以接种的培养管为计算单位,不以标本为计算单位。使用4%氢氧化钠简单法的污染率应不超过5%(以培养管数计算)。如果污染率超过5%,或某一时期接种的培养基连续出现多管污染,应参照下表查找原因并予以解决。

(1)标本保存温度和时间是否规范;

(2)前处理不充分;

(3)操作是否规范;

（4）培养基是否合格,保存是否规范;

（5）材料是否无菌。

使用液体培养基,污染率通常要高一些,但是一般不超过10%。

如果同一患者的标本反复发生污染,应该使用更强的去污染过程检查来自这个病例的标本。如可以增加前处理试剂的量,例如使用2倍标本体积的去污染试剂;但不要延长标本处理的时间。但这种补救的方法不能应用于所有的标本,而只能使用于发生污染的标本。

3. 交叉污染 同一批次接种的涂片阴性标本连续出现培养阳性,应注意标本之间发生交叉污染的可能,此时应该进行调查,排除假阳性诊断结果。

在处理无菌的肺外结核标本时,如果很多直接接种培养阴性,但进行去污染后培养阳性的病例,这提示可能去污染试剂或者实验室设备出现污染。面对怀疑交叉污染,涉及的污染培养物可通过基因分型进行鉴别。

如果不能排除交叉污染,检查以下程序:

（1）分装试剂时是否接触管颈。

（2）使用一次分装的液体后是否丢弃。

（3）保持正确的标本处理程序,如涂阳标本是否最后处理。

（4）从离心机取出离心管不要立即打开盖,或者同时打开盖。

（5）上清液小心弃掉。

（6）手套经常更换,不允许重复使用。

第四节 菌种（菌群）鉴定

菌种鉴定是在分离培养的基础上进一步对获得的纯菌进行鉴定,以确认该菌的细菌学分类。经抗酸染色镜检确定是抗酸菌的培养阳性菌株,首先经对硝基苯甲酸（PNB）生长试验、28℃生长试验、耐热触酶试验、观察记录细菌的生长速度、菌落形态和菌落颜色初步确定该菌株属于结核分枝杆菌复合群还是非结核分枝杆菌（nontuberculosis mycobacteria,NTM）。

根据需要也可进一步开展基于生化方法、免疫学方法或分子生物学方法的菌种鉴定,以确定结核分枝杆菌复合群和非结核分枝杆菌中的具体菌种。

第五节 药物敏感性试验

一、药物敏感性试验检查对象

用于检测结核分枝杆菌对常用抗结核药物的敏感性的体外定性检测,为临床医生调整化疗方案提供依据或者作为流行病学调查的关键指标。

1. 诊断耐药结核病 对需要进行耐药筛查和检测的对象开展药物敏感性试验,已诊断是否为耐药结核病。

2. 选择结核病治疗方案 通过药物敏感性试验,掌握耐药谱,确定适宜的结核病治疗方案。

3. 耐药监测 通过有计划地组织抽样调查或哨点监测,了解某一地区结核分枝杆菌的耐药水平。

二、药物敏感性试验实验室基本要求

在满足分离培养实验室的基本要求上,还需满足以下要求:

1. 药物敏感性试验实验室应满足国家生物安全二级(BSL-2)及以上实验室的基本要求。

2. 实验室主入口的门、放置生物安全柜实验间的门应可自动关闭,实验室主入口的门应该标有国际通用的生物危害警告标志,未经批准的人员不可进入实验室工作区域。

3. 实验室内应配备Ⅱ级及以上生物安全柜、高压蒸汽灭菌器以及药敏试验所需的仪器设备。

4. 在实验室工作时,应穿防护服,隔离衣,戴防护口罩(面具)和手套等个人防护用品。

5. 实验室宜采用机械通风控制气流,避免交叉污染。

三、固体比例法药敏试验

(一)采用改良中性罗氏培养基,含药培养基中的浓度应严格按照推荐的临界浓度配制,见表4-4。

表 4-4 含药培养基药液浓度溶剂及培养基含药终浓度

药物(英文缩写)	培养基内药物临界浓度($\mu g/ml$)
异烟肼(INH)	0.2
链霉素(SM)	4
乙胺丁醇(EMB)	2
利福平(RFP)	40
卡那霉素(KM)	30
氧氟沙星(OFX)	2
卷曲霉素(CPM)	40
乙硫(丙硫)异烟胺(ETO/PTO)	40
对氨基水杨酸(PAS)	1

(二)菌株选择

应尽量使用原代培养物进行药敏试验,若培养物不能直接用于药敏试验操作,应在传代或前处理之后,待获得理想的二代培养物之后进行药敏试验。

(三)菌悬液制备

菌悬液制备可采用经典手工磨菌法和比浊法,亦可采取有质量保证的自动化磨菌及比浊仪器进行,以下内容为手工磨菌比浊进行菌悬液制备的操作程序,自动化磨菌比浊仪器请参照仪器说明进行。

1. 在磨菌瓶中加入 1~2 滴 10% 吐温 –80 溶液。

2. 用无菌吸管尖端或火焰消毒的接种环刮取 2~3 周的新鲜菌落,置于磨菌瓶中。

3. 注意尽可能刮取斜面各个部位的菌落,避免挑取 1 个、2 个单独菌落进行试验,刮取菌落的量以半环或一环(5~10mg)为宜。

4. 旋紧瓶盖,在涡旋振荡器上振荡 10~20 秒。

5. 静置 30 分钟,小心打开瓶盖,加入约 2ml 灭菌生理盐水,静置片刻,使菌液中的大块物质沉淀。

6. 用无菌吸管吸取中上部的菌液,约 1ml,转移到另一无菌试管中,与麦氏 1 号标准比浊管比浊。

7. 逐渐滴加灭菌生理盐水,直至菌液浊度与麦氏 1 号标准比浊管一致,即得到 1mg/ml 的菌液。

(四)菌液稀释

1. 在无菌、带有螺旋盖的试管中以无菌吸管加入 2ml 灭菌生理盐水备用,每株待测菌准备 2 管。

2. 用 22 SWG 标准接种环取两满环 1mg/ml 的菌液,平移至 2ml 灭菌生理盐水中,即稀释成 10^{-2}mg/ml 菌液。

3. 用同样方法再进行 100 倍稀释,即成 10^{-4}mg/ml 菌液。

(五)接种

1. 用 22 SWG 标准接种环分别取一满环(即 0.01ml)10^{-2}mg/ml 和 10^{-4}mg/ml 的菌液,用划线法均匀接种至作为对照的中性改良罗氏培养基及含药培养基表面,应注意使菌液尽可能均匀分散于培养基斜面。

2. 最终接种菌量为 10^{-4}mg 和 10^{-6}mg。

(六)培养

接种后的培养基置于水平搁架上。(36±1)℃条件下,保持培养基斜面水平放置 24 小时后,直立继续培养至 4 周。

(七)结果判读

1. 结果记录方式 每次检查完培养基后,按以下方式在实验室记录本上记录菌落生长情况(表 4-5)。

表 4-5 比例法药敏培养基菌落生长情况报告

菌落生长情况	报告方式
无菌落生长	–
少于 50 个菌落	实际菌落数
50~100 个菌落	1+
100~200 个菌落	2+
大部分融合(200~500 个菌落)	3+
融合(大于 500 个菌落)	4+

2. 耐药百分比的计算和解释

$$耐药百分比 = \frac{含药培养基上生长的菌落数}{对照培养基上生长的菌落数} \times 100\%$$

若耐药百分比大于 1%,则认为受试菌对该抗结核药耐药。

3. 结果记录和报告 参考结核分枝杆菌药敏试验(比例法)登记本参考式样记录药敏

试验结果。

四、结核分枝杆菌液体药敏试验

可采用有质量保证的自动化液体药敏试验系统开展药敏试验,具体操作方法参照产品说明进行。

五、药敏试验结果登记

药敏试验结果应及时记录在"药物敏感性试验登记本"上。

固体比例法药物敏感性试验结果:在对照和每种药物对应的高低接种菌液浓度一行首先记录原始结果,记录为"数字 +",如"1+、2+、3+、4+",培养基上生长为可数的菌落,填写"实际菌落数量";阴性结果填为"阴性",不能记录为"−"或"(−)",污染记录为"C"。PNB 用于初步鉴定根据敏感和耐药的判定规则,依据原始生长结果判定每种药物的耐药情况,记录为"敏感"或"耐药"。药敏报告自接种日期始 4 周后报告结果。

液体药敏试验结果:仪器自动报告结果后应立即进行报告,根据仪器自动判读的报告结果将结果记录在登记本上(表 4-6),结果记录为敏感(S)、耐药(R)或者错误(X),发生错误时需要重新进行试验。SM、INH、RFP、EMB 一般会在 4~13 天自动报告结果,PZA 一般会在 4~21 天自动报告结果。

表 4-6 固体比例法药物敏感性试验登记本

_____年   第 页

实验序号	姓名	性别	年龄	标本接收日期	接种日期	对照	INH	RFP	EMB	OFX	KM	其他	PNB	报告日期	签名	复核	备注
						判定											
						判定											

填写说明:

1. 实验序号:为实验室流水号,每年从"1"开始;

2. 标本接收日期:填写实验室收到该患者标本的日期,如:4 月 1 日填为"4.1",4 月 25 日填为"4.25";

3. 对照及各种药物(高、低两个接种浓度)首先在第一行填写培养基上的原始结果,实际菌落数、1+、2+、3+、4+,在判定一行填写根据判定规则得出每种药物是"敏感"或"耐药";

4. 接种日期、结果报告日期:统一格式,如 4 月 25 日填为"4.25";

5. PNB:第一行记录培养基上的原始结果实际菌落数、1+、2+、3+、4+,第二行填写结核分枝杆菌复合群或非结核分枝杆菌;

6. 签名:检验人员填写全名;

7. 复核:复核的检验人员填写全名;

8. 备注:填写需要特别说明的事宜。

六、质量控制

(一)室内质量控制

结核分枝杆菌药物敏感性试验的质量控制是对实验室开展药敏试验操作的系统质控,需要通过评估菌悬液的制备、接种培养基的操作、试剂、培养基和仪器的质量;通过回顾药敏结果和通过证明药敏方法的有效性来完成,同时实验室还应配备足够数量经过培训,并掌握相关专业知识和操作技能、具有有效沟通能力的有责任感的技术人员。质量控制包括实验室布局和管理,实验室的设备,菌悬液的制备,试剂和培养基,药敏试验方法以及结果的报告等。

(二)熟练度测试

熟练度测试是上级实验室定期向下级实验室发送已知结果的菌株,由下级实验室人员对这些菌株进行药敏试验测试并报告结果,由上级实验室对检测结果进行评估。这种方法是检查实验室技术人员的药敏试验操作整个过程(包括培养基的制备、药粉的储存和配制、细菌复苏、药敏试验操作、结果报告)的能力和水平。熟练度测试是药敏试验室间质量评估的常规、重要手段。

国家参比实验室负责对全国开展药敏试验的实验室开展熟练度测试,每年至少一次。

符合生物安全要求并具备相应能力的省级参比实验室在国家结核病参比实验室的协调下组织开展对本省内的药敏试验熟练度测试工作,每年至少一次。

第六节 分子生物学诊断

结核病及耐药结核病的传统诊断依赖于痰涂片和分枝杆菌培养及后续的菌种鉴定和药敏试验,这些方法报告结果的时间较长且敏感性低,不利于患者的早期诊断和治疗,同时也容易导致耐药菌株的传播,加重我国结核病负担。

一、结核分枝杆菌核酸检测及耐药快速检测实验室基本要求

按照《医疗机构临床基因扩增检验实验室管理办法》,临床基因扩增检验实验室是指通过扩增检测特定的 DNA 或 RNA,进行疾病诊断、治疗监测和预后判定等的实验室。因此开展结核分枝杆菌核酸检测或耐药基因快速检测的医疗机构实验室应满足临床基因扩增检验实验室的相关要求。拟开展结核分枝杆菌核酸检测或耐药基因快速检测的医疗机构应向省级卫生行政部门提出临床基因扩增实验室设置申请。根据使用仪器的功能,区域可适当合并。如样本处理、核酸提取、扩增检测、扩增产物分析为某两区或某几区为一体的自动化分析仪,则整合的区域可合并。若检测技术操作过程中试剂配制、样本处理和核酸提取、扩增、产物分析相互独立则需要 4 个独立的分区,如基于基因芯片、线性探针方法的耐药检测或菌种鉴定技术。若检测技术操作过程中试剂配制、样本处理和核酸提取、扩增及产物分析步骤相互独立则需要 3 个独立的分区,如溶解曲线耐药检测或菌种鉴定技术,等温扩增技术等。若检测技术操作过程中样本处理和核酸提取整合、扩增检测和扩增产物分析整合则需要两个独立的分区,如半巢氏多色实时荧光定量 PCR 技术。

基因扩增检验实验室设置应符合国家实验室生物安全有关规定,样本处理和核酸提取的区域应符合生物安全二级实验室要求,实验室的安全工作制度或安全标准操作程序应符合《实验室生物安全通用要求》(GB 19489—2008)。

二、分子生物学诊断方法

（一）结核分枝杆菌核酸检测方法

1. 检测对象　结核分枝杆菌核酸检测用于快速检测结核分枝杆菌核酸,提供病原学依据。结核分枝杆菌核酸检测是检测结核分枝杆菌特异的核酸序列,阳性结果提示该检测标本中有结核分枝杆菌核酸的存在,在排除核酸污染的情况下可确定检测标本中存在结核分枝杆菌。

2. 检测技术　目前世界卫生组织推荐的结核分枝杆菌核酸检测方法有分子生物学方法、线性探针方法以及环介导的等温扩增技术,国内研发的检测技术包括基因芯片法、环介导的等温扩增法、交叉引物恒温扩增技术、结核分枝杆菌 RNA 实时荧光恒温扩增技术及熔解曲线法等。

（二）快速耐药基因检测方法

1. 检测对象　结核分枝杆菌耐药性分子检测用于早期诊断耐多药 / 耐利福平患者或对其他药物的耐药情况。结核分枝杆菌耐药性分子检测是应用分子生物学的方法通过检测基因突变从而判断结核分枝杆菌对抗结核药物的敏感性。与传统表型药敏试验相比,其可显著缩短诊断耐药的时限。分子药敏的准确性由耐药基因突变与耐药性的关联程度决定。

2. 检测技术　世界卫生组织推荐的耐药基因快速检测方法有分子生物学方法和线性探针方法,国内常用的方法有基因芯片方法和熔解曲线法等。这些快速诊断方法基于检测耐药基因的突变情况。如通过检测编码 RNA 聚合酶 β 亚单位的 *rpoB* 基因判断对利福平的耐药情况,而通过检测 *KatG*、*inhA* 基因的突变情况来判断菌株对异烟肼是否耐药。

由于分子生物学的检测方法敏感性高,因此检测过程中要严格防止污染发生,操作流程相对复杂的检测方法如基因芯片方法和线性探针方法检测应在具有合理分区的实验室进行。根据所开展的分子生物学检测技术的试验方法,区域可适当合并,如实时荧光定量 PCR 法,扩增区、扩增产物分析区可合并;采用样本处理、核酸提取及扩增检测为一体的自动化分析仪,则标本制备区、扩增区、扩增产物分析区可合并。

三、县区级常用的快速诊断技术

（一）实时荧光定量 PCR 简介

实时荧光定量 PCR 设备可直接用于检测标本中是否有结核分枝杆菌以及菌株是否对利福平耐药,操作简单,可在 2 小时内得到检测结果,有利于结核病或耐药结核病的早期诊断和治疗。

操作步骤包括标本处理、扩增检测和结果报告等。

（二）环介导的等温扩增技术（LAMP）简介

LAMP 检测技术是近年 WHO 推荐的检测技术,国内外都有类似的产品。LAMP 技术可快速检测痰标本中是否有结核分枝杆菌,用于结核病的快速诊断。该检测技术操作简单、不需要昂贵的仪器和设备、敏感性高、特异性强,一般在 2 小时左右可得到检测结果。

操作步骤包括标本液化处理、DNA 提取、恒温扩增、荧光检测和结果判读等。

（三）交叉引物恒温扩增技术（CPA）简介

CPA 技术是一项国产技术,通过检测痰标本中结核分枝杆菌的核酸进行结核病的快速诊断。这项技术将病原体 DNA 扩增、核酸杂交和核酸试纸条检测 3 种技术融为一体,可防止实验室扩增产物的交叉污染避免假阳性结果。该技术操作相对简单,敏感性高、特异性强,一般在 2 小时左右报告结果。

操作步骤包括:痰标本液化处理、DNA 提取、恒温扩增、检测及结果报告等。

(四)结核分枝杆菌 RNA 实时荧光恒温扩增技术(SAT)简介

SAT 技术是针对结核分枝杆菌 RNA 的检测技术,因为当菌体死亡时,RNA 会逐渐降解,因此,这项技术是针对活菌的检测,可用于结核病患者治疗效果评估。该检测技术具有灵敏度高、操作相对简单、低污染和反应稳定等特点,2 小时左右报告结果,可用于结核病患者的诊断和后期治疗的随访。

操作步骤包括:痰标本液化处理、RNA 提取、RNA 扩增、荧光检测及结果报告等。

四、分子生物学诊断技术质量保证

(一)实验室内部质控

分子生物学实验室需要严格分区,原则上分为试剂储存和准备区、标本制备区、扩增区和扩增产物检测区共 4 个区域。根据所开展的分子生物学诊断技术的试验方法,区域可适当合并。例如使用实时荧光 PCR 仪或分子生物学,扩增区、扩增产物分析区可合并。实验室设计可参考各级临检中心对基因扩增实验室的要求。实验室必须申请省级卫生行政部门或国家临检中心的临床基因扩增实验室资质认可,获得资质后方可对患者出具检测报告。从事检测的人员需要获得国家或省级临检中心颁发的临床基因扩增实验室资格证。各区的设备、仪器和移液器和耗材等应专用,不可交叉使用。当检测的标本较多时,为防止交叉污染,可分批进行检测。严格按照标准化操作流程进行操作,正确使用阴、阳性对照。

(二)实验室外部质控

室间质控包括检测能力测试和现场评价。国家级结核病实验室负责组织全国实验室网络的分子生物学检测能力测试,该测试每年最少进行一次。国家级、省市级负责对县区级结核病实验室的技术指导工作。

培训要点 •

1. 结核病的实验室检查是结核病患者临床诊断、治疗方案制订和治疗效果评估的重要依据,快速、准确的结核病实验室检查对于减少我国结核病和耐药结核病的传播,降低我国结核病总体负担具有重要意义。

2. 结核病的实验室检测包括传统检测方法和新技术快速诊断方法。适合在县区级开展的传统检测方法包括涂片检查和分枝杆菌培养检查,适宜开展的新诊断技术方法有分子生物学技术、环介导的等温扩增技术、交叉引物恒温扩增技术和结核分枝杆菌 RNA 实时荧光恒温扩增技术等。

3. 准确可靠的实验室检查结果依赖于符合国家标准的实验室结构布局、质量可靠的设备、熟练的技术人员、标准化的操作流程、完善的内部质量控制和外部质量控制等措施。

4. 结核分枝杆菌属于高致病性病原微生物。所有实验室检测的标本均应看作含有潜在的病原微生物,应该遵循国家相关规定,按照操作高致病性病原微生物的要求进行检测,实验室应有完善的生物安全制度和应急预案等。

课后练习题

简答题

1. 如何收集合格的痰标本？
2. 常见的痰涂片方法有哪两种？简单描述其操作步骤。
3. 常见的痰培养方法有哪两种？简单描述其操作步骤。
4. 常见的适用于县区级的结核病快速诊断方法有哪些？在临床诊断中有何作用？
5. 常见的适用于地市级的结核病快速诊断方法有哪些？在临床诊断中有何作用？

第五章 肺结核治疗与管理

学习目的

1. 熟悉跨区域患者管理要求。
2. 能够识别和处理常见不良反应。
3. 能够准确判断结核病治疗转归。
4. 掌握患者管理方式及其内容。
5. 掌握肺结核治疗方案选择原则。

第一节 普通肺结核治疗

肺结核患者一经确诊,就要及时给予治疗,合理的抗结核治疗是治愈患者、消除传染性和阻断传播的关键措施。根据《结核病防治管理办法》等相关规定,县(区)级结核病定点医疗机构依据《肺结核门诊诊疗规范》《肺结核临床路径》和《中国结核病防治规划工作指南》等的要求,负责对普通肺结核患者进行治疗,县(区)级疾控中心负责对定点医疗机构的规范化治疗情况进行督导和检查。

一、治疗对象和方式

(一)治疗对象

凡被确诊为活动性肺结核的患者(利福平敏感或未做药敏试验者)都是治疗的对象。

(二)治疗方式

对普通肺结核患者的治疗一般采用门诊治疗的方式,当患者具有以下指征时,可考虑在当地结核病定点医疗机构进行住院治疗。

1. 存在较重并发症者;
2. 出现较重不良反应,需要住院进一步处理者;
3. 需要有创操作(如活检)或手术者;
4. 并发症诊断不明确,需要住院继续诊疗者;
5. 其他情况需要住院者。

二、治疗原则

1. 遵循"早期、联合、规律、适量、全程"的原则。

2. 首选标准化治疗方案进行治疗。在特殊情况下,可根据患者的治疗史和药敏试验的结果,适当调整治疗方案和药物剂量。

3. 根据患者具体情况使用适宜的剂量,如老年人和体重轻的患者要做相应的调整,儿童患者应执行儿童剂量要求。

4. 严密观察并及时处理药物不良反应。

5. 要尽可能选用一线抗结核药品,推荐使用 FDC 替代散装制剂进行抗结核治疗。

三、治疗前健康教育

在结核病患者开始结核病治疗前,门诊医生或护士应该向患者及家庭成员详细说明肺结核治疗期间的各项要求,使患者能够主动配合治疗。每个患者的宣传教育时限不少于 10 分钟,宣传教育内容简明扼要,以便患者能够记住。

宣传教育主要内容包括:肺结核基本知识、肺结核治疗疗程、规律服药的重要性、肺结核治疗不良反应及处理、个人防护、治疗期间取药查痰以针对肺结核患者的管理等相关要求等。

四、治疗检查

在肺结核诊断和治疗的全疗程中,结核病定点医疗机构必须根据《肺结核门诊诊疗规范》的要求为每个肺结核患者提供最基本的检查和治疗。检查项目主要包括血尿常规、肝肾功能(含胆红素)、尿妊娠试验(育龄期妇女在治疗前检查)、听力(使用注射剂者,如链霉素)、视力、视野(使用乙胺丁醇者)和心电图(使用喹诺酮类者)等。基本检查项目见表 5-1。

表 5-1 普通肺结核基本检查服务项目

检查时间	基本检查服务项目								
	涂片	影像学	血常规	尿常规	肝功能	肾功能	血糖	心电图	视力视野
治疗前	+	+	+	+	+	+	+	+	±
第 1 个月	–	–	+	±	+	+	±	±	±
第 2 个月	+	+	+	±	+	+	±	±	±
第 3 个月	±	+	+	–	+	+	±	±	±
第 4 个月	+	+	+	+	+	+	±	±	±
第 5 个月	+	+	+	+	+	+	±	±	±
第 6 个月	+	+	+	+	+	+	±	±	±
第 7 个月	–	+	+	+	+	+	±	±	±
第 8 个月	+	+	+	–	+	+	±	±	±

注:+ 表示必查项目,– 表示不需检查,± 表示在一定条件下需要检查

1. 痰涂片 初治患者在治疗前和治疗至第 2 个月末、5 个月末和疗程末（6 个月末）时各检测 1 次；复治患者在治疗至第 2 个月末、5 个月末和疗程末（8 个月末）时各检查 1 次。对于第 2 个月末涂片阳性的患者需在第 3 个月末增加一次痰涂片检查。

2. 胸部影像学 在治疗前、2 个月末和疗程结束时各检查 1 次胸片。

3. 血常规 在治疗前和治疗过程中每个月检查 1 次。

4. 尿常规 在治疗前以及有可疑肾脏损害或方案中包括注射剂时，每月复查 1 次。

5. 肝功能 在治疗前以及治疗过程中每个月检查 1 次。

6. 肾功能 在治疗前以及治疗过程中每个月检查 1 次。

7. 血糖 在治疗前检查 1 次，糖尿病患者每月复查 1 次。

8. 心电图 在治疗前检查 1 次，有相关症状时随时检查。

9. 视力视野 有视力受损高风险人群，在治疗过程中出现视力下降及时复查。

五、治疗方案

（一）抗结核药品种类、剂型及剂量

普通结核病治疗以一线抗结核药品为主。一线抗结核药品异烟肼（isoniazide，INH）、利福平（rifampicin，RFP）、利福喷丁（rifapentine，RFT）、吡嗪酰胺（pyrazinamide，PZA）、乙胺丁醇（ethambutol，EMB）和链霉素（streptomycin，SM）。常用的抗结核药品剂型，包括散装抗结核药品及抗结核固定剂量复合制剂（fixed-dose combination，FDC）。推荐使用 FDC 进行抗结核治疗。

FDCs 较单药（或板式药）相比，患者用药错误发生率低，吞服药片数量较少，可提高治疗依从性患者，可以在一定程度上避免选择性服用某种药物而导致的耐药发生，因此，在条件允许的情况下，普通肺结核患者治疗首先推荐使用 FDC，只有当出现某种药物过敏，或因其他情况导致患者不能同时服用 FDC 的组成成分时，可根据患者具体情况，选用散装药物，制订个体化治疗方案。

一线抗结核药品的剂型、剂量等见表 5-2、表 5-3、表 5-4。

表 5-2 不同疗法中常用抗结核药品剂量

药名	每日疗法		
	成人（g）		儿童
	<50kg	≥50kg	（mg/kg）
异烟肼	0.3	0.3	10~15
链霉素	0.75	0.75	20~30
利福平	0.45	0.6	10~20
利福喷丁	—	—	—
乙胺丁醇	0.75	1.0	15~25

注：1. 利福喷丁，<50kg 0.45g，≥50kg 0.6g，每周用药 2 次，目前无儿童用药剂量
　　2. 婴幼儿及无反应能力者因不能主诉及配合检查视力慎用乙胺丁醇

表 5-3　四联方抗结核 FDC 的剂型、规格和用法用量

组合	规格	用法 / 用量			
		30~37kg	38~54kg	55~70kg	≥71kg
INH+RFP+PZA+EB	H75mg+R150mg+Z400mg+E275mg	每次 2 片	每次 3 片	每次 4 片	每次 5 片
INH+RFP+PZA+EB	H37.5mg+R75mg+Z200mg+E137.5mg	每次 4 片	每次 6 片	每次 8 片	每次 10 片

说明:以上剂量均为每日 1 次服药

表 5-4　二联方抗结核 FDC 的剂型、规格和用法用量

组合	规格	用法 / 用量	
		<50kg	≥50kg
INH+RFP	H150mg+R300mg	—	每次 2 片
	H100mg+R150mg	每次 3 粒	—
	H75mg+R150mg	—	每次 4 片

说明:以上剂量均为每日 1 次服药

(二)化疗方案

首先应根据患者的抗结核治疗史对患者进行治疗分类,再根据治疗分类采用正确的标准化治疗方案。

1. 治疗分类　普通肺结核患者的治疗分类包括初治和复治患者。

(1)初治:指有下列情况之一者。

1)从未因结核病应用过抗结核药品治疗的患者;

2)正进行标准化疗方案规律用药而未满疗程的患者(登记分类以治疗开始时为准);

3)不规则化疗未满 1 个月的患者。

(2)复治:指有下列情况之一者:

1)因结核病不合理或不规律用抗结核药品治疗≥1 个月的患者;

2)初治失败和复发患者。

2. 化疗方案　普通结核病治疗方案均包括两个阶段,每个阶段采用特定的药物组合。前两个月称为初始或强化期,强化期用药能快速杀死结核分枝杆菌,防止结核分枝杆菌出现选择性耐药并阻止细菌播散。继续期用药能杀灭残余的结核分枝杆菌起到损伤局部灭菌作用。继续期时由于患者自觉症状有所好转,对长期治疗失去耐心,在这个阶段确保患者治疗依从性更加困难。这个阶段更需要加强患者管理,以确保患者完成全程治疗。

(1)初治肺结核(病原学阳性或阴性):初治病原学检查阳性肺结核,包括痰涂片、分枝杆菌培养和分枝杆菌核酸检测任一项或多项阳性;病原学检查阴性肺结核,包括痰涂片、分枝杆菌培养和分枝杆菌核酸检测仅一项或多项检测均阴性。

1)治疗方案:2HRZE/4HR。

2)方案说明

强化期:异烟肼、利福平、吡嗪酰胺、乙胺丁醇每日 1 次,共 2 个月。用药 60 次。

继续期:异烟肼、利福平每日 1 次,共 4 个月。用药 120 次。

全疗程共计 180 次。

注:①如病原学阳性肺结核患者治疗至 2 个月末痰菌检查仍为阳性,应进行耐药检测,耐药者按耐药方案进行治疗,敏感者则应延长 1 个月的强化期治疗,继续期治疗方案不变,第 3 个月末增加一次查痰;如第 5 个月末痰菌阴性,则方案为 3HRZE/4HR。在治疗至第 5 个月末或疗程结束时痰涂片仍阳性者,为初治失败。

②如病原学阴性肺结核患者治疗过程中任何一次痰细菌学检查阳性,则为初治失败。

③血行播散性肺结核、气管支气管结核、肺结核合并糖尿病和硅沉着病等患者适当延长疗程至 12 个月。

④儿童结核严格按照体重用药,无判断能力的(5 岁以下)慎用乙胺丁醇。

⑤单耐异烟肼的患者推荐治疗方案为 9RZELfx。

(2)复治肺结核(病原学阳性或阴性)

1)治疗方案:2HRZES/6HRE 或 3HRZE/6HRE。

2)方案说明

强化期:异烟肼、利福平、吡嗪酰胺、乙胺丁醇、链霉素每日 1 次,共 2 个月,用药 60 次。因故不能使用链霉素肺结核患者,则需要延长 1 个月的强化期。

继续期:异烟肼、利福平、乙胺丁醇每日 1 次,共 6 个月,用药 180 次。

全疗程共计 240 次。

①治疗前应尽可能做药敏试验,耐药结核选择耐药结核方案进行治疗。

②如病原学阳性肺结核患者治疗至第 2 个月末痰菌仍阳性,应进行耐药检测,耐药者按耐药方案进行治疗,敏感者使用链霉素方案治疗的患者则应延长 1 个月的复治强化期方案治疗,继续期治疗方案不变,即 3HRZES/6HRE;未使用链霉素方案的患者,则应再延长 1 个月的强化期,继续期治疗方案不变,即 4HRZE/6HRE,均应在第 3 个月末增加一次查痰;第 5 个月末或疗程结束时痰菌阳性为复治失败。

③治疗前病原学阴性,治疗后 2 个月末由阴性变成菌阳,应进行耐药检测。敏感者使用链霉素方案治疗的患者则应延长 1 个月的复治强化期方案治疗,继续期治疗方案不变,即 3HRZES/6HRE;未使用链霉素方案的患者,则应再延长 1 个月的强化期,继续期治疗方案不变,即 4HRZE/6HRE,均应在第 3 个月末增加一次查痰。耐药者按耐药方案进行治疗。

④儿童结核严格按照体重用药,无判断能力者(5 岁以下)慎用乙胺丁醇。

⑤单耐异烟肼的患者推荐治疗方案为 9RZELfx。

(3)结核性胸膜炎

1)治疗方案:2HRZE/7-10HRE。

2)方案说明

强化期:异烟肼、利福平、吡嗪酰胺、乙胺丁醇,每日 1 次,共 2 个月,用药 60 次。

继续期:异烟肼、利福平、乙胺丁醇,每日 1 次,共 7 个月。用药 210 次。重症患者:继续期适当延长 3 个月,治疗方案为 10HRE。用药 300 次。

(4)儿童肺结核治疗:儿童结核治疗原则与成人相同,用药剂量多按照患儿体重计算,随病情变化及时调整。5 岁以下儿童及无判断症状能力儿童慎用乙胺丁醇治疗。慎用喹诺酮类药物。

(5)妊娠:患病期间,尤其是抗结核治疗强化期应尽可能避免妊娠,建议不使用口服避孕药而应采取其他避孕方式。重症肺结核建议终止妊娠。

因各种原因不能终止妊娠患者:

1）普通肺结核患者,怀孕最初 3 个月内不应使用利福平等有致畸作用的抗结核药品,3个月后可以使用。

2）因氨基糖苷类药物会对发育中胎儿的听力造成毒性,妊娠期间禁用该类药物。如必需使用注射剂,可慎重考虑使用卷曲霉素。

（6）菌种鉴定和耐药检测结果反馈后方案:县(区)级结核病定点医疗机构根据药物敏感试验检测结果,对肺结核患者的治疗方案调整如下:

1）经检测最终判定为"利福平和异烟肼均敏感"的肺结核患者维持原治疗方案。

2）经检测最终判定为耐药肺结核患者按照耐药肺结核方案治疗(见耐药肺结核治疗部分)。

3）经检测最终判定为"非结核分枝杆菌病"的肺结核患者,需进一步检查确诊,并按最终结果进行相应的治疗。

六、中断治疗或返回患者的治疗

（一）初治肺结核患者（包括结核性胸膜炎,见表 5-5）

表 5-5　中断治疗 <2 个月的初治活动性肺结核患者的治疗

治疗长度	中断治疗长度	是否需做涂片检查	涂片结果	方案选择
<1 个月	<2 周	否	无	继续原始初治方案 *
	2~8 周	否	无	重新开始初治方案 **
1~2 个月	<2 周	否	无	继续原始初治方案
	2~8 周	是	涂(+)	原初治方案增加一个月强化期
			涂(−)	继续原始初治方案
>2 个月	<2 周	否	无	继续原始初治方案
	2~8 周	是	涂(+)	开始复治方案
			涂(−)	继续原始初治方案

注:* 所有患者必须完成 2 个月的强化期治疗。如果患者中断治疗前已完成 1 个月的强化期治疗,将再给予不少于 1 个月的强化期治疗后才开始继续期治疗

** 即重新开始初治方案,已完成的治疗不计在内

（二）复治肺结核患者（表 5-6）

表 5-6　中断治疗 <2 个月的复治肺结核患者的治疗

治疗长度	中断治疗长度	是否需做涂片检查	涂片结果	方案选择
<1 个月	<2 周	否	无	继续复治方案 *
	2~8 周	否	无	重新开始复治方案 **
1~2 个月	<2 周	否	无	继续复治方案
	2~8 周	是	涂(+)	原复治方案增加一个月强化期
			涂(−)	继续复治方案

续表

治疗长度	中断治疗长度	是否需做涂片检查	涂片结果	方案选择
>2 个月	<2 周	否	无	继续复治方案
	2~8 周	是	涂（+）	重新开始复治方案
			涂（－）	继续复治方案

注:* 所有患者必须完成 2 个月的强化期治疗。如果患者中断治疗前已完成 1 个月的强化期治疗,将再给予不少于 1 个月的强化期治疗后才开始继续期治疗

** 中断治疗 >2 个月者,均需要重新开始治疗,已完成的治疗不计在内

七、治疗转归判定

以实验室痰涂片或痰培养作为肺结核患者治疗转归判定的主要手段。

1. 治愈　治疗开始时经细菌学确诊为结核病的肺结核患者,在治疗最后一个月及之前至少一次痰涂片或痰培养结果是阴性。

2. 完成治疗　结核病患者完成疗程,且无证据显示治疗失败,但也没有记录表明治疗最后一个月及之前至少一次痰涂片或培养结果阴性。可能是由于未开展相关检查,也可能是没有拿到相关的检查结果。

3. 治疗失败　治疗中第 5 个月或之后的痰涂片或培养为阳性的结核病患者。

4. 死亡　在治疗开始前或治疗过程中由于任何原因死亡的结核病患者。

5. 失访　未开始治疗或治疗中断连续 2 个月或以上的结核病患者。

6. 未评估　未登记治疗转归的结核病患者。包括"迁出"到其他治疗机构的病例和本报告机构不了解期治疗转归的病例。

7. 治疗成功　"治愈"和"完成治疗"的病例之和。

第二节　耐多药肺结核治疗

耐多药结核病治疗药物有限,药物毒性作用,严重不良反应致使耐药结核病的治疗面临极大挑战。

一、治疗对象

所有诊断为利福平耐药的肺结核患者均为治疗对象。利福平耐药指的是采用各种方法检测到对利福平耐药,伴随或不伴随对其他抗结核药物的耐药。包括对利福平任何耐药,不论是单耐药、多耐药、耐多药或广泛耐药。

二、治疗方式

采取住院和门诊相结合的治疗方式,推荐先住院治疗,住院时间一般为 2 个月,可根据病情进行适当调整,但不少于 2 周,出院后转入门诊治疗。

三、治疗前检查

根据原卫生部《耐多药肺结核临床路径》(2012 年版)要求的检查项目进行相关的检查。

四、治疗方案

（一）药物选择

目前我国使用的二线抗结核药物，主要有卡那霉素、阿米卡星、卷曲霉素、氧氟沙星、左氧氟沙星、莫西沙星、丙硫异烟胺、对氨基水杨酸钠、克拉霉素、氯法齐明、阿莫西林-克拉维酸、利奈唑胺和环丝氨酸等。国产耐多药肺结核常用药物规格和剂量见表5-7。

表 5-7　国产耐多药肺结核常用药物剂量

组别	药物（缩写）	剂量（体重分级）		
		<50kg（mg/d）	≥50kg（mg/d）	最大剂量（mg/d）
A. 氟喹诺酮	左氧氟沙星（Lfx）	400	500	600
	莫西沙星（Mfx）	400	400	400
	加替沙星（Gfx）	400	400	400
B. 二线注射剂	丁胺卡那霉素（Am）	400	400~600	800
	卷曲霉素（Cm）	750	1000	1000
	卡那霉素（Km）	500	750	1000
	链霉素（S）	750	750	1000
C. 其他核心二线药物	丙硫异烟胺（Pto）	600	600~800	800
	环丝氨酸（CS）	500	750	750
	利奈唑胺（Lzd）	300	300~600	600
	氯法齐明（Cfz）	100	100	100
D. 其他（非 MDR-TB 方案核心药物）	吡嗪酰胺（Z）	1500	1750	2000
	乙胺丁醇（E）	750	1000	1500
	贝达喹啉（BDQ）	400mg/d 用 2 周；之后 200mg/d，隔日使用		
	德拉马尼（DLM）	100mg 每日 2 次		
	对氨基水杨酸（PAS）	8000	10 000	12 000
	阿莫西林 / 克拉维酸（Amx-Clv）	1125	1500	—

（二）治疗方案制订原则

耐药结核病治疗方案的制订分为耐药结核病常规治疗方案和短程治疗方案，应遵循以下原则：

1. 常规治疗方案的制订原则

（1）需要考虑患者的既往抗结核治疗史，尤其是氨基糖苷类和氟喹诺酮类药物的治疗史。由于药敏试验有不稳定性，尤其是二线抗结核药物，因此对二线药物的选择除参考药敏试验结果外，尚需结合患者的既往用药史及疗效综合评估。

（2）需要考虑本地区常用的抗结核药物和方案，以及药敏试验结果中一线和二线抗结核药物的耐药情况。如果实验室能力有限，不能进行二线药物药敏试验，需要了解患者所在地区的耐药流行情况及二线抗结核药物使用情况，筛选出可能敏感的二线药物纳入方案。需要注意的是，传统培养及药敏试验结果回报需 5~12 周，药敏试验反映的是 3 个月以前细菌的药物敏感性，留痰检查至药敏试验回报期间可能发生新的耐药。

（3）治疗方案强化期应该至少包括 5 种有效或者基本有效的抗结核药物,包括:PZA 以及 4 种核心的二线抗结核药物 1 种来自 A 组,1 种来自 B 组,至少 2 种来自 C 组。若方案中有效抗结核药物达不到以上建议中的最低数量,可以从 D2 组选择 1 种药物,从 D3 组中选取组成 5 种药物方案所剩的药物。

（4）药物的剂量应根据患者体重而定。根据体重调节治疗药物剂量,是治疗有效性和安全性的保障,尤其对于儿童耐多药结核病患者,应实时监测体重变化,随时调整剂量。

（5）注射剂（氨基糖苷类和卷曲霉素）至少使用 6 个月,或者痰培养阴转后使用 4 个月。

（6）疗程应为 24 个月,或者痰菌阴转后至少 18 个月;如果注射期延长到 8 个月,总疗程可缩短为 20 个月,广泛耐药结核病总疗程约为 30 个月。

（7）患者全疗程均接受直接面视下督导治疗（directly observed treatment,DOT）。由于耐药结核病治疗时间长,不良反应发生率较高,影响患者对药物的耐受性和依从性,故需要全疗程的 DOT 管理以保障患者完成抗结核治疗。

（8）根据可重复性和可靠性高的药物的药敏试验结果指导治疗。乙胺丁醇、链霉素和第 4 组、第 5 组药物的药敏试验的可重复性和可靠性不高,药敏试验结果为体外试验,不能真实反映药物在体内对细菌的作用,仅作为制订方案时的参考指标,要结合患者的既往用药史、治疗效果等情况综合考虑,制订个体化治疗方案。

基于目前分子生物学可以快速检测异烟肼和利福平耐药,对于初治结核病患者,需要做两次检测,以第二次为准,如为复治结核病患者,一次结果即可。

（9）要及时、合理地处理药品不良反应,减少治疗中断的危险性,并预防由于严重不良反应造成的病死率增加。与敏感结核病治疗药物比较,耐药结核病治疗药物品种多,治疗时间长,药品不良反应较多发生,是中断治疗重要因素,因此要认真处理抗结核药物的不良反应,保障治疗顺利进行,减少因不良反应给患者带来的伤害。

（10）药物替代说明:氨基糖苷类药物首选 Cm,其次为 Am,氟喹诺酮类药物可选择 LFX或者 MFX,Pto 可考虑氯法齐明或者利奈唑胺,CS 可考虑氯法齐明或者利奈唑胺及对氨基水杨酸,如果需要应用异烟肼,应该有 600mg。

2. 短程治疗方案的制订原则　对于既往没有使用过二线药物或使用不超过 1 个月以及对氟喹诺酮类和二线注射剂敏感的患者（除外肺外疾病和妊娠）,可采用 9~12 个月的短程治疗方案。

（三）治疗方案

1. 常规耐多药结核病治疗方案

（1）标准化治疗方案:推荐的治疗方案:8 Am（Cm）Lfx（Mfx）Pto CS Z/12 Lfx（Mfx）Pto CS Z。治疗分注射期和非注射期,注射期为 8 个月,停用注射剂后继续口服药物治疗 12 个月,累计治疗期为 20 个月。

方案说明

1）阿米卡星（Am）:在治疗方案中必须要包括注射剂,除非有禁忌证或无条件应用注射剂。注射剂首选 Am,Am 耐药时可以用卷曲霉素（Cm）替代。注射剂每日应用一次。

2）左氧氟沙星（Lfx）:在治疗方案中必须包括氟喹诺酮类药物,基于治疗成本考虑,推荐首先选用 Lfx,如果有证据证明 Lfx 耐药,可选用莫西沙星（Mfx）替代。氟喹诺酮类药物采用每日一次口服给药。

3）丙硫异烟胺（Pto）:除有明确的证据证明 Pto 耐药或存在应用禁忌证,方案中应包含 Pto。为增加患者对 Pto 的耐受性，应从小剂量开始使用，国产药每日 300mg，进口药每日 250mg，3~5 天后逐渐加大至足量，国产药每日 600~800mg，进口药每日 750mg。

4）环丝氨酸（Cs）：在可获得 Cs 的情况下，方案中首先选用 Cs。如果不能获得 Cs 或有 Cs 应用禁忌证，可选用利奈唑胺、氯法齐明，或者乙胺丁醇、贝达喹啉、对氨基水杨酸替代。

5）吡嗪酰胺（Z）：除有明确的证据证明 Z 耐药或者存在 Z 应用禁忌证，Z 应该全程应用（在国家规划方案中，Z 仅在初、复治方案中的强化期应用，累计用量相对较少，产生耐药的可能性小；耐药结核病肺内病变广泛，往往存在空洞性病变，易合并感染，病灶呈现酸性环境，而 Z 在酸性条件下可以更好发挥其细胞内杀灭缓慢生长结核分枝杆菌作用）。

6）如果可选择的前四组药物不能组成有效方案，可以选用第五组中的两种药物。

7）药物需要替代时，在可提供的药物中选择敏感或可能敏感的药物，如 E、Cs 等（二线药物的敏感试验结果仅供参考，要结合患者既往治疗史、治疗效果综合分析，选用敏感二线药物组成治疗耐多药结核病的方案）。

8）对于异烟肼敏感的利福平耐药结核病患者，可在方案中加入 H，总疗程为 18 个月。

（2）短程治疗方案：短程治疗方案为 4~6 Am Mfx（Gfx）Pto Cfz Z H（高剂量）E/5 Mfx（Gfx）Cfz Z E，即强化期 4~6 个月的阿米卡星（卷曲霉素），莫西沙星-丙硫异烟胺-氯法齐明-吡嗪酰胺-高剂量异烟肼-乙胺丁醇；继续期 5 个月的莫西沙星-氯法齐明-吡嗪酰胺-乙胺丁醇；总疗程为 9~12 个月。如果治疗 4 个月末时，痰培养仍然阳性，强化期可延长到 6 个月；如果治疗 6 个月末时，痰培养仍然阳性，判定为失败，转入个体化方案［方案如 8 Am Lfx（Mfx）Lzd Cs Cfz Z E/12 Lfx（Mfx）Lzd Cs Cfz Z 或 8 Am Lzd Cfz Bdq Cs Z E/12 Lzd Cfz Cs Z E 或 20 Lfx LZD CFZ BDQ CS Z E 或 24 LZD CFZ CS PAS BDQ/DLM MFX Z E］进行治疗，表 5-8。

表 5-8　耐药短程治疗方案药物剂量表

药品名称	体重分级		
	<30kg	30~50kg	>50kg
莫西沙星（Mfx）	400mg	600mg	800mg
加替沙星（Gfx）	400mg	600mg	800mg
氯法齐明（Cfz）	50mg	100mg	100mg
乙胺丁醇（E）	750mg	750mg	1000mg
吡嗪酰胺（Z）	1000mg	1500mg	2000mg
异烟肼（高剂量）（H）	300mg	400mg	600mg
丙硫异烟胺（Pto）	300mg	500mg	700mg
阿米卡星（Am）	400mg	400~600mg	600~800mg

2. 广泛耐药结核病治疗方案

（1）治疗原则：广泛耐药结核病的治疗以个体化方案为主，分注射期和非注射期。注射期为 12 个月。如果痰培养阴转，停用注射剂后继续口服药物治疗 18 个月，累计治疗疗程为 30 个月。原则上至少 4 种二线有效抗结核药物组成治疗方案。

（2）方案说明

1）卷曲霉素（Cm），广泛耐药结核病治疗方案中除有应用禁忌证或耐药证据外，未应用过的似为可选择的药物，应该选用注射剂，首选 Cm，Cm 耐药时可以用 Am 替代。

2）莫西沙星（Mfx），从未使用过可考虑使用。

3）其他核心药物可选择利奈唑胺、氯法齐明、环丝氨酸和丙硫异烟胺。

4）大剂量异烟肼（16~20mg/kg）可以作为药物之一选择应用。

5）吡嗪酰胺（PZA,Z）：用法及说明同耐多药结核病。

方案的选择

如果适合短程治疗的患者，首选短程治疗方案；如不适合短程治疗方案，则选择常规治疗方案，见表5-9。

表 5-9　2016 年 WHO 耐多药结核病治疗备选药物规格和剂量

组别	药物（缩写）	规格		剂量（体重分级）		
		mg/ 片	mg/ 支	<50kg（mg/d）	≥50kg（mg/d）	最大剂量（mg/d）
A 组：氟喹诺酮类	左氧氟沙星（Lfx）	100		400	500	600
	莫西沙星（Mfx）	400		400	400	400
	加替沙星（Gfx）	400		400	400	400
B 组：注射用抗结核药物	阿米卡星（Am）		200	400	400~600	800
	卷曲霉素（Cm）		750	750	750	750
	卡那霉素（Km）		500	500	750	1000
C 组：其他核心二线药物	丙硫异烟胺（Pto）	100		600	600~800	800
	环丝氨酸（CS）	250		500	750	750~1000
	利奈唑胺（Lzd）	300		300	300~600	600
	氯法齐明（Cfz）	50		100	150~200	200
D 组：辅助药物（不是核心抗 MDR-TB 药物方案的组成部分）	D1 吡嗪酰胺（Z）	250		1500	1750	2000
	乙胺丁醇（E）	250		750	1000	1500
	大剂量异烟肼（Hing-H）	100	100	16~20mg/kg		
	D2 贝达喹啉（Bdq）	?	?	?	?	?
	德拉玛尼（Dlm）	?	?	?	?	?
	D3 对氨基水杨酸	500	2000	8000	10 000	12 000
	阿莫西林 / 克拉维酸钾（Amx-Clv）	372（2：1）		1125	1500	—

3. 治疗方案调整：药物和方案的调整必须遵循治疗方案设计原则，并经地市级结核病定点医院临床专家组讨论决定。

（1）调整指征：有下列指征之一时，应进行调整。

1）患者对药物的耐受性差。

2）发生较为严重的药物不良反应。

3）药物敏感试验结果提示对治疗方案内某种药物耐药。

（2）调整方法：

1）调整药物剂量。

2）改变已使用的注射剂。

3）选择敏感的抗结核药物，同时避免加用单一药物。

4）考虑是否有外科及其他治疗的指征。

五、治疗监测

（一）监测项目

根据原卫生部《耐多药肺结核临床路径》（2012年版）要求的检查项目进行相关的检查，其中基本检查服务项目，见表5-10。

表5-10 耐药肺结核基本检查服务项目

检查情况	基本检查服务项目									
	涂片	培养	影像学	血、尿常规	肝、肾功能	电解质	TSH	ECG	听力	视力视野
治疗前	+	+	+	+	+	+	+	+	+	+
第1个月	+	+	−	+	+	±	±	±	±	±
第2个月	+	+	−	+	+	±	±	±	±	±
第3个月	+	+	+	+	+	±	±	±	±	±
第4个月	+	+	−	+	+	±	±	±	±	±
第5个月	+	+	−	+	+	±	±	±	±	±
第6个月	+	+	+	+	+	±	±	±	±	±
第8个月	+	+	−	+	+	±	±	±	±	±
第9个月	+	+	+	+	+	±	±	±	±	±
第10个月	+	+	−	+	+	±	±	±	±	±
第11个月	+	+	−	+	+	±	±	±	±	±
第12个月	+	+	+	+	+	±	±	±	±	±
第13个月	−	−	−	+	+	−	±	±	±	±
第14个月	+	+	−	+	+	−	±	±	±	±
第15个月	−	−	+	+	+	−	±	±	±	±
第16个月	+	+	−	+	+	−	±	±	±	±
第17个月	−	−	−	+	+	−	±	±	±	±
第18个月	+	+	+	+	+	−	±	±	±	±
第19个月	−	−	−	+	+	−	±	±	±	±
第20个月	+	+	−	+	+	−	±	±	±	±
第21个月	−	−	+	+	+	−	±	±	±	±
第22个月	+	+	−	+	+	−	±	±	±	±
第23个月	−	−	−	+	+	−	±	±	±	±
第24个月	+	+	+	+	+	−	±	±	±	±
第25个月	−	−	−	+	+	−	±	±	±	±
第26个月	+	+	−	+	+	−	±	±	±	±
第27个月	−	−	+	+	+	−	±	±	±	±
第28个月	+	+	−	+	+	−	±	±	±	±
第29个月	−	−	−	+	+	−	±	±	±	±
第30个月	+	+	+	+	+	−	±	±	±	±

注：+表示必查项目，−表示不需检查，±表示在一定条件下需要检查

1. 痰抗酸菌涂片和结核分枝杆菌培养　治疗前检测 1 次;注射期每个月检测 1 次;非注射期每 2 个月检测 1 次。

2. 影像学　治疗前检测 1 次;治疗期间每 3 个月检测 1 次。

3. 血、尿常规　治疗前检测 1 次;治疗期间每个月检测 1 次,必要时适当增加检测频率。

4. 肝功能(必要时做尿酸测定)　治疗前检测 1 次;治疗期间每个月检测 1 次;对具备肝功能损害高风险的患者,或已出现肝功能损害症状的患者,可适当增加检测频率。

5. 肾功能(包括血糖)　治疗前检测 1 次;治疗期间每个月检测 1 次;出现肾功能损害风险时增加检测频率。

6. 电解质　治疗前检查 1 次,使用卷曲霉素者每月复查 1 次,出现相关症状增加检查次数。

7. 促甲状腺素(TSH)　治疗前检测一次,使用 Pto 或 PAS 的患者出现甲状腺功能低下相关症状时复查。

8. 听力　治疗前检查 1 次(记录是否有听力下降),治疗过程中有听力下降及时复查。

9. 视力视野　治疗前检查 1 次(记录是否有视力下降,有高风险患者,如可疑糖尿病视网膜病变者需要到眼科检查),治疗过程中出现视力下降及时复查 1 次。

10. 心电图(ECG)　治疗前检查一次,有相关症状时随时检查。

根据耐药分类确定的治疗方案进行随访监测,耐多药肺结核注射期 6 个月,广泛耐药注射期 12 个月。

(二) 监测程序

耐药肺结核患者需要定期到地市级结核病定点医院进行检查,负责督导的医务人员提前通知患者到地市级结核病定点医院进行上述监测项目的检查。

地市级结核病定点医院门诊医生开具相应的检查申请单,并将患者的随访检查结果记录在"耐药肺结核患者病案记录"上,并及时将检查结果录入结核病专报系统。

六、注射期末痰菌培养仍阳性时的处理

1. 评价直接面视下的督导治疗执行情况。

2. 对患者进行临床评价。

3. 开展二线传统药物敏感试验检查。

4. 临床专家组根据直接面视下的督导治疗执行情况、实验室检查和临床评价情况,讨论是否调整治疗方案。

七、停止治疗指征

有下列情况之一者停止治疗:

1. 经过抗结核治疗,患者达到治愈的标准,可以停药。

2. 耐多药结核病患者完成规定疗程。

3. 对多种抗结核药物耐药,不能组成 3 种及以上有效药物的治疗方案。

4. 药品不良反应严重,经积极处理仍无法继续抗结核治疗。

八、治疗转归

正确判断、评估患者治疗转归,为患者的继续治疗、管理提供可靠的依据。WHO 及我国规划方案要求以实验室痰涂片和结核分枝杆菌培养检查作为耐多药结核病患者治疗转归判

定的主要手段。利福平耐药治疗转归分以下几类：

1. 治愈 按照国家规定的疗程完成治疗并且无证据显示治疗失败，而且强化期后最少连续 3 次痰培养阴性，每次至少间隔 30 天。

2. 完成治疗 按照国家规定的疗程完成治疗并且无证据显示治疗失败，但强化期后没有达到连续 3 次痰培养阴性，每次至少间隔 30 天。

3. 治疗失败 由于下列原因治疗终止或治疗方案需要永久性更换至少两种抗结核药物：①强化期结束时未出现痰菌阴转或②痰菌阴转后继续期出现细菌学逆转—痰菌转阳，或③有证据表明对氟喹诺酮类药物或二线抗结核药物注射剂发生进一步获得性耐药，或④药物不良反应。

其中，强化期结束时未出现痰菌阴转，意味着患者未在结核病防治规划规定的强化期最长期限内转为阴性，如果未规定强化期最长期限，建议以 8 个月为期。

4. 死亡 治疗过程中由于任何原因死亡的结核病患者。

5. 失访 治疗中断连续 2 个月或以上的结核病患者。

6. 未评估 未登记治疗转归的结核病患者（包括"迁出"到其他治疗机构和治疗转归不详的患者）。

7. 治疗成功 "治愈"和"完成治疗"患者之和。

第三节 常见不良反应

一、常见的不良反应

肺结核患者治疗最常见的不良反应是胃肠道反应（恶心、呕吐、腹泻等），其次为精神神经系统症状（眩晕、头痛、失眠、抑郁等），还存在电解质紊乱、听觉损害和过敏等不良反应，表 5-11。

表 5-11 常见不良反应的表现和可能引起不良反应的抗结核药物

不良反应	可疑药物
胃肠反应	利福平、吡嗪酰胺、乙胺丁醇、丙硫异烟胺、对氨基水杨酸钠
电解质紊乱	常见卷曲霉素
肝脏毒性	异烟肼、利福平、乙胺丁醇、吡嗪酰胺、丙硫异烟胺、对氨基水杨酸钠、氟喹诺酮类
耳毒性和前庭功能障碍	链霉素、卡那霉素、丁胺卡那霉素、卷曲霉素
肾脏毒性	利福平、链霉素、丁胺卡那霉素、卷曲霉素
关节痛或肌肉痛	吡嗪酰胺、氟喹诺酮类
血液系统损害	利福平、氟喹诺酮类
惊厥	异烟肼、环丝氨酸、氟喹诺酮类
外周神经炎	异烟肼、环丝氨酸、氟喹诺酮类
视神经炎	乙胺丁醇
精神症状	异烟肼、环丝氨酸、氟喹诺酮类、丙硫异烟胺
甲状腺功能紊乱	对氨基水杨酸钠、丙硫异烟胺
过敏反应	利福平、链霉素、对氨基水杨酸钠

二、不良反应的预防和处理

每种抗结核药物均或多或少存在不良反应,但发生率较低,约在 10%,及时发现和处理能避免严重不良反应的发生。医务人员应重视患者的主诉,医生及患者(或患者家属)应详细阅读各种药物说明书,主动配合监测药物不良反应,减少严重不良反应的发生率,并预防由于严重不良反应造成的病死率增加。加强对患者健康教育和心理支持,保障患者治疗依从性。

(一) 不良反应的预防

1. 在抗结核治疗前医生应向患者或患儿的家长介绍所用抗结核药物不良反应的表现,并告知一旦出现不良反应及时向医务人员汇报以便给予相应的处理。

2. 基层医务人员特别是督导员要经过培训,了解抗结核药物常见的不良反应,必要时将患者及时转至上级医疗机构。

3. 在治疗前医生应了解患者及其家族的药物过敏史,避免使用与曾引起严重不良反应结构相似的药物。同时了解患者的肝、肾功能,血、尿常规及一般状况。

4. 掌握抗结核药物不良反应的高危人群,在不影响疗效的前提下根据患者的年龄、体重和全身的营养状况及各脏器功能等适当调整药物及其剂量。

5. 对于药物不良反应的高危人群,应合理使用预防性措施,如对肝损害的高危人群予保肝治疗,肾损害的高危人群不选用氨基糖苷类和卷曲霉素等。

6. 避免与能增加抗结核药物不良反应的药物联用,如正在应用吡嗪酰胺和丙硫异烟胺的同时应避免联合应用红霉素和乙酰氨基酚类药,以免增加肝毒性反应。

7. 在经过停药处理,各脏器功能恢复正常后,重新开始治疗时,所建立的新方案应去除可能引起严重不良反应的药物,应从产生不良反应可能性最小的药物逐步试用,在密切观察下逐一加药;利福平过敏者不再使用所有利福类药物,以防发生严重不良反应。

8. 加大对高危人群的肝、肾功能,血、尿常规等项目的检测频率。

(二) 不良反应的处理

1. 处理原则

(1) 认真对待和监测抗结核药物引发的不良反应是防止或避免发生严重不良反应的最好方法,因此要做到早期发现,及时诊治。

(2) 轻微药物不良反应,可在继续抗结核治疗的同时予以对症处理,并密切观察症状的发展,必要时需经临床专家组讨论以更改治疗方案。

(3) 出现严重不良反应(如高热、严重皮疹、皮肤黄染、听力改变、尿少或癫痫等)时应立即就诊,并停用相关药物或所有抗结核药物,住院进一步诊断、治疗。

(4) 婴幼儿禁用氨基糖苷类药物,小于 18 岁者慎用氟喹诺酮类药物,如必须使用,使用前需与家长沟通,取得家长同意并签字。

2. 处理程序与方法

(1) 恶心、呕吐:恶心、呕吐是抗结核药物引起的最常见的胃肠反应,需及早处理。

1) 轻微的恶心、呕吐,可采取改变服药时间的方法处理,可改为餐后或睡前服用,同时送检肝功能。

2) 患者如出现恶心、呕吐加重,应立即就诊进行肝功能检测。如肝功能正常,可根据患者情况(体重、年龄、有无低蛋白血症、贫血等),在不影响疗效的情况下适当调整可疑药物剂量,给予止吐药或中药对症治疗;注意维持水电解质平衡,及时补液。

3)如怀疑有胃炎、胃溃疡或出现呕血时,应立即停用相关抗结核药物,暂时给予制酸药雷尼替丁或奥美拉唑(洛赛克)对症治疗,同时观察有无呕血和便潜血情况,如出现呕血和便潜血,立即去医院诊治。

(2)腹泻:腹泻也是抗结核药物的不良反应之一,要注意观察粪便性状是否为水样便、脓血便和柏油样便等,以及腹泻次数,应避免对发热或血便的患者使用肠蠕动抑制剂。

1)首先应确定是否与进食不洁食物有关,如有关则可按胃肠炎给予治疗。

2)需就诊并送检便常规,注意排除以下并发症:如合并消化道出血(便潜血阳性)可给予制酸药等并停用相关药物。如出现菌群失调可给予万古霉素口服治疗。

3)便常规检查正常,应考虑是否与服用的抗结核药对氨基水杨酸钠有关,可暂停相关药物,并根据患者脱水情况酌情给予补液治疗。腹泻缓解后,可调整所用药物剂型、用药途径和给药方法(如:口服对氨基水杨酸钠改为静脉缓慢滴注等)。

4)使用整肠生、蒙脱石散(思密达)等治疗。如便中细菌量明显减少,并可见菌丝,可结合患者情况调整治疗,必要时给予抗真菌治疗。

5)如便中细菌量减少,停用广谱抗生素,可选用地衣芽胞杆菌活菌胶囊等药物。

6)注意厌氧菌感染,厌氧菌感染一般与反复或长期应用广谱抗生素有关。

(3)肝损害:耐药肺结核疗程长,用药种类多,容易出现肝损害。因此当患者出现肝损害的症状时,需检测肝功能,对肝脏基础较差(如曾患过各种类型肝炎、酗酒、不明原因的低蛋白血症或贫血等)的患者尤其需要增加肝功能检测的频率。引起肝损害的可疑药物包括丙硫异烟胺、吡嗪酰胺、对氨基水杨酸钠、异烟肼、乙胺丁醇、氟喹诺酮类。

1)肝功能异常:仅表现为单项转氨酶增高,40U/L<谷丙转氨酶(ALT)≤80U/L。患者多无症状,无需处理。在密切监测肝功能条件下,继续抗结核治疗,必要时加强保肝治疗。

2)轻微肝损害:如80U/L≤ALT≤120U/L,同时胆红素(TBIL)升高超过正常上限2倍而不足3倍,患者无症状或仅有轻微症状,可停用引起肝损害的可疑药物,加强保肝治疗。

3)中度肝损害:如120U/L≤ALT≤200U/L,同时TBIL升高超过正常上限3倍而不足5倍,患者伴肝损害症状及体征,应停用所有可致肝损害的抗结核药物,积极保肝治疗,必要时住院诊治。

4)重度肝损害:ALT和TBIL增高超过正常上限5倍为重度肝损害,应停用所有引起肝损害药物,住院积极治疗。抗结核药物引起的肝损害除与药物中毒有关外,也可与药物过敏所致的全身变态反应相关。但无论药物中毒或药物过敏引起的中、重度肝损害,均应停用所有可导致肝损害的抗结核药物,给予短期适量激素及加强保肝治疗,可选择加速肝细胞解毒药物如还原型谷胱甘肽、葡醛内酯、甘草酸制剂,促进肝细胞生长的药物如肝细胞生长肽,促进黄疸消退药物如茵栀黄口服液等。

(4)肝衰竭:肝衰竭是多种因素引起的严重肝脏损害,导致其合成、排毒、排泄和生物转化等功能发生严重障碍或失代偿,患者出现以凝血机制障碍和黄疸、肝性脑病、腹水等为主要表现的一组临床综合征。

肝衰竭具体定义为以下客观检查1)、2)或3)及临床表现4)、5)、6)、7)、8)中具备两条:

1)衰竭具>200U/L(正常值上限5倍)。

2)胆红素平均每日上升17μmol/L。

3)凝血酶原活动度<40%。

4）患者极度乏力、厌食、呕吐。

5）肝脏进行性缩小，黄疸进行性加深。

6）出现腹水、水肿、出血倾向。

7）发病14天内出现精神症状。

8）肝性脑病，肝、肾衰竭。

出现肝衰竭的患者应及早住院，积极抢救。待肝功能恢复正常后，根据抗结核药物的作用机制和代谢途径，从对肝功能影响小的药物逐步加用，组成新的有效方案并定期复查肝功能。对可疑引起严重过敏的药物不再试用。

（5）肾损害：抗结核药物可引起肾功能损害，患者早期可无任何症状。随着病情进展可出现厌食、恶心、呕吐，严重者全身水肿或少尿（少于400ml/d），也可伴有消化道出血等；化验检查蛋白尿、管型尿和血尿，严重者出现肾衰竭（尿素氮和肌酐增高等）。

1）立即停用可引起肾损害的抗结核药物如氨基糖苷类药物、卷曲霉素或吡嗪酰胺，同时排除其他引起肾损伤的原因，如糖尿病、脱水、充血性心衰、尿道梗阻、泌尿系感染，其他药物如磺胺类药物、利尿剂等。

2）给予适量补液，加速体内残余药物的排泄，但要注意出入量的平衡。

3）肾功能损害严重者（如出现少尿、全身水肿、恶心、呕吐等）应立即就诊住院治疗。监测血尿素氮、肌酐，必要时给予包醛氧淀粉酶胶囊或开酮（复方α-酮酸片）等治疗。

4）对正在应用的其他抗结核药物，如乙胺丁醇和氟喹诺酮类药物也需密切观察其对肾脏的损害。

5）饮食上注意每日适量进食优质动物蛋白，尽可能不摄入植物蛋白。

（6）血液系统异常：氟喹诺酮类、氨基糖苷类药物均可以引起外周血白细胞计数或血小板减少，发生率一般较低，早期临床可无症状或出现乏力、皮下出血点，停药后可很快恢复；较重的患者白细胞可低于2.0×10^9/L，或血小板可降至50×10^9/L以下，甚至为零，如抢救不及时也可导致死亡。

1）白细胞大于3.0×10^9/L、血小板正常者，可在应用口服生白细胞药物（利血生、鲨肝醇等）的同时，继续原方案治疗，但要密切监测末梢血常规的变化。

2）白细胞在$(2.0 \sim 3.0) \times 10^9$/L、血小板较前明显降低者［如从正常降至$(50 \sim 70) \times 10^9$/L］，应立即停用可疑药物，并给予生白细胞药物及维生素等辅助治疗，密切监测血常规变化，必要时调整治疗方案。

3）白细胞小于2.0×10^9/L，或血小板较前继续降低小于30×10^9/L者病情严重，应停用所有抗结核药物，卧床休息，防止内脏出血，给予静脉生白细胞的重组人粒细胞集落刺激因子（惠尔血）等治疗，必要时可输成分血及进行骨髓穿刺检查，排除血液系统疾患。

（7）过敏反应：各种抗结核药物均可引起不同程度的变态反应。轻者仅表现为不同类型的皮疹，重者可出现药物热、剥脱性皮炎、急性溶血或喉头水肿、过敏性休克等。严重者（特别是老年人）可导致很快死亡。

1）轻度过敏反应（仅表现局限性皮疹）也需立即停用抗结核药物，并采取对症、抗过敏治疗（扑尔敏口服、苯海拉明肌注等），同时避免食用易引起过敏的食品（如水产品等），注意观察病情变化。

2）重度过敏反应或出现过敏性休克、疱疹性皮炎（剥脱性皮炎）、血小板严重减少、药物热的患者，应立即停用所有药物，住院抢救治疗，建立静脉通道、补液促进药物排泄，同时采用糖皮质激素及抗组胺药物抗过敏治疗。出现过敏反应者,应待过敏反应停止、皮疹完全消退、各脏器功能恢复正常后方可重新开始治疗,在引发过敏反应的药物尚不明确时,需从引发过敏可能性较小的药物逐一试用。

（8）低钾血症:低钾血症是指血钾水平低于正常（<3.5mmol/L）时的临床表现。低钾血症可与其他电解质紊乱,如低镁血症共存,持续的呕吐和腹泻是低钾血症的常见病因。一些抗结核药物,特别是氨基糖苷类和卷曲霉素（临床上后者更常见）会因尿量过多导致钾和镁流失。一般只要早期发现及时处理均可以治愈,不影响抗结核药物的继续使用。

1）轻度低钾血症往往临床症状和体征不明显或仅表现为心悸和乏力,但严重低钾血症可危及患者生命,因此建议患者应经常检测血钾水平。如有轻度低血钾时（3.3~3.5mmol/L）,可给予门冬氨酸钾镁或氯化钾缓释片治疗,并注意寻找病因、治疗呕吐和腹泻。

2）如血钾水平低于3.0mmol/L,口服氯化钾等无效,应静脉补钾（必要时适量补镁）或住院治疗,同时应针对病因治疗,并持续监测血钾。

（9）神经系统损害

1）视神经损害:视神经损害常见的为乙胺丁醇引起的球后视神经炎,早期表现为眼睛不适、畏光、流泪、疼痛、视物模糊、视力减退,严重时可造成失明、视野缩小（视野缺损严重时可呈管状视野）。

对乙胺丁醇的早期不良反应及时予以处理,可使用大剂量维生素 B 类、烟酸、复方丹参、硫酸锌等辅助治疗。反应严重时,特别是出现视物模糊、视力减退、视野缺损时,均需及时停用乙胺丁醇。多数情况下只要及时处理,视神经损害为可逆性改变。

2）听神经损害:听神经损害包括耳蜗损害及前庭损害。耳蜗损害的先兆表现包括耳饱满感、耳鸣、重听,继以耳聋、头晕等,也可无预兆。患者往往先出现高频听力减退至消失,继以耳聋。前庭损害多为前庭功能低下或丧失,表现为眩晕、恶心、呕吐、平衡失调、步态不稳等。妊娠者使用氨基糖苷类药物可导致胎儿先天性耳聋,婴儿、高敏易感者或有耳毒反应家族史者更应特别注意。听神经损害多为不可逆反应,因此发现患者听力减退时需及时停药,避免因自行观察而延误并加重病情。

患者如仅有耳鸣症状,可调整用药剂量和方法,如将氨基糖苷类改为隔日应用,同时给予六味地黄丸等治疗;若患者耳鸣症状无改善或进一步加重,则应停用链霉素、阿米卡星（丁胺卡那霉素）和卷曲霉素类药物,给予积极对症和支持治疗,一般可给多种维生素、氨基酸、ATP、辅酶 A、细胞色素 C 等治疗,防止病情进一步发展。

患者如出现听力下降或重听,则需立即停药,并给予积极治疗。

3）外周神经炎:外周神经炎临床多表现为四肢末端蚁走感、麻木,严重者可出现刺痛,常呈对称改变。当患者出现外周神经系统症状时,需除外抗结核药物以外的其他原因（如维生素缺乏、HIV、甲状腺功能减退和糖尿病等）。

出现外周神经炎症状的患者可使用 B 族维生素,如维生素 B₆（100~200mg/d）和维生素 B₁、维生素 B₁₂、腺苷谷胺等对症治疗,可适当减少丙硫异烟胺、异烟肼用量,并积极治疗或控制原发病。

4）中枢神经损害:中枢神经系统的损害与中枢神经系统是否患有炎症,抗结核药物的浓度以及用药剂量、疗程,患者体重、年龄及患者的自身状况等密切相关,其临床表现也各异。

癫痫发作:因药物诱发的癫痫发作包括小发作、大发作和癫痫持续状态。

①无论哪种发作均需予以镇静剂治疗,并需调整抗结核治疗方案,减少或停用诱发癫痫

发作的药物,如氟喹诺酮类(Ofx、Lfx、Mfx)、Pto、Cs 等。频繁大发作和癫痫持续状态的患者,需在抗结核治疗的同时住院治疗。一旦出现癫痫大发作或癫痫持续状态,患者可出现不同程度的抽搐。发作中需注意保护患者头部、身体和舌头不受伤害,并保持呼吸道通畅,立即将患者送至医院救治。

②头痛、头晕、失眠和记忆力下降:引起头痛、头晕和失眠的可疑药物包括 Cs、H、Z 和氟喹诺酮类药物。轻者可对症治疗,予以维生素 B 族药物、安定等,对可疑药物应酌情减量。严重者则需停用可疑药物(H、Cs、氟喹诺酮类药)。

(10)精神异常

1)抑郁症:抑郁症患者主要表现为对惯常活动失去兴趣,内疚情绪,活力降低,注意力不集中,精神活动迟缓(动作和思维缓慢)以及有自杀的念头。如果患者表现出明显的行为或情绪改变以至于影响了他(她)的日常活动,应进行抑郁症的评估。

首先提供心理治疗,消除产生压力的因素。在精神科医生的指导下,停用相关药物如 Cs、Pto 等,住院治疗,并给予抗抑郁药干预性治疗。

2)精神症状:精神症状是指人格分裂或对事实感知缺失的一组症状,患者可出现幻觉或错觉。一旦确定患者有精神疾患需停用 Cs、Pto、H 和氟喹诺酮类药,并到专科医院诊治。

(11)甲状腺功能减退症:通常由于抗结核药物导致甲状腺功能减退所致,一般与联合使用丙硫异烟胺和对氨基水杨酸钠等药物有关。轻者可出现疲乏、行动迟缓、嗜睡、记忆力明显减退,且注意力不集中,因周围血循环差和能量产生降低以致异常怕冷、无汗及体温低于正常等低代谢综合征,重者可出现黏液性水肿面容、皮肤改变、心血管及消化系统症状、肌肉及骨骼改变等。

出现甲状腺功能减退症状的患者需经内分泌科确诊,以左旋甲状腺素钠治疗,同时继续监测甲状腺功能,抗结核药物可以继续使用。

(12)关节痛或肌肉痛:喹诺酮类药物可影响儿童骨骺发育以及肌腱疼痛,吡嗪酰胺影响尿酸排泄造成高尿酸血症,可出现痛风样关节痛和(或)功能障碍。由吡嗪酰胺引起高尿酸血症时,首先应调整饮食,避免食用能引起尿酸增高的高嘌呤食品和(或)给予丙磺舒或别嘌呤醇治疗,如仍不缓解则需停药。如因喹诺酮引起的关节、肌腱疼痛,必须停药,同时给予对症处理。

第四节 肺结核患者治疗管理

肺结核患者能够全疗程规律服药是治疗成功的关键。在患者的整个治疗期间,只有各机构间做到无缝衔接,切实落实对患者的治疗管理,才能确保患者规律服药。

按照《结核病防治管理办法》和《肺结核患者健康管理服务规范》等的相关要求,疾控机构、结核病定点医疗机构和基层医疗卫生机构需密切配合,共同完成对肺结核患者的全疗程管理,其中疾控机构主要负责组织定点医疗机构和基层医疗卫生机构落实患者的服药管理工作。各机构在患者治疗管理中的职责,详见图 5-1。

一、县(区)级结核病定点医疗机构的工作任务与流程

普通肺结核患者在确定诊断后,县(区)级结核病定点医疗机构需按照以下工作流程对患者开展治疗管理。

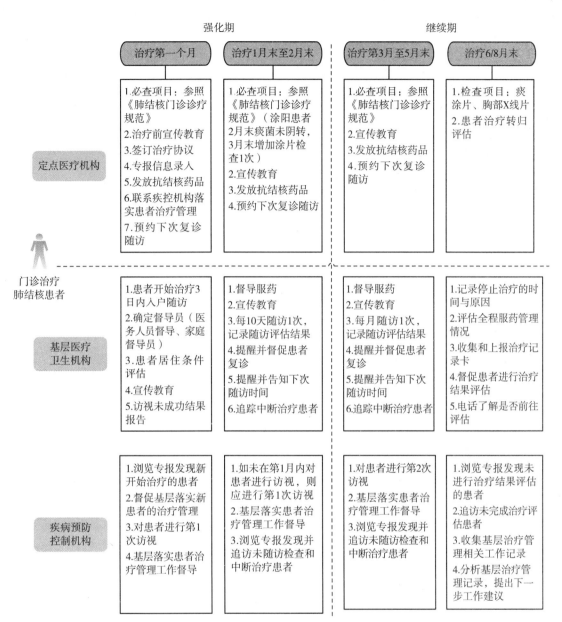

图 5-1 各机构对患者治疗管理的职责任务图

（一）确定患者服药管理方式

县（区）级结核病定点医疗机构发现登记的所有普通肺结核患者都是治疗管理的对象，需进行规范化治疗管理。

普通肺结核患者在接受住院或门诊治疗时，县（区）级结核病定点医疗机构的医生要向患者介绍服药管理方式及其优缺点，询问患者意愿，与患者共同确定服药管理方式，并在患者病案中"初始服药管理方式"处勾选出患者选择的服药管理方式。

普通肺结核患者服药管理方式包括医务人员管理、非医务人员管理、电子药盒管理和自服药等方式。

1. 医务人员管理 是指医务人员对患者进行直接面视下督导服药的管理方式，基层医疗卫生机构的医生需每月记录 1 次对患者的随访评估结果。

2. 非医务人员管理 是指由非医务人员对患者进行直接面视下督导服药的管理方式，包括家庭成员及志愿者，基层医疗卫生机构的医生需在患者的强化期每 10 天对患者随访 1 次，继续期每月随访 1 次。

3. 电子药盒管理 是指借助电子药盒每天提醒患者服药的管理方式，基层医疗卫生机构的医生需在患者的强化期每 10 天对患者随访 1 次，继续期每月随访 1 次。

4. 自服药 是指不能使用以上管理方式，患者自我管理服药的方式，基层医疗卫生机构的医生需在患者的强化期每 10 天对患者随访 1 次，继续期每月随访 1 次。

5. 其他 指由各地自行设计和使用的管理方式，如使用手机提醒患者服药等。

其中"医务人员管理"是优先向患者推荐的管理方式；对于患者居住地距村卫生室（社区卫生服务站）较远（超过 1.5km），或者村级/社区医生无法承担督导任务时，应鼓励患者选择电子药盒进行管理。

（二）签订知情同意书

县（区）级结核病定点医疗机构门诊医生要与患者签订"肺结核患者诊疗管理知情同意书"，并由县（区）级结核病定点医疗机构留存。

（三）患者健康教育

县（区）级结核病定点医疗机构门诊医生在治疗前需对所有肺结核患者和（或）其家属进行耐心、细致、有针对性的门诊健康教育，健康教育的时间不少于 10 分钟。健康教育内容包括肺结核基本知识、肺结核治疗疗程、规律服药的重要性、肺结核治疗不良反应及处理、个人防护、治疗期间取药查痰相关要求等。

（四）电子药盒操作培训

对于使用电子药盒的患者，县（区）级结核病定点医疗机构的医生应采用实物展示（固定演练的电子药盒）、现场操作示范的方法，对患者和（或）其家属进行使用方法的培训。

（五）填写并发放"肺结核患者服药记录卡"

县（区）级定点医疗机构的门诊医生在填写好"肺结核患者服药记录卡"的相关内容后将其发放给患者，并告知患者返回后立即将其交给基层医疗卫生机构负责督导服药的医生。

（六）通知各级医生落实治疗管理

当肺结核患者确诊或出院后，需要由基层医疗卫生机构落实治疗管理时，县（区）级结核病定点医疗机构的医生应开具"双向转诊单"，连同"普通肺结核患者服药记录卡"和当月的药品一起交给患者，将患者转诊到居住地的基层医疗卫生机构。

（七）漏服药的处理与管理方式变更

患者每月到县区级结核病定点医疗机构取药时，门诊医生都要判断患者在该月的漏服药情况，并依据以下原则进行处理，更改服药管理方式时需通知基层医疗卫生机构的医生。

1. 患者一个月内漏服药 1~5 次，原服药管理方式不变，但应向患者了解情况、分析原因，并进行健康教育，敦促其规律服药。

2. 患者一个月内漏服药 6~15 次，原服药管理方式不变，由县区级通知乡、村级，对患者进行"加强访视管理"，对于加强访视的患者，社区医生每周上门访视 1 次，乡级医生每月上门访视 2 次，县区级疾控中心医生至少每月对患者访视 1 次。

3. 患者一个月内漏服药超过 15 次以上，或者加强访视管理的患者一个月内出现漏服药 6 次及以上，则对患者改为"医务人员面视下督导服药管理"，即每次服药均在社区医生面视下进行。

（八）结案评估

县（区）级结核病定点医疗机构对患者转归情况进行综合判断，在病案中记录转归信息并录入结核病专报系统，同时将"普通肺结核患者服药记录卡""肺结核患者第一次入户随访记录表"和"肺结核患者随访服务记录表"置于患者病案中留存。

二、县（区）级疾控机构的工作任务与流程

（一）组织落实患者的服药管理

县（区）级疾控机构应组织协调定点医疗机构和基层医疗卫生机构，并与地（市）级疾控中心配合，确保需门诊治疗的普通肺结核患者和耐药肺结核患者在基层得到管理。

1. 普通肺结核患者　县（区）级疾控机构接到定点医疗机构落实患者治疗管理的通知或通过浏览结核病专报系统获得患者确诊及出院信息后，要在24小时内通知并督促基层医疗卫生机构落实患者的服药管理，并在3天后电话回访基层医生，确认其是否已经落实对患者的第一次入户随访工作。

2. 耐药肺结核患者　县（区）级疾控机构在接到地（市）级疾控中心关于耐药患者的出院通知后，应在72小时内与患者居住地的乡医、村医（社区医生）和患者进行"四见面"，落实注射点和服药管理相关事项，并将落实治疗管理情况反馈给地（市）级疾控中心。

（二）督导检查

县（区）级疾控机构要定期对县（区）级定点医疗机构和基层医疗卫生机构进行督导，了解定点医疗机构患者治疗管理是否及时落实、患者随访复诊是否按时开展，了解基层医疗机构患者治疗管理工作质量。

（三）开展培训

定期组织对辖区内结核病定点医疗机构和基层医疗卫生机构的医生进行培训，内容包括健康宣传、患者管理、与患者的沟通技巧、常见不良反应的认识与处理等。

（四）访视患者

1. 普通肺结核患者　县（区）级疾控人员对每例涂阳肺结核患者全程至少访视两次，其中强化期1次。在访视过程中，医生了解患者的用药情况、不良反应和电子药盒使用等情况，如果患者出现漏服药情况，则要了解漏服药的原因，并对他们进行健康教育。

2. 耐药肺结核患者　县（区）级疾控机构每月对所有耐药患者访视1次。

三、基层医疗卫生机构的工作任务与流程

（一）第一次入户随访落实患者治疗管理

1. 普通肺结核患者　当基层医疗卫生机构医生接收到"双向转诊单"或患者确诊/出院的电话或短信通知后，应于72小时内访视患者，并完成以下事项。

（1）确定督导人员：基层医疗卫生机构医生按照需根据患者实际情况，与患者共同确定督导人员。督导人员优先为医务人员，也可为患者家属。若选择家属，则必须对家属进行培训。同时与患者确定服药地点和服药时间。按照化疗方案，告知督导人员"普通肺结核患者服药记录卡"的填写方法、取药的时间和地点，提醒患者按时取药和复诊。

对于采用自服药的患者，应嘱患者定时服药，并在"普通肺结核患者服药记录卡"上记录。

若第一次入户随访时与患者确定的患者管理方式与患者在定点医疗机构时确定的管理方式不同,基层医疗卫生机构医生应负责通知定点医疗机构的医生在病案中对患者管理方式进行更改(图5-2)。

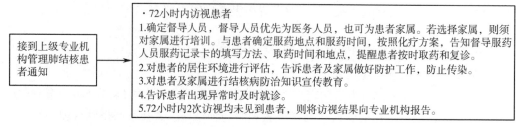

图5-2 肺结核患者第一次入户随访流程图

(2)对患者进行健康教育:内容包括对患者居住环境进行评估,告诉患者及家属做好防护工作,防止传染;对患者及家属进行结核病防治知识宣传教育;告诉患者出现病情加重、严重不良反应、并发症等异常情况时,要及时就诊。

(3)填写"肺结核患者第一次入户随访记录表"。

2. 耐药肺结核患者 在接到县(区)级疾控机构关于组织落实耐药患者治疗管理的通知后,应按县(区)级疾控机构的要求,在72小时内与患者进行"四见面",落实注射点和服药管理相关事项,对患者进行健康教育,并负责填写"肺结核患者第一次入户随访记录表"。

(二)实施治疗管理

1. 督导服药

(1)普通肺结核患者

①医务人员管理:患者服药日,医务人员对患者进行直接面视下督导服药。

②非医务人员管理:患者每次服药在家属或志愿者的面视下进行。

③电子药盒管理:电子药盒每天会定时提醒患者服药。当患者听到服药提醒后,应及时打开药盒,取出药品服用,并将剩余的药品放入盒中,然后关上药盒。患者也可以在提醒时间之前,将药盒打开取出药品服用。

(2)耐药肺结核患者:无论是在注射期还是非注射期,患者均需在服药日前往指定的督导服药点,在督导医生直接面视下督导服药和注射。患者服药后,督导医生应在"耐药肺结核患者服药记录卡"上标注并签字。当患者未按约定时间接受督导服药时,应由督导医生在24小时内对患者进行访视,及时采取补救措施,患者如当天未按时服药,当天应及时补服,如漏服一天以上,剩余药品则需顺延治疗时间服完,确保患者规范治疗。

治疗过程中督导医生应密切观察患者的症状和不良反应发生情况,出现轻微症状应及时处理,做好相应记录;如果出现中度及以上症状,应及时转诊至地市级定点医院采取相应处理措施。

2. 随访评估 对于由医务人员督导的患者,医务人员至少每月记录1次对患者的随访评估结果;对于非医务人员和电子药盒管理的患者,基层医疗卫生机构要在患者的强化期内每10天随访1次,继续期内每1个月随访1次。每次随访要填写"肺结核患者随访服务记录表"。

(1)评估是否存在危急情况,如有则紧急转诊,2周内主动随访转诊情况。

(2)对无需紧急转诊的,了解患者服药情况(包括服药是否规律,是否有不良反应),询问上次随访至此次随访期间的症状。询问其他疾病状况、用药史和生活方式。

3. 分类干预

（1）对于能够按时服药，无不良反应的患者，则继续督导服药。

（2）患者未按定点医疗机构的医嘱服药，要查明原因。若是不良反应引起的，则转诊；若其他原因，则要对患者强化健康教育。若患者漏服药次数超过 1 周及以上，要及时向上级专业机构进行报告。

（3）对出现药物不良反应、并发症的患者，要立即转诊，2 周内随访（图 5-3）。

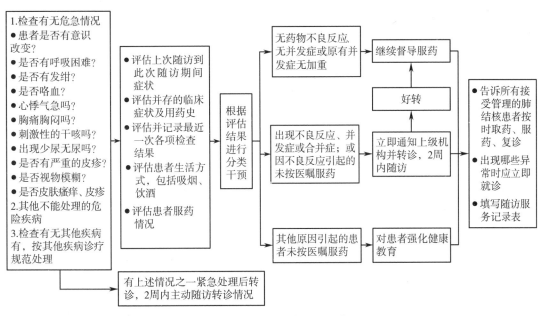

图 5-3　肺结核患者督导服药与随访管理流程图

（三）结案评估

当患者停止抗结核治疗后，要对其进行结案评估。内容包括：

1. 记录患者停止治疗的时间及原因；

2. 对其全程服药管理情况进行评估；

3. 收集和上报患者的"普通肺结核患者服药记录卡""肺结核患者第一次入户随访记录表"和"肺结核患者随访服务记录表"；

4. 将患者转诊至县区级结核病定点医疗机构进行治疗转归评估，2 周内进行电话随访，看是否前去就诊及确诊结果。

第五节　跨区域肺结核患者管理

跨区域肺结核患者是指已经登记的肺结核患者在治疗过程中，由某一个县（区）转到另一个县（区），不能在原登记县（区）定点医疗机构继续接受治疗管理的肺结核患者。由于工作或生活等原因，肺结核患者在治疗管理过程中有可能发生居住地改变的情况，为了保证患者完成不间断且规范的全程治疗，需要县（区）级定点医疗机构、县（区）级疾控机构相互配合完成对患者进行跨区域管理。

一、各机构主要任务

(一)县(区)级定点医疗机构主要任务

1. 转出地负责肺结核患者的转出,并通知县(区)级疾控中心(定点医疗机构);负责向转入地提供转出患者的登记和转出前的治疗与管理信息;负责完成包括转出患者在内的"登记肺结核患者治疗队列分析表"的报告。

2. 转入地负责为到位患者提供免费的抗结核药品、随访检查,并通知基层医疗卫生机构落实患者的后续治疗管理;负责及时向患者转出地反馈患者的到位情况、到位患者后续的随访检查结果、停止治疗时间和停止治疗原因等信息。

(二)县(区)疾控中心主要任务

1. 转出地主要负责跟踪转出肺结核患者的治疗管理;负责在结核病管理信息系统中查看转入地是否已填写"患者到位反馈单"和是否已将患者到位后的后续治疗管理信息录入到专报系统。如未查看到上述信息,要及时与转入地机构联系,必要时请求相关省、地(市)级定点医疗机构协助。

2. 转入地负责对所有转入本地的肺结核患者进行追踪和访视,确保患者前往本地定点医疗机构接受后续的治疗。

二、工作程序

(一)转出患者的管理

1. 转出患者

(1)已知道要转出的患者:向患者了解将要前往的地区,务必留取患者及家属的联系方式,并嘱患者要到转入地定点医疗机构接受后续的治疗管理且要与原治疗管理医生保持联系。在专报系统中的"患者转出登记页面"中完成"患者基本情况""转出前诊疗情况""转入地信息"和"转出地信息"等信息的填写。根据患者既往的取药情况,给患者携带从转出至患者到位于转入地定点医疗机构期间所需的抗结核药品,避免患者在此期间中断治疗。患者携带的抗结核药品最多不能超过1个月。

(2)已离开但不知道去向的患者:应尽快与患者或其家属联系,了解患者在转入地的详细地址和联系方式,并将转入地定点医疗机构的地址和联系方式提供给患者或其家属,通知患者到转入地定点医疗机构接受后续的治疗管理。同时要在专报系统中完成"患者转出登记页面"相关内容的填写。如无法与患者或其家属取得联系,则专报系统"患者转出登记页面"中的"转入地信息"要填写患者户籍所在地县(区)级定点医疗机构的相关信息。

2. 请求转入地上级定点医疗机构的协调 转出地县(区)级定点医疗机构如在3周内未能从专报系统中查看到或未收到转入地(或患者户籍所在地)定点医疗机构有关患者到位情况的反馈信息,应向患者转入地所在的省和地(市)级定点医疗机构各发送一份"肺结核患者转出单"复印件请求协助。转入地上级定点医疗机构要主动进行督促和协调。

3. 转出后信息的记录 患者转出的时间、到位情况和转入地后续的治疗管理等信息,要记录在"结核病患者登记本"的"备注"栏。患者的随访检查结果和治疗转归信息要记录在"结核病患者登记本"上,分以下两种情况:

(1)转出后未中断治疗或中断治疗<2个月的患者:根据转入地县(区)定点医疗机构反

馈的随访检查结果记录其治疗转归信息。

（2）转出后在2个月内未追访到或转出后中断治疗≥2个月并已在其他地区重新登记的患者,转出地将其治疗转归结果记录为"丢失"。

4. 完成转出患者的队列分析 根据转入地的患者到位信息及后续治疗管理信息的反馈结果,转出地定点医疗机构要完成包括转出患者在内的"登记肺结核患者治疗队列分析表"的报告。

（二）转入患者的管理

1. 转入患者的界定 门诊医生在接诊时应界定前来就诊的患者是否为转入患者。转入患者包括:①经询问已在其他地区登记未完成治疗的就诊患者;②携带"肺结核患者转出单"前来就诊的患者;③在专报系统上查看到其转出信息的患者;④转出地请求协助追访的就诊患者。

2. 转入患者的追访 在专报系统上看到患者的转入信息、收到患者转出单或收到转出地请求协助追访患者的信息后,转入地定点医疗机构要在2周内对患者进行追访。

3. 转入患者到位信息反馈 转入患者的追访情况要在追访结束后的1周内填写在专报系统的"患者到位反馈单"上。

4. 转入患者的治疗管理 转入地县（区）定点医疗机构要负责所有转入并到位患者的后续治疗管理,并为其建立病案。患者的治疗方案和随访检查结果等信息要记录在"结核病患者登记本"的后几页上,并按《中国结核病防治规划实施工作指南》规定进行管理。

（1）治疗方案:对于未中断治疗或中断治疗<2个月的转入患者,原则上应当延续原治疗方案进行治疗管理。对于中断治疗≥2个月的患者,应重新登记到转入地"结核病患者登记本"上,按《中国结核病防治规划实施工作指南》规定进行管理。

（2）治疗管理:对于未中断治疗或中断治疗<2个月的转入患者,确定转入患者的治疗方案后,按《中国结核病防治规划实施工作指南》的要求,为患者提供相应的免费政策并落实治疗管理,并将其后续的随访检查结果及停止治疗时间及停止治疗原因录入专报系统。

5. 转入患者治疗管理信息反馈 转入地定点医疗机构将转入患者后续的治疗管理信息录入专报系统,转出地定点医疗机构可通过专报系统查看该患者在转入地的后续治疗管理情况。

（1）患者疗程2个月末,将2个月末阴性查痰结果向转出地县（区）定点医疗机构反馈;如果2月末查痰阳性,待3个月末将2个月末和3个月末查痰结果向转出地县（区）定点医疗机构反馈。

（2）疗程结束时,将5个月末、6个月末（或8个月末）查痰结果向转出地县（区）定点医疗机构反馈。

培训要点

1. 使用一线抗结核药品为主进行治疗。一线抗结核药品有异烟肼、利福平、吡嗪酰胺和乙胺丁醇、链霉素。

2. 普通肺结核患者的治疗分类包括初治和复治患者。

初治:指有下列情况之一者,①从未因结核病应用过抗结核药品治疗的患者;②正进行标准化疗方案规律用药而未满疗程的患者（登记分类以治疗开始时为准）;

③不规则化疗未满 1 个月的患者。

　　复治：指有下列情况之一者，①因结核病不合理或不规律用抗结核药品治疗≥1个月的患者；②初治失败和复发患者。

3. 患者全疗程分为强化期和继续期，初治肺结核全疗程为 6 个月，化疗方案为 2HRZE/4HR；复治肺结核全疗程为 8 个月，化疗方案为 2HRZES/6HRE 或 3HRZE/6HRE。

4. 治疗转归的判断及定义：治愈、完成疗程、结核死亡、非结核死亡、失败、丢失、不良反应停止、诊断变更、转入耐多药治疗，以及其他。

5. 普通肺结核患者服药管理方式包括医务人员管理、非医务人员管理、电子药盒管理和自服药等方式。

6. 县（区）级疾控人员对每例涂阳肺结核患者全程至少访视两次，其中强化期 1 次。在访视过程中，医生了解患者的用药情况、不良反应和电子药盒使用等情况，如果患者出现漏服药情况，则要了解漏服药的原因，并对他们进行健康教育。

7. 对于由医务人员督导的患者，医务人员至少每月记录 1 次对患者的随访评估结果；对于非医务人员和电子药盒管理的患者，基层医疗卫生机构要在患者的强化期内每 10 天随访 1 次，继续期内每 1 个月随访 1 次。每次随访要填写"肺结核患者随访服务记录表"。

课后练习题

选择题

1. 下列抗结核药品中，哪些不是一线抗结核药品？（　　）

A. 异烟肼
B. 利福平
C. 左氧氟沙星
D. 乙胺丁醇
E. 对氨基水杨酸

2. 下面哪类患者是复治患者？（　　）

A. 从来没有使用过抗结核药治疗的患者
B. 患者在综合医院连续使用 2 个月的 4 联一线抗结核药品后，转诊到定点医院
C. 在综合医院不规范使用抗结核病药品 25 天后，转诊到定点医院的患者
D. 在综合医院不规范使用抗结核病药品 35 天后，转诊到定点医院的患者

3. 一位 68 岁的女性初治涂阳肺结核患者需要开始治疗。但她住的很远以至于你不能对她进行 DOT，对于这位患者，最好采用什么治疗方案？（　　）

A. 异烟肼和乙胺丁醇使用 12 个月
B. 先使用 2 个月的异烟肼、利福平和乙胺丁醇，接着使用 4 个月的异烟肼和利福平
C. 使用 9 个月的异烟肼、利福平和吡嗪酰胺三药复合制剂

D. 先使用 2 个月的异烟肼、利福平、吡嗪酰胺和乙胺丁醇 4 药复合制剂,接着使用 4 个月的异烟肼和利福平两药复合制剂。

4. 随访监测最重要的检查项目及其频次是:(   )

A. 胸部 X 线片,每个治疗月末 1 次

B. 胸部 X 线片,治疗 2 个月末和完成疗程后各 1 次

C. 痰涂片镜检,治疗 2 个月末,5 个月末以及完成疗程后各 1 次

D. 痰涂片镜检,治疗 2 个月末和 5 个月末各 1 次

5. 涂阳患者完成规定疗程的治疗,强化期末有一次痰涂片阴性,在 5 月末有一次痰涂片阴性,疗程结束后因患者无痰而未进行痰检,该患者的治疗转归结果应为:(   )

A. 治愈   B. 完成疗程

C. 中断治疗   D. 拒绝查痰

6. 以下哪些人可以作为督导治疗管理人员:(   )

A. 医务人员   B. 患者自身

C. 患者家属   D. 与患者同住的年龄大于 15 岁的家属

7. 有位正在治疗的流动人口患者,因要返回家乡,要对其进行跨区域管理。这个工作中,作为转出地的定点医院,需要承担什么职责:(   )

A. 负责肺结核患者的转出,并通知县级疾控中心

B. 向转入地提供转出患者的登记和转出前的相关信息

C. 完成包括转出患者在内的"登记肺结核患者治疗队列分析表"的报告

D. 负责跟踪转出肺结核患者的治疗管理

第六章 结核分枝杆菌／艾滋病病毒双重感染防治

学习目的

1. 了解艾滋病的基础知识。
2. 了解结核病与艾滋病的相互影响。
3. 掌握结核分枝杆菌／艾滋病病毒双重感染的基本概念。
4. 掌握结核分枝杆菌／艾滋病病毒双重感染防控策略。
5. 掌握结核分枝杆菌／艾滋病病毒双重感染防治工作的内容。

第一节 组织管理

结核分枝杆菌／艾滋病病毒(以下简称 TB/HIV)双重感染防治工作得以实施的基础是各级(从国家级到省、地、县级)结核病防治规划与艾滋病防治规划的合作,共同制订工作计划、合作实施和监控,以实现同一个目标。

一、组织领导

各级成立 TB/HIV 双重感染防治领导小组和技术工作组,由卫生行政部门牵头,结核病防治机构会同艾滋病防治机构具体负责组织协调和联络工作。

领导小组由各级卫生行政部门、疾病预防控制机构和医疗机构等相关领导组成,负责组织、协调本辖区 TB/HIV 双重感染防治工作,制订年度工作计划,落实防治工作经费,开展监督、评估等工作。

技术工作组由各级结核病防治机构、艾滋病防治机构和 TB/HIV 双重感染定点治疗机构等相关专家组成,负责本辖区 TB/HIV 双重感染防治技术指导,组织专业培训,实施疫情监测和数据的统计分析,制订疑难病例诊断、治疗方案,开展不良反应处理等工作。

二、机构职责

(一)艾滋病防治机构职责

1. 为随访的艾滋病病毒感染者和艾滋病患者常规提供结核病可疑症状问卷筛查,并将问卷筛查阳性者转介到属地结核病防治机构进行检查。

2. 为新报告的和随访的艾滋病病毒感染者和艾滋病患者每年至少安排一次结核病检查。

3. 对结核病防治机构送检的结核病患者血液标本进行 HIV 抗体检测,并将检测结果反馈给结核病防治机构。

4. 为 TB/HIV 双重感染患者提供免费艾滋病抗病毒治疗和随访管理服务。

5. 按要求将 TB/HIV 双重感染相关信息录入艾滋病综合防治信息系统；向结核病防治机构提供与 TB/HIV 双重感染防治有关的信息。

（二）结核病防治机构职责

1. 为艾滋病防治机构转介的艾滋病病毒感染者和艾滋病患者提供结核病痰涂片和胸部 X 线检查服务，并将检查和诊断结果反馈给艾滋病防治机构。

2. 艾滋病高、中流行县（区），动员新登记的结核病患者接受 HIV 抗体检测，采集血液标本并送艾滋病检测实验室检测；艾滋病低流行县（区），动员有艾滋病高危行为的结核病患者接受 HIV 抗体检测，采集血液标本并送艾滋病检测实验室检测。对不能采集患者血液标本的机构，转介患者到艾滋病防治机构进行 HIV 抗体检测。

3. 为 TB/HIV 双重感染患者提供免费的抗结核治疗和随访管理服务。

4. 按要求将结核病患者 HIV 抗体检测结果及 TB/HIV 双重感染患者的结核病治疗相关信息录入结核病管理信息系统。

第二节 双 向 筛 查

一、结核分枝杆菌／艾滋病病毒双重感染的特点

（一）结核分枝杆菌／艾滋病病毒双重感染的定义

结核分枝杆菌／艾滋病病毒（TB/HIV）双重感染是指同时感染了结核分枝杆菌和艾滋病病毒，包含了两层含义：一是艾滋病病毒感染者或艾滋病患者（HIV 感染者／AIDS 患者）同时感染了结核分枝杆菌，但尚未发展成为活动性结核病；二是 HIV 感染者／AIDS 患者同时患有活动性结核病，此时称为"艾滋病合并结核病患者"（以下简称"双感患者"）。

（二）结核分枝杆菌／艾滋病病毒双重感染的流行病学特征

结核病是 HIV 感染者／AIDS 患者最常见的机会性感染和最主要的死亡原因，尤其是在发展中国家，艾滋病的流行已经导致结核病疫情的不断攀升。随着抗病毒治疗的全面开展，因艾滋病引起的结核病发病率有所降低，但艾滋病合并结核病患者的病死率仍比未感染 HIV 的结核病患者或未患结核病的 HIV 感染者／AIDS 患者高得多。许多 HIV 阳性的结核病患者不知道其 HIV 感染状况，且大多数艾滋病合并结核病患者虽已知道为 HIV 感染，但尚未接受抗病毒治疗是造成艾滋病合并结核病患者死亡的主要原因。2014 年，估计全球新发结核病患者 960 万例，其中 120 万例（12%）同时感染了 HIV，他们当中大约 75% 在非洲地区；估计当年因结核病死亡的患者约 150 万例，其中 40 万例为 HIV 阳性。

在我国，尽管艾滋病的流行尚未引起全国结核病疫情的明显升高，但已成为潜在危险因素，特别是随着艾滋病影响人群的增多和流行模式的多样化。据世界卫生组织估算，2014 年在我国新发结核病患者中，大约有 1.4 万例（1.1 万 ~1.7 万例）患者同时感染了 HIV。2006—2008 年我国开展的两次"结核病患者的 HIV 感染现况调查"显示了 TB/HIV 双重感染的流行与艾滋病的流行密切相关。我国 TB/HIV 双重感染防治年报数据显示，TB/HIV 双重感染患者抗结核治疗期间的病死率明显高于单纯肺结核患者。

绝大部分艾滋病合并结核病患者来源于 HIV 感染者，在患者机体免疫力降低时，发展

为活动性结核病。极少部分艾滋病合并结核病患者来源于结核病患者,在患病期间由于有高危行为而感染 HIV。艾滋病合并结核病患者的数量与当地的艾滋病疫情高低、艾滋病流行时间长短和抗病毒治疗效果好坏有关。当地艾滋病疫情越高,艾滋病合并结核病患者数量可能越大;当地艾滋病流行时间越长(进入艾滋病发病期),艾滋病合并结核病患者数量可能越大;当地开展抗病毒治疗的效果越好(CD4+T 淋巴细胞计数水平上升),艾滋病合并结核病患者数量可能越小。

(三)结核分枝杆菌/艾滋病病毒双重感染的相互影响

HIV 感染是目前已知的促使由结核分枝杆菌潜伏感染发展成为活动性结核病的最危险因素。HIV 感染者/AIDS 患者感染了结核分枝杆菌每年发展为结核病的风险为 5%~15%,一生中发展为结核病的风险甚至达到 50%;而 HIV 阴性的结核分枝杆菌感染者一生中发展为结核病的风险为 5%~10%。此外,HIV 增加了结核病的复发率,这可能是内源性激活(即治愈后体内细菌活跃所致的复发)或外源性再感染导致的。在艾滋病高流行地区,HIV 感染者/AIDS 患者中结核病患者的大量增加,给结核病控制工作带来了新的挑战。我国的结核分枝杆菌潜伏感染率非常高。2000 年全国结核病流行病学抽样调查结果显示,全人口结核分枝杆菌感染率为 44.5%。所以,在 HIV 感染者/AIDS 患者中的结核病预防和治疗显得非常重要。

结核病对 HIV 感染的发展进程和存活带来了不利影响。一些研究表明,结核病可能增加艾滋病病毒的复制,并可能加速 HIV 感染的自然进程。此外,HIV 感染者/AIDS 患者合并结核病后,其病死率远高于未患结核病的 HIV 感染者/AIDS 患者。从全球来看,结核病是 HIV 感染者/AIDS 患者的主要死亡原因,约占全球艾滋病死亡的 1/3。一些尸检研究甚至表明,高达 50% 的艾滋病相关死亡源于结核病。当 HIV 感染者/AIDS 患者处于易患结核病的免疫缺陷水平时,对一系列的机会性感染的易感性也非常高。

(四)艾滋病防治基础知识

1. 艾滋病的传播途径　HIV 传播有 3 个途径:经血液接触传播、经性传播和母婴传播。

2. HIV 感染的进程　人感染 HIV 后的进程分为 3 期:

(1)急性 HIV-1 感染期:急性 HIV-1 感染后的 2~6 周内,大量的 HIV 复制和 CD4+T 淋巴细胞的急剧下降,造成 50% 左右的感染者出现 HIV 病毒血症及由免疫系统急性损伤所产生的临床症状,以发热、淡漠、皮疹、肌痛和头痛最为常见。

(2)无症状期:急性 HIV 感染后,绝大多数患者进入无症状期,可历时数月至 10 年或更久。无症状期的长短与感染病毒的数量、型别,感染途径,机体免疫状况的个体差异,营养条件及生活习惯等因素有关。

(3)艾滋病期:由于患者免疫功能的衰竭,从而进入此期(又称临床期),为感染 HIV 后的最终阶段。在此期将会发生 HIV 相关症状和各种各样的机会性感染(例如,肺结核)以及肿瘤。当患者出现典型症状时,CD4+T 淋巴细胞计数通常降至 200/μl 以下,血和淋巴结中的 HIV 又上升到相当高的水平,未经治疗者在进入此期后的平均生存期为 12~18 个月。

3. HIV 实验室检测　HIV 抗体检测分为筛查试验(包括初筛和复检)和确证试验。我国艾滋病检测实验室筛查试验通常采用血液样品进行酶联免疫吸附试验(ELISA),结核病防治机构也可以采用快速检测(RT)及其他检测试验,一般可在 10~30 分钟内得出结果。

(1)初筛试验:根据检测目的选用符合要求的筛查试剂对样品进行初筛检测,对呈阴性反应的样品,可出具 HIV 抗体阴性(-)报告;对呈阳性反应的样品,需要进一步做复检试验和确证试验。

（2）复检试验：对初筛呈阳性反应的样品，应使用原有试剂和另外一种不同原理（或厂家）的试剂，或另外两种不同原理或不同厂家的试剂进行复检试验。如两种试剂复检均呈阴性反应，则报告 HIV 抗体阴性（-）；如均呈阳性反应，或一阴一阳，需送艾滋病确证实验室进行确证试验。

（3）确证试验：通常采用免疫印迹试验（WB），可使用血清、血浆、滤纸干血斑样品。如果呈阴性反应，则报告 HIV 抗体阴性（-）；如果呈阳性反应，则报告 HIV-1 抗体阳性（+）；如果不是阴性反应，但又不满足阳性判断标准，则报告 HIV 抗体不确定（±），结合流行病学资料，可以在 4 周后随访检测。

二、艾滋病合并结核病患者发现

（一）在结核病患者中发现艾滋病患者

在艾滋病中、高流行地区，结核病防治机构及结核病防治定点医疗机构应采用"医务人员主动提供 HIV 检测与咨询（即 PITC）"的方式为结核病患者提供 HIV 抗体检测，并作为常规检测项目。

1. 工作流程　PITC 包括基本要素检测前告知；实验室检测；检测后咨询。

2. 动员结核病患者接受 HIV 抗体检测

（1）检测对象：在结核病防治机构新登记的各型结核病患者（既往已明确知晓为 HIV 感染者除外）。

（2）检测前动员：在动员结核病患者做 HIV 抗体检测时应遵循"知情不拒绝"的原则。医务人员应让结核病患者获得有关 HIV 抗体检测的信息，请患者自主做出选择，并给予患者充分考虑的时间，解答患者提出的相关问题。结核病防治（结防机构）机构可通过给患者发放"结核病患者接受 HIV 抗体检测重要性"宣传单并参照宣传单的内容向患者进行讲解，从而使患者能够接受检测。

结核病患者进行 HIV 抗体检测的重要性

尊敬的患者：

在艾滋病中、高流行地区，同时患结核病和艾滋病的情况很常见，因此 HIV 抗体检测已被列为结核病患者的常规免费检查项目之一。

如果结核病患者感染了艾滋病病毒，通过 HIV 抗体检测发现后，可以及时采取措施，开始抗病毒治疗或享受艾滋病的其他一系列关怀服务，达到延长生命和提高生活质量的目的；同时也可以避免将病毒传播给其他人。另外，一些治疗艾滋病的抗病毒药物和治疗结核病的抗结核药物相互影响，不能共用。因此，在治疗前医生需要知道您的 HIV 感染状况，以制定最适合您的抗结核治疗方案。

对于您的 HIV 抗体检测结果，医生将为您保密。

如果患者拒绝 HIV 抗体检测，则在病案上签字，声明拒绝，结防机构医生应在患者后续的治疗随访时，再次动员患者做 HIV 抗体检测。

患者有权拒绝 HIV 抗体检测，而不影响其接受国家规定的其他免费检查和治疗。

3. HIV 抗体检测

（1）血样采集：采血前要核对患者的姓名和编号。用真空采血管抽取 5ml 静脉血，室温下自然放置。血样采集后做好标记。

1）如果结防机构和艾滋病检测实验室距离较近，则由艾滋病检测实验室负责采集血液并检测。注意预防结核病患者与 HIV 感染者／AIDS 患者的交叉感染。

2）如果结防机构距离艾滋病检测实验室较远，患者又不愿到艾滋病防治机构（艾防机构）实验室采集血液，则由结防机构负责采集血液，于当天将全血送到艾滋病检测实验室。

（2）血样处理和保存：如果采集的血样当天不能送到 HIV 抗体检测实验室，应对样品进行适当处理：将血样在室温下自然放置 1~2 小时，待血液凝固和血块收缩后用 3000 转／分钟的离心机离心 15 分钟，然后将血清分离，置于分离管中。分离出的血清样品应放置于 2~8℃环境中冷藏保存，1 周内送样检测。

（3）血样运送和接受：使用冷藏箱（温度保持在 2~8℃）运送样品，由经过培训的专人运送，必须填写"接送样记录单"的送样记录部分，并签名。

由经过培训的实验室人员接收血样。接收时首先核对样品与送样记录；然后按照由外向内对包装、标记和样品运输过程中的温度进行评价；之后应在生物安全柜中打开包装，检查样品管有无破损和溢漏，如发现破损或溢漏应立即将尚存留的样品移出，对样品管和盛器消毒，同时报告有关领导和专家；检查样品的状况：有无溶血、微生物污染、血脂过多、黄疸以及抗凝样品是否有血凝块等。验收完毕，验收人员填写"接送样记录单"的接样记录部分，并签名。

（1）血样检测：按照《全国艾滋病检测技术规范（2015 年修订版）》进行 HIV 抗体检测。对于初筛阳性样品按照相关规定进行 HIV 确认试验。为增加结果的可靠性，应尽量再次采集患者的第二份血样，将两份样品分别进行确认检测。

（2）检测结果报告：HIV 抗体检测实验室及时将检测结果反馈给结防机构。

（3）生物安全：对所有的样品均应视为具有潜在的传染性，应按照未知的具有传染风险的样品、以安全的方式进行操作。

1）采血使用真空采血管和蝶形针头，谨慎操作，防止发生刺伤皮肤和造成外界污染。操作时采血人员要按照医疗常规的要求操作。

2）分离血样时，离心机要使用密闭的罐和密封头，以防样品溢出或在超／高速离心时形成气溶胶。

3）废弃物均应视为感染性废弃物，处置应符合实验室生物安全要求。

4）对艾滋病职业暴露后的预防按照《全国艾滋病检测技术规范（2015 年修订版）》执行。一旦发生职业暴露，紧急采取局部处理措施：用肥皂和水清洗污染的皮肤，用生理盐水冲洗黏膜；如有伤口，应轻轻挤压，尽可能挤出损伤处的血液，用肥皂水或清水冲洗；伤口应用消毒液浸泡或涂抹消毒，并包扎伤口。然后进行暴露危险性评估，必要时采取预防性药物治疗。

4. 检测后咨询与转介

（1）HIV 抗体检测后阴性结果咨询：对 HIV 抗体检测结果为阴性的结核病患者，可在其抗结核治疗随访时由结防机构医务人员提供检测后阴性结果咨询，即告知患者检测结果，继续提供抗结核治疗服务；如果患者进一步求询，再与当地艾滋病咨询员联系，寻求帮助。

（2）HIV 抗体检测后阳性结果咨询与转介：对于 HIV 抗体检测结果为阳性的结核病患者，结防机构医务人员应立即联系患者复诊，同时联系艾滋病咨询员；将患者转介到艾防机构，由艾滋病咨询员向患者提供检测后咨询。结防机构应与艾防机构密切合作，继续向患者提供抗结核治疗服务。

5. 信息保密　在结核病患者中发现 HIV 感染者／AIDS 患者的工作应该遵循保密的原

则。未经患者同意不得将其姓名、检测结果和有关个人、家庭、工作、治疗、转介等信息透露给他人。患者"知情同意书""结核病患者 HIV 抗体检测结果登记本"和电子信息等要妥善保存,要求采取专人负责、专用档案盒、专柜存放和在计算机上设置密码等的保密措施。

(二)在艾滋病病毒感染者和艾滋病患者中发现结核病患者

我国是结核病高负担国家,结核分枝杆菌潜伏感染率和结核病发病率都很高,HIV 感染者／AIDS 患者非常容易合并结核病,艾滋病合并结核病患者的早期病死率非常高,因此在 HIV 感染者／AIDS 患者中及早诊断结核病非常重要。

2010 年原卫生部下发的《全国结核菌／艾滋病病毒双重感染防治工作实施方案》要求:艾滋病防治机构应对新报告的 HIV 感染者／AIDS 患者,无论有无结核病可疑症状均进行结核病检查;对随访的 HIV 感染者／AIDS 患者,每年至少为其安排一次结核病检查;对随访的 HIV 感染者／AIDS 患者进行常规的结核病可疑症状问卷筛查,症状筛查阳性时进行结核病检查。如艾防机构自身不具备结核病检查能力,须转介到结核病防治机构进行结核病检查。

结核病防治机构对艾滋病防治机构转介的 HIV 感染者／AIDS 患者开展结核病检查,检查内容包括痰涂片和胸部 X 线检查;将检查结果反馈给艾滋病防治机构。

1. 工作内容　在 HIV 感染者／AIDS 患者中发现结核病患者的工作内容主要包括四个环节:

(1)发现结核病可疑症状者;

(2)转诊结核病可疑症状者或转送其标本;

(3)结核病的检查和确诊;

(4)确诊结核病患者的登记报告。

2. 结核病可疑症状问卷筛查　研究发现艾滋病合并结核的患者 90% 都有不同程度结核疑似症状,在 HIV 感染者／AIDS 患者中开展结核病可疑症状筛查,是在该人群发现结核病最符合成本效益的手段。艾滋病防治相关机构,包括:抗病毒治疗机构、自愿咨询检测门诊、美沙酮门诊和戒毒所、劳教所、监狱等场所,应借助"结核病可疑症状筛查问卷"在 HIV 感染者／AIDS 患者被诊断为 HIV 感染时和之后的每次随访时常规开展结核病可疑症状筛查。

结核病可疑症状筛查问卷

患者　姓名　性别　年龄

联系电话住址

最近是否出现下列情况:

1. 咳嗽、咳痰持续 2 周以上　　　是　　否
2. 反复咳出的痰中带血　　　　　是　　否
3. 反复发热持续 2 周以上　　　　是　　否
4. 夜间经常出汗　　　　　　　　是　　否
5. 无法解释的体重明显下降　　　是　　否
6. 经常容易疲劳或呼吸短促　　　是　　否
7. 淋巴结肿大　　　　　　　　　是　　否

医生签字:　　　日期:　　年　月　日

注意:

(1)对近期与肺结核患者密切接触的 HIV 感染者／AIDS 患者,要重点关注是否出

现上述症状。

（2）如果出现上述一个或多个症状（筛查阳性），立即转介结核病可疑症状者本人或转送其痰标本到结核病防治机构接受进一步检查。

3. 结核病可疑症状者转诊

（1）转诊对象：出现上述筛查问卷中任何一项症状者，即为结核病可疑症状者，应立即转诊。

（2）转诊方式和要求：如果艾防机构不具备结核病相关检查能力，应转介可疑症状者到当地结核病防治机构，收集当日即时痰、夜间痰、次日晨痰各一份进行痰涂片抗酸染色及 X 线胸片等结核病相关检查。不能转送可疑症状者时，转送可疑症状者痰标本及临床资料。转介可疑症状者时，用当地艾滋病防治机构现有的"转介卡"一联留底，一联交给患者，一联送结核病防治机构。

医学转介卡

编号： 转介单位： 被转介者： 需提供的转介服务： □抗病毒治疗 / 机会性感染治疗 □结核病诊断和治疗 □母婴阻断 □美沙酮维持治疗 □针具交换 □性病防治 □心理咨询 □其他 备注： 转介单位联系人 　　　　　　　年　月　日	编号： 转 介 卡 　　　　　单位： 现已在我中心接受服务。本机构不能为其提供其需要的以下服务： □抗病毒治疗 / 机会性感染治疗 □结核病诊断和治疗 □母婴阻断 □美沙酮维持治疗 □针具交换 □性病防治 □心理咨询 □其他 特转介到你处，请给予提供相关帮助。如有疑问，请与本机构联系。 地址： 电话： 感谢贵单位大力协助。 转介单位联系人 　　　　　　　年　月　日
	回执 已到我单位接受服务。 备注： 转介单位： 经手人签名 　　　　　　　年　月　日

4. 结核病的诊断 肺结核的诊断是以细菌学实验室检查为主,结合胸部影像学、流行病学和临床表现、必要的辅助检查及鉴别诊断,进行综合分析做出的。按照肺结核诊断标准(WS 288—2008),肺结核病例分为确诊病例、临床诊断病例和疑似病例。肺外结核的诊断:结核按部位及脏器命名,组织病理检查或结核细菌学检查阳性为确诊病例;无病理学及细菌学检查阳性结果的临床诊断病例,需依据脏器受损的局部症状及全身结核中毒症状,相应辅助检查结果、必要时结合诊断性治疗疗效做出综合诊断。

艾滋病合并结核病患者的结核病临床症状、体征和 X 线表现常不典型,痰涂片阳性检出率低于未感染 HIV 的肺结核患者,且发生肺外结核的比例较高。因此,HIV 感染者/AIDS 患者的结核病诊断比未感染 HIV 的结核病诊断更加困难。除了一定要确保涂片镜检的高质量外,必须扩展结核病实验室服务,以满足在 HIV 感染者/AIDS 患者中诊断结核病和耐药结核病的需要。

(1)临床表现:HIV 感染的结核病患者,由于细胞免疫功能降低,改变了结核病的临床特征,因此临床表现不典型,肺外结核多发,60%~70%,肺外结核的常见部位是淋巴结。并常常发生全身粟粒结核。临床上有时发生急性结核性心包炎导致的慢性心包皮肤窦道,胸壁寒性脓肿,多发性结核性胸脓肿,腕、睾丸结核,甚至肠结核引起的急腹症等。

合并肺结核者,早期可无明显症状,随着病变进展,患者可表现咳嗽、咳痰、咳血痰或咯血,盗汗,疲乏,间断或持续午后低热,背部酸痛,食欲缺乏,体重减轻,女性患者可伴有月经失调或闭经,部分患者可有反复发作的上呼吸道症状;儿童还可表现发育迟缓等。少数患者起病急剧,特别是在急性血行播散性肺结核,干酪性肺炎以及结核性胸膜炎时,多伴有中、高度发热,胸痛和不同程度的呼吸困难等。

(2)实验室诊断:TB/HIV 双重感染患者,痰涂片阳性率低,非结核分枝杆菌发生率高。结核病的实验室诊断除了可以应用传统的涂片培养技术外,近些年一些新兴的分枝杆菌检测相关技术,尤其是一些免疫学和分子生物学诊断技术的应用,大大提高了 TB/HIV 结核病诊断的敏感性和特异性。

对于 HIV 阳性的患者,进行结核病实验室诊断时有以下建议:

1)液体培养的阳性率较罗氏培养基高约 10%~20%,而且获得结果的时间也较短,所以在条件允许的情况下,建议以液体培养代替固体培养;

2)涂片检查阳性表明患者存在分枝杆菌的感染,但并不代表患者一定存在结核分枝杆菌感染,有条件的单位应常规对 HIV 阳性患者分离到的分枝杆菌进行菌种鉴定,以确定适当的治疗方案。

(3)影像学诊断:艾滋病合并肺结核的影像学表现,主要取决于机体的免疫状态。一般认为在 HIV 感染的早期,CD4+T 淋巴细胞无明显减少时,其影像表现与无免疫功能损害的肺结核相似,多表现为典型肺结核的影像特点。而在 HIV 感染的中期及后期,即 CD4+T 淋巴细胞明显减少或极度减少时,机体处于中度及重度的免疫抑制状态,此时的肺结核多为不典型肺结核的表现。此外,不仅抑制结核分枝杆菌生长的巨噬细胞功能降低,而限制病灶发展的郎格汉斯细胞等功能亦明显受到抑制,难以形成结核性肉芽肿等,形成肺结核病灶的不典型改变。

常见以下几种表现:

1)病变部位不典型,多呈多叶多段分布,可以双上肺受累为主,亦可双下叶或全肺同时受累。单叶受累较为少见,无特定的好发部位;

2）多种形态的病灶阴影共存，且主要为片状或斑片状阴影，严重者有融合趋势，有的伴有播散性改变。在 CT 上主要表现为段性阴影，融合性阴影及小叶中心性阴影等。有报道认为在 CD4+T 淋巴细胞耗减的同时，继而导致巨噬细胞、自然杀伤细胞、B 淋巴细胞等功能低下，故病变多表现肺部的渗出性改变；

3）病灶可形成空洞，可单发或多发，部分可有液平出现；

4）肺门及纵隔淋巴结肿大出现率高，CT 平扫密度均匀，增强后部分均匀强化（增殖性病变），大部分为不规则环状强化，中心干酪样坏死不强化；

5）合并胸膜炎为常见改变，单侧或双侧胸腔积液，少量至中等量。

三、结核分枝杆菌／艾滋病病毒双重感染防治的感染控制

（一）结核感染控制

对于 HIV 感染者 /AIDS 患者而言，结核感染控制尤为重要。因此，必须推动结核感染控制措施的实施，以防止结核病在医疗卫生机构内的传播，特别是对于防止耐多药和严重耐多药结核病的发生，更为至关重要。

1. 主要场所　HIV 感染者 /AIDS 患者可能聚集或出入的地方，主要包括所有艾滋病防治相关机构（HIV 自愿咨询检测门诊、艾滋病治疗机构、美沙酮门诊、针具交换点、感染者关爱小组的活动场所，以及某些监管场所，例如监狱、戒毒与康复中心等）、结核病防治机构、传染病医院或综合医院感染科等。

2. 主要措施

（1）加强患者发现工作，尽可能早地诊断和治疗结核病；

（2）将已知的结核病患者、结核病可疑症状者与其他 HIV 感染者分开，包括优先为前者提供相关服务、隔离候诊、隔离治疗等具体措施；

（3）告知结核病患者、结核病可疑症状者正确的咳嗽方式和重要性，向患者提供口罩，并要求其就诊时全程佩戴；

（4）在耐多药和严重耐多药结核病治疗机构提高抗病毒治疗服务（安排培训人员或者一名艾滋病防治工作人员常规地间歇工作在这样的机构），使得艾滋病合并耐多药或广泛耐多药结核病患者在该机构内就能够得到所需的艾滋病治疗和关怀服务，而避免让艾防机构的 HIV 感染者 /AIDS 患者接触到耐药结核病患者。

（5）医务人员在接触传染性肺结核患者，特别是耐多药结核病患者时，以及进行一些高风险操作时，均需要佩戴医用防护口罩。

（二）预防艾滋病职业暴露

职业暴露指医务人员从事诊疗、护理、检验等工作过程中意外被 HIV 感染者 /AIDS 患者的血液、体液污染了皮肤或者黏膜，或者被含有 HIV 的血液、体液污染了的针头及其他锐器刺破皮肤等有可能被艾滋病病毒感染的情况。职业暴露也包括其他行业的工作人员，如公安、司法等部门的工作人员，羁押或劳教机构、戒毒所和殡葬业的工作人员，在工作过程中被 HIV 感染者 /AIDS 患者的血液、体液污染皮肤、黏膜或者刺破皮肤等情况。

职业暴露发生后，要立刻处理伤口，及时报告主管评估的机构或者个人，评估是否需要服用抗病毒药物，以便进行暴露后预防（PEP）。通常应遵循 4 条原则：及时处理原则，报告原则，保密原则，知情同意原则。

1. 局部急救处理　发生艾滋病病毒职业暴露后首先应实行急救，如皮肤有伤口，应当在

伤口旁端轻轻挤压,尽可能挤出损伤处的血液,用洗手液和流水清洗伤口或污染的皮肤;如果是黏膜,应用大量生理盐水冲洗黏膜。受伤部位的伤口冲洗后,应当用消毒液,如:75% 乙醇或者 0.5% 碘伏进行消毒,并包扎伤口。到艾滋病专业防治机构进行进一步咨询和处理。

2. 对暴露感染的危险进行评估　包括对暴露级别的评估和对暴露源的评估。暴露级别分为轻度暴露和重度暴露,暴露源分为 HIV 阳性 1 类和 HIV 阳性 2 类(如不知暴露源 HIV 感染状况,快速检验 HIV 抗体,如果暴露源有急性 HIV 综合征的症状,应同时检测病毒载量),具体定义如下:

轻度暴露:指皮肤被实心针刺伤或表皮伤,或黏膜接触少量(几滴)感染性液体。

重度暴露:指皮肤被空心针刺伤、深部刺伤,被可见到有血液的器械刺伤或器械曾放置于患者的动脉和静脉。黏膜接触大量感染性液体(大量血液喷溅)。

HIV 阳性 1 类:无症状 HIV 感染或已知病毒载量 <1500 拷贝 /ml。

HIV 阳性 2 类:有症状 HIV 感染,艾滋病期,急性血清学阳转,或已知高病毒载量。

3. 预防及使用药物方案　根据暴露级别和暴露源病毒载量的水平估计 HIV 感染的危险,确定是否进行预防性用药及采取何种预防方案。在采取职业暴露后预防等措施后,还应监测不良反应、耐药性和暴露者的 HIV 血清学反应。此外,对职业暴露涉及的人员,应做好保密工作,不向无关人员泄露相关信息。

第三节　艾滋病合并结核病患者的治疗与管理

及早发现艾滋病合并结核病患者,及时提供抗结核、抗病毒治疗和机会性感染的预防性治疗,可有效减少患者死亡,降低结核进一步传播风险。

一、抗结核治疗

(一)对艾滋病合并结核病患者抗结核治疗原则与未感染 HIV 的结核病患者相同,抗结核治疗尽可能采用每日治疗方案,并根据患者体重,决定用药量,最好使用固定剂量复合制剂(FDC)。

(二)有些患者可能会在抗病毒治疗期间,尤其是在抗病毒治疗初期出现新的结核病症状,临床医生应高度警惕是否发生免疫重建综合征的可能。

(三)对于艾滋病合并结核病患者,使用利福喷丁会增加利福霉素耐药风险,应避免使用。

(四)利福布汀较利福平高度亲脂性和较弱的肝色素酶 CYP450 诱导作用,对于需要同时接受抗病毒治疗的患者,可以考虑选用利福布汀代替利福平与其他抗结核药品组成治疗方案抗结核治疗。

(五)艾滋病合并结核病患者在标准抗结核疗程(6 个月)都能取得良好的治疗效果,如果患者开始抗结核治疗两个月后仍有临床症状或者细菌学检查(痰涂片 / 痰培养)阳性者,抗结核治疗疗程可适当延长。

详见第五章　肺结核治疗与管理。

二、抗病毒治疗

根据我国艾滋病和活动性肺结核治疗指南规定,结核病一经诊断,应立即开展抗结核治疗,之后无论 CD4+T 淋巴细胞计数水平如何,都要尽快(在抗结核治疗 2~8 周内,最多不超过 8 周)开展抗病毒治疗。对 CD4+T 淋巴计数 <200/µl 者应在抗 TB 治疗 2~4 周内开始 ART;CD4+T 淋巴计数在 200~500/µl 者应在抗 TB 治疗 2~4 周、最长 8 周时开始 ART;CD4+T 淋巴计数 >500/µl 也应在 8 周内开始 ART。治疗过程中要注意药物不良反应及药物相互作用,必要时进行药物浓度检测。如果已经开始了抗病毒治疗后诊断有活动性结核的,在继续抗病毒治疗的前提下立即开始抗结核治疗,同时要评估原有的抗病毒治疗方案,首选含有依非韦伦(EFV)的抗病毒治疗方案。

艾滋病治疗是一个长期,终生的治疗,因此 HIV 感染者/AIDS 患者需要持续的医疗关怀,治疗和支持,以满足他们在整个病程中不断变化的需求。持续的关怀包括:以预防为主的干预;早期发现患者并将其纳入关怀体系;由经过培训的专业人员提供关怀和治疗;提供社会心理支持;反对歧视,尊重患者隐私;家庭护理以及临终关怀等。对于合并有活动性结核病的 HIV 感染者/AIDS 患者要注意感染控制策略的实施。具有传染性肺结核的 AIDS 患者要与普通 AIDS 患者进行隔离(单独就诊,单独病房等)。

抗病毒治疗以门诊治疗为主。对少数伴有并发症、危急和重症患者,对抗病毒药物严重过敏和(或)有严重不良反应的患者,可进行住院观察并予以治疗。

具体治疗方案参照《国家免费艾滋病抗病毒药物治疗手册》。

三、机会性感染的预防性治疗

机会性感染是 AIDS 患者死亡的主要原因,随着感染 HIV 时间的增加,机体免疫力逐渐下降,HIV 感染者对各种机会性感染的易感性也逐渐增加。

与复杂且成本较高的抗病毒治疗相比,很多机会性感染可以使用相对简单、便宜的药物进行有效的预防或治疗,其中使用复方新诺明预防肺孢子菌肺炎(PCP)就是其中最具代表性的一种。此外,复方新诺明除对 PCP 有较好的治疗和预防作用外,对其他多种机会性感染,如弓形虫,肺炎球菌、流感嗜血杆菌、非伤寒沙门菌和金黄色葡萄球菌导致的感染性疾病也有一定的预防和治疗作用。复方新诺明预防性治疗是对 HIV 阳性患者开展早期医疗关怀最经济最有效的干预策略,是国家免费艾滋病抗病毒药物治疗的重要配合措施。

具体方案参见《复方新诺明预防艾滋病主要相关机会性感染技术指南》。

四、异烟肼抗结核预防性治疗

对排除了患有活动性结核病的 HIV 感染者/AIDS 患者应提供结核病预防性治疗,目的是预防 HIV 感染者/AIDS 患者中的结核分枝杆菌潜伏感染者发展为活动性结核病患者。WHO 推荐异烟肼预防性治疗(IPT)。已有研究表明,异烟肼预防性治疗可使 HIV 感染者/AIDS 患者中结核分枝杆菌潜伏感染者的结核病发病率下降 60%。

(一)预防性服药对象

所有无活动性结核、无服药禁忌 HIV/AIDS。

(二)不适宜预防性服药对象

1. 对所用结核药过敏;

2. 有严重心、肝、肾等器质性病变或不能耐受预防治疗药物者;

3. 白细胞低于 2000/mm³,肝功能(转氨酶或和胆红素)大于正常值上限 2 倍者,血常规和肝功能恢复正常后可以开始预防治疗;

4. 伴有其他机会感染，并尚未治愈的患者也不适于接受异烟肼预防性治疗。

（三）预防性治疗的终止

预防性治疗开始时未发现结核病变，预防性服药期间或随访期间发现活动性结核病变，改用标准抗结核治疗方案；预防性服药期间出现严重不良反应患者，如重度肝损害、剥脱性皮炎、精神症状等，也需即刻终止服药。

（四）预防性服药的方法

异烟肼，成人每日 300mg（儿童按照 10~15mg/kg 体重，每日最大量不超过 300mg），一次服用，药物预防的疗程为 6~9 个月。

（五）预防性服药过程中的监控和随访

异烟肼也存在不良反应，轻微的为胃肠反应（厌食、恶心、腹痛），较为严重的是肝炎、皮疹、周围神经炎等。为保证治疗的质量，对接受了预防性治疗的 HIV/AIDS 需要定期监测治疗依从性、药物的不良反应，尤其是对于同时患有乙肝或丙肝的患者，要密切监测患者的肝毒性，同时需要监测活动性结核的发生。

培训要点

1. HIV 传播有 3 个途径：经血液接触传播、经性传播和母婴传播。
2. 人感染 HIV 后的进程分为 3 期：急性 HIV-1 感染期、无症状期、艾滋病期。
3. HIV 抗体检测分为筛查试验（包括初筛和复检）和确证试验。
4. 在艾滋病中、高流行地区，结核病防治机构及结核病防治定点医疗机构应采用"医务人员主动提供 HIV 检测与咨询（即 PITC）"的方式为结核病患者提供 HIV 抗体检测，并作为常规检测项目。
5. 艾滋病防治机构应对新报告的 HIV 感染者和 AIDS 患者，无论有无结核病可疑症状均进行结核病检查；对随访的 HIV 感染者和 AIDS 患者，每年至少为其安排一次结核病检查；对随访的 HIV 感染者和 AIDS 患者进行常规的结核病可疑症状问卷筛查，症状筛查阳性时进行结核病检查。

课后练习题

一、简答题

1. 艾滋病防治相关机构应如何采取结核感染控制措施？
2. 哪种方式是发现 TB/HIV 双重感染患者的主要途径？
3. 哪些地区需要在结核病患者常规开展 HIV 检测？
4. HIV 感染者/AIDS 患者发展为活动性结核病后，其临床表现与普通结核病患者有哪些差异？
5. 在开展 TB/HIV 双重感染防治工作过程中，哪些环节容易造成结核病患者和 HIV 感染者/AIDS 患者的交叉感染？

6. HIV 感染者 /AIDS 患者结核病可疑症状包括哪些?

二、判断题

1. HIV 抗体初筛阳性后,即可开展确证试验。
2. HIV 感染者 /AIDS 患者没有结核病可疑症状,就不需要做胸片或痰涂片检查。
3. 为了避免药物相互作用,抗结核治疗结束后,才能开展抗病毒治疗。
4. 结核病患者 HIV 检测结果为阴性时,不需要提供检测后咨询。

第七章 学校结核病防治

学习目的

1. 掌握学校结核病疫情的主动监测方法。
2. 掌握结核病散发病例的处置工作流程。
3. 掌握密切接触者筛查的范围、方法和处理原则。
4. 掌握结核病突发公共卫生事件的定义、现场调查和处置工作流程。
5. 掌握对学生结核病患者的休、复学标准。

学生是结核病的易患人群,而学校是人群高度集中的场所,学生在学习、生活等活动中相互接触频繁且时间长,一旦出现结核病患者,如果没有及时发现和采取疫情防控措施,很容易在校园内传播流行,造成结核病聚集性疫情的发生。学校结核病疫情流行不仅给学生的身心健康造成损害,而且会对学校的教学秩序和社会稳定带来很大的影响。因此,卫生健康和教育部门要高度重视学校结核病防治工作,切实落实各项防控措施,以有效控制学校结核病疫情的发生和蔓延,保护学校师生的身体健康和正常的教学及生活秩序。

根据《学校结核病防治工作规范(2017版)》确定的职责分工,学校主要负责健康教育、入学新生和教职员工健康体检、校园卫生环境保障、晨检和因病缺勤病因追踪、患病学生的休复学管理等内容。本章重点介绍疾控机构承担的各项工作。

第一节 日 常 监 测

一、学校结核病疫情常规监测资料的分析

1. 系统地收集分析辖区内结核病疫情监测信息,了解结核病的流行特征和变化趋势。利用传染病报告信息管理系统和结核病管理信息系统报告或登记的肺结核疫情资料,分析结核病疫情的时间分布、地区分布和人群分布特点,以及肺结核患者的登记、纳入治疗及转归情况,明确结核病防控的重点地区和重点人群。

2. 分析近5年来报告学生肺结核患者的变化趋势,在所有肺结核患者中的构成比变化等。利用传染病报告信息管理系统和结核病管理信息系统报告或登记的学生肺结核患者资料,详细分析学生活动性肺结核和涂阳肺结核报告发病率的变化趋势,结核病患者中学生的构成比变化,不同地区学生肺结核患者的登记数和登记率,了解学生结核病患者的年龄分布

特征,为在特定人群中开展有针对性防控措施提供依据。

3. 收集分析学校发生 3 例及以上有流行病学关联的结核病疫情报告信息,分析疫情发生特征及原因。收集既往报告的发生 3 例及以上有流行病学关联的学校结核病疫情或突发公共卫生事件报告信息,了解不同类型、不同种类学校的疫情分布构成,从学校、疾控机构、医疗机构等方面详细分析疫情发生原因及薄弱环节,明确防治工作重点。

二、学校结核病疫情的主动监测

1. 县(区)级疾控机构(结核病防治机构)要指定专人利用"全国传染病与突发公共卫生事件监测日报",密切关注其中的"重点提示""传染病与突发公共卫生事件信息"等重要监测分析内容,一旦发现某地某时间内结核病报告数异常增高,应逐级进行信息核实,早期发现是否有学校结核病疫情的发生。

2. 国家传染病自动预警信息系统对年龄为"3~24 岁"、或人群分类为"学生"和"教师"的肺结核报告病例进行单病例(包括临床诊断病例、实验室确诊病例和疑似病例)预警。预警信号以手机短信的方式发送至病例现住址的县(区)级疾病预防控制机构。县(区)级疾病预防控制机构需指定人员接收预警短信,负责肺结核疫情监测预警工作。县(区)级疾控机构(结核病防治机构)要指定专人定期浏览传染病网络直报系统肺结核病例信息的报告情况。凡发现医疗机构报告的职业为学生或教师、年龄在 3~24 岁的其他职业肺结核或疑似肺结核患者信息后,应及时电话联系患者,或通知其现住址所在的基层医疗卫生机构采用电话或入户上门开展追踪,核实其住址及学校信息后,在传报卡上进行修改,开展后续处置。并进一步追访学校结核病患者是否已至结核病定点医疗机构开展相关的结核病检查和痰菌实验室检查,是否已明确诊断。

县(区)级疾控机构应以辖区内的学校为监测单位,统计职业为幼托儿童、学生或教师的所有患者,每月汇总统计辖区内各学校肺结核患者数。定期分析辖区内学校结核疫情,包括当地结核病疫情现状、学校结核病疫情特征,进行流行趋势分析和预测,及时发现高风险学校。分析结果应向本级卫生健康行政部门和上级疾病预防控制机构报告,并向教育部门通报学校疫情分析情况。

县(区)级疾控机构通过主动监测发现同一学校(校区)同一学期内出现 3 例及以上肺结核患者,在及时进行现场调查核实的基础上,充分分析其流行病学个案调查信息。经核实病例之间有流行病学关联的,应向同级卫生健康行政部门、上级疾病预防控制机构和学校报告、反馈,并实施处置措施。

3. 县(区)级定点医院在日常诊疗中,一旦发现年龄为 3~24 岁的结核病患者,需仔细核查,确定患者的身份是否为学生(包括托幼机构儿童)。凡诊断登记 1 例及以上学生活动性肺结核患者,应立即通知属地的疾控机构。由疾控机构联系患者所在学校校医,由校医负责学生患者的追访核实工作,对核实无误的信息要及时向属地的疾控机构进行反馈。

三、学校结核病的舆情监测

县(区)级疾控机构(结防机构)的工作人员要高度关注各种媒体渠道报告的关于学校结核病疫情信息或线索;如发现有关学校结核病疫情信息的群众举报、新闻网页报道、媒体报道、微博、微信、新闻跟帖和转帖等线索时,应予以高度重视,并立即组织人员进行调查核实,同时将调查核实结果积极向同级卫生健康行政部门反馈。

第二节 散发病例的处置

一、病例的核实和个案流行病学调查

收集报告学校肺结核患者的病历、影像学和实验室检查等资料，并现场访视学生及家长，了解发病、就诊、诊断和治疗等情况，核实已报告病例的诊断情况，以排除漏诊及过诊。

对核实诊断的肺结核患者要尽快开展详细的个案流行病学调查（流调）。调查内容包括：患者的基本情况，发病、就诊和诊疗经过，发病后的主要活动，诊断治疗情况，目前的健康状况等。通过调查活动性肺结核患者尤其是传染性肺结核患者出现症状后的学习、生活经历，确定与其发生接触的人员范围及人员名单。并在3个工作日内填写个案调查表。

二、确诊病例的休复学管理

学生一旦被确诊为肺结核后，学校可采取不同管理措施。对休学在家的病例，居住地的疾控机构应组织落实治疗期间的规范管理；对在校治疗的病例，学校所在地的疾控机构应与学校共同组织落实治疗期间的规范管理。

教职员工肺结核患者的休复课管理可参照学生休复学管理要求执行。

（一）休学管理

原则上学校所在地的县（区）级及以上结核病定点医疗机构根据患者的病情开具休学诊断证明。符合下述病情条件之一者，建议休学。根据休学诊断证明，学校对患肺结核的学生采取休学管理。

1. 病原学阳性肺结核患者（包括涂片阳性、培养阳性和分子生物学阳性的肺结核患者）；

2. 胸部X线片显示肺部病灶范围广泛和（或）伴有空洞的菌阴肺结核患者；

3. 具有明显的肺结核症状；

4. 单纯结核性胸膜炎急性渗出期等其他情况，由定点医疗机构医生根据患者实际情况判断。

休学离校返回原籍治疗的肺结核患者需纳入居住地的结核病定点医疗机构进行治疗管理。对于需返回原籍治疗的学生患者，学校属地结核病定点医疗机构应及时将患者的诊疗信息转到患者返回原籍所在地的结核病定点医疗机构，按照全国跨区域肺结核患者管理程序（试行）或跨区域肺结核患者管理的要求执行。对于休学返回原籍治疗的患者，学校的校医要主动地与学生取得联系，及时掌握休学回原籍患者的到位、后续的治疗管理、病情恢复情况和最终的治疗转归。

定点医疗机构认为不需休学、仍在校治疗的肺结核患者实行属地疾控机构与学校相结合的方式进行全程督导管理，由校医进行督导服药。治疗开始后的前3个月每月和第5个月、6个月或8个月末需到属地结核病定点医疗机构随访复查。

（二）复学管理

已休学的患者经过规范治疗，病情好转，根据下列条件，原则上由患者实际接受规范治疗的结核病定点医疗机构的医生开具复学诊断证明，建议复学，并注明后续治疗管理措施和要求。学校凭复学诊断证明为学生办理复学手续并督促学生落实后续治疗管理措施。

1. 病原学阳性肺结核患者以及重症菌阴肺结核患者（包括有空洞／大片干酪状坏死病

灶／粟粒性肺结核等）经过规范治疗完成全疗程,初治、复治、耐多药患者分别达到其治愈或治疗成功的标准。

2. 菌阴肺结核患者经过 2 个月的规范治疗后,症状减轻或消失,胸部 X 线片病灶明显吸收,后续 2 次痰涂片检查均阴性,并且至少一次痰培养检查为阴性（每次痰涂片检查的间隔时间至少满 1 个月）。

三、接触者筛查及处理

根据个案流行病学调查确定密切接触者,及时开展密切接触者的筛查和处置。

（一）筛查范围

发现活动性肺结核患者后,要立即对与该病例同班或同宿舍的师生（密切接触者）进行筛查;如果在同班、同宿舍师生筛查中新发现了 1 例及以上肺结核病例,需将接触者筛查范围扩大至与病例同一教学楼和宿舍楼楼层的师生。同时,根据现场情况判定,也可适当扩大筛查范围。另外,要对与病例密切接触的家庭成员进行筛查。

（二）筛查方法

对活动性肺结核患者的所有密切接触者采取下述检查措施:

1. 肺结核可疑症状调查,询问是否有肺结核可疑症状。

2. 结核菌素试验 所有的密切接触者均开展结核菌素（PPD）检查,同时应询问卡介苗接种史,检查卡痕并记录有或无。

3. 胸部 X 线片检查 15 岁以下密切接触者中结核菌素皮肤试验（TST）检测强阳性者（硬结平均直径≥15mm 或有双圈、水疱、坏死或淋巴管炎等）,以及有肺结核可疑症状者均进行 X 线胸片检查;15 岁以上的学生全部进行胸部 X 线片检查。拍胸部后前位片,15 岁以下儿童必要时加拍一张侧位片。

4. 痰菌实验室检查。TST 检测强阳性者（硬结平均直径≥15mm 或有双圈、水疱、坏死或淋巴管炎等）,或有肺结核可疑症状者（咳嗽、咳痰≥2 周、咯血或血痰者、乏力、食欲欠佳等）,或胸片异常高度怀疑结核病变者,收集 3 份痰开展涂片检查和痰培养检查,培养阳性的菌株进行菌种鉴定和药物敏感性试验。

（三）筛查后的处理

1. 密切接触者筛查中发现的疑似／确诊肺结核患者:疑似患者应先行隔离,待确诊或排除后再按照相关要求进行后续处理。确诊患者要转到属地的结核病定点医疗机构进行治疗,并建立患者的病案记录,按照《中国结核病防治规划实施工作指南》中确定的化疗方案和疗程对患者进行规范化治疗和督导管理。

2. 单纯 TST 试验强阳性、胸部 X 线片未见异常、排除活动性肺结核的密切接触者,或者合并 HIV 感染的密切接触者中 TST 检测平均直径≥5mm,或服用免疫抑制剂超过 1 个月者 TST 检测平均直径≥5mm,在征求其知情同意和自愿的基础上开展预防性服药治疗。

3. 拒绝接受预防性服药干预者应在首次筛查后 3 个月末、6 个月末、12 个月末各进行一次胸部 X 线片检查,出现肺结核可疑症状及时就医。

4. TST 检测一般阳性者和阴性者,应加强卫生宣传教育和随访医学观察,医学观察期间一旦出现肺结核的可疑症状,应及时到结核病防治专业机构（定点医院）就诊检查。一般医学观察 2 年,建议在首次筛查后 3 个月末、6 个月末、12 个月末各进行一次胸部 X 线片检查。

第三节 突发公共卫生事件应对

一、定义和处置原则

学校结核病突发公共卫生事件是指一所学校在同一学期内发生10例及以上有流行病学关联的结核病病例,或出现结核病死亡病例。学校所在地的县级卫生健康行政部门应根据现场调查和公共卫生风险评估结果,判断是否构成突发公共卫生事件。如确认发生突发公共卫生事件,应按《国家突发公共卫生事件应急预案》等规定,确定事件级别,及时组织采取相应措施。县级以上卫生健康行政部门也可根据防控工作实际,按照规定工作程序直接确定学校结核病突发公共卫生事件。

学校结核病突发公共卫生事件应当遵循边调查、边控制、边完善的原则,严格按照《突发公共卫生事件应急条例》及相关预案的要求进行处置。在政府的领导下,卫生健康和教育行政部门密切配合,学校和医疗卫生机构应在落实常规和散发疫情防控措施的基础上,进一步强化疫情监测、病例发现和治疗管理、密切接触者筛查、环境消毒、健康教育和风险沟通等防控措施,最大限度地减轻疫情的危害和影响。

二、现场调查

(一)现场调查前的准备

1. 县(区)级疾病预防控制中心(结核病防治机构)初步核实学校结核病疫情达到突发公共卫生事件标准后,应及时向所在地的县(区)级卫生健康行政部门、学校和上一级疾病预防控制机构进行报告和通报。成立由流行病学、临床、放射、实验室检测、健康教育等专业人员组成的事件应急处置小组,明确参与现场调查处置的人员分工;必要时,请求上级业务主管部门提供技术援助。同时,要求事件发生所在的学校要做好各项准备工作,配合现场调查和应对处置。

2. 准备好现场调查处置所需的记录本、现场调查表(现场基本情况调查表、患者个案调查表和密切接触者调查表)、TST检测用品、采样器材、消杀药品和器械、个人防护用品、宣传材料等。

3. 根据初步了解的情况制订现场调查方案,包括调查目的、调查对象、调查内容和方法,采集标本的种类、检测项目与方法,拟采取的控制措施、控制措施效果评价以及人、财、物方面的准备情况等。

(二)现场调查前的卫生宣传教育

现场调查前,县(区)级疾控中心(结核病防治机构)与学校要密切配合,共同做好事件发生所在地学校的卫生宣传工作。

1. 目的 宣传结核病防治的核心信息,向学校师生如实提供有关结核病防治相关知识,疫情发生和控制信息,使学生主动配合接受相关调查和检查。消除事件发生所在学校师生的恐慌心理,维持学校正常的教学和生活秩序。

2. 形式 结核病知识专题讲座、展板和发放卫生宣传材料等。

3. 内容 结核病的病原、传播途径、临床表现、检查方法、治疗方案、密切接触者筛查、预防措施以及国家的结核病免费政策等结核病防治的核心信息。

（三）现场流行病学调查

1. 召开座谈会，了解事件发生和处理经过。事件应急处理小组的工作人员抵达现场后，在当地政府的领导和组织协调下，立即召开由教育行政部门、卫生健康行政部门、学校领导，以及校医、学生、教师代表，疾病预防控制机构、学校卫生机构等有关人员参加的座谈会，听取事件发生经过和处理过程汇报，了解事件发生和处理过程。

2. 现场基本情况调查　调查发生事件学校的基本情况，包括学校的年级（班级）组成及人数，在校学生数、教职员工数、学生来源，教室和宿舍容量、分布，学校校医的配置、常规开展的防治工作等。并通过现场走访，实地查看结核病患者所在班级、宿舍、食堂等公共场所的环境卫生情况。

3. 事件发生情况调查。主动开展病例搜索，全面收集目标区域、特定人群以及相关医疗机构发现的所有结核病患者信息，逐例核实病例诊断。按照病例发生的时间顺序整理汇总确诊和疑似病例的详细个案信息，了解首发病例和后续病例的发病、就诊、诊断和治疗处理的过程，分析患者的时间分布、班级及宿舍分布、患病人群特征分布及相互间的流行病联系，当地已采取的处理措施，下一步工作安排等。对事件的规模和严重程度做出综合判断，并对事件的危害和影响做出风险评估。

4. 确诊患者的个案流行病学调查　对所有确诊的肺结核患者要开展详细的个案流行病学调查。调查内容包括：患者的基本情况，发病、就诊和诊疗经过，发病后的主要活动，诊断治疗情况，目前的健康状况等。通过调查活动性肺结核患者尤其是传染性肺结核患者出现症状后的学习、生活经历，确定与其发生接触的人员范围及人员名单。

5. 密切接触者筛查　对确诊患者流行病学个案调查所获得的所有接触者开展筛查。

6. 传播链和传染源的调查　结合流行病学个案调查和密切接触者调查结果，详细分析首发病例及后续病例在时间、空间分布上的联系，初步判断引起本次事件可能的传染源和传播链。传播链、传染源的确定要依据实验室 DNA 指纹同源性分析结果。事件发生所在学校中确诊的活动性肺结核患者必须留取其痰标本，开展涂片、培养、药敏检查，对培养获得的结核分枝杆菌分离株，尽可能送有资质的实验室进行菌种鉴定、基因分型和 DNA 指纹同源性分析，以判断患者之间是否存在分子流行病学上的关联。

三、现场处置

（一）强化健康教育工作和心理疏导

健康教育应贯穿于疫情处置整个过程中，学校应当在医疗卫生机构的指导和协助下，强化开展全校师生及学生家长结核病防治知识的健康教育和心理疏导工作，及时消除其恐慌心理，稳定情绪，做好人文关怀，维持学校正常的教学和生活秩序。

（二）主动监测学生的健康状况

发生事件的中小学校及托幼机构要加强每日晨检、因病缺课登记和病因追踪工作；高等院校则要建立健全宿舍、班、院（系）、学生处和校医院等学生健康状况信息收集报送渠道，及时发现潜存肺结核可疑症状者或疑似肺结核患者。

（三）确诊患者和疑似患者的处理

1. 确诊肺结核患者　对确诊的肺结核患者要及时转诊至属地的结核病定点医疗机构进行住院治疗，建立患者的病案记录，按照《中国结核病防治规划实施工作指南》等确定的化疗方案对患者进行规范治疗和全程督导管理。

对传染性肺结核患者必须待其传染性消失、病灶稳定后,凭结核病定点医疗机构出具的复学诊断证明,经学校同意,并办理复学手续后方可复学;出院的肺结核患者或病情稳定的非传染性肺结核患者在接受正规的督导治疗管理的前提下,可以继续在校学习。

2. 疑似肺结核患者 疑似肺结核患者在确诊前要做好隔离留观工作。要密切进行医学观察,采取各种方法进一步明确诊断。疑似患肺结核者一经确诊,要严格按照确诊肺结核患者进行治疗管理。

（四）接触者筛查及处理

根据结核病患者个案流行病学调查(流调)确定的密切接触者,应当合理确定筛查范围,及时组织开展筛查工作(筛查及处理方案同散发病例处理)。对接触者中初次筛查结核菌素皮肤试验非强阳性者,应在 2~3 个月后再次进行结核菌素皮肤试验筛查,以便早期发现初次筛查时仍处于窗口期的新近感染者。

（五）环境卫生、消毒和通风

发生事件的学校要加强学校的环境卫生,并在卫生部门的指导下做好相关场所的消毒工作。对确诊患者和疑似患者的痰液严格进行消毒(按 1 体积痰液加 1/5 体积漂白粉搅拌均匀,消毒 2 小时);对患者学习、居住、生活的环境定期进行消毒(用 0.5%~1.0% 过氧乙酸溶液熏蒸或过氧化氢复方空气消毒剂喷雾,也可用紫外线照射消毒);同时要加强公共场所,如教室、宿舍和图书馆等人群密集场所的开窗通风换气,保持空气流通。

（六）媒体沟通

学校突发公共卫生事件后,社会和媒体会高度关注。与媒体沟通的方式主要有 6 种:采访、媒体沟通会、在线访谈、政府发布会、主题宣传活动以及官方网站、官方微信、微博客户端。

当地政府要做好舆论导向,在学校结核病突发公共卫生事件处置过程中,由卫生健康行政部门及时向学生家长、公众和媒体公布事件及处置情况信息。

四、风险评估

风险评估是通过风险识别、风险分析和风险评价,对突发公共卫生事件和其他突发事件的公共卫生风险进行评估,并提出风险管理建议的过程。在结核病防治日常工作及结核病突发公共卫生事件应急处置时,常常需要实施专题风险评估。结核病突发公共卫生事件专题风险评估是对疫情严重性和可控性、处置措施有效性和安全性、工作制度和经费保障等进行综合评价,找出短板并不断完善的过程。由疾病预防控制机构、定点医疗机构和学校及有关部门共同参与。

五、应急响应终止

通过实施综合防控措施,学校结核病突发公共事件得到有效控制,截止到最后 1 例患者被发现,连续 3 个月事件发生所在的学校再未出现与本次事件存在流行病学关联的肺结核患者。事件应急处置技术小组经过综合判定并报同级卫生健康行政部门和上级疾病预防控制机构评估批准,可决定本次现场应急处置工作终止。

六、调查报告的撰写和报告

根据突发公共卫生事件的发展过程以及调查处置的不同阶段,分别撰写初次报告、进程报告和结案报告。

（一）初次报告

县（区）级疾病预防控制机构（结核病防治机构）接到结核病聚集性疫情的报告后，要立即组织人员进行初步的现场调查核实。在学校结核病突发公共卫生事件确认后，2 小时内通过国家突发公共卫生事件信息报告系统进行网络初次报告，同时启动学校结核病突发公共卫生事件现场流行病学调查和处置程序；于 24 小时内撰写书面初次报告，上报同级卫生健康行政部门和上级疾病预防控制机构。报告的内容包括：学校基本情况、疫情概况、流行病学特征、已采取的处理措施、初步发生原因、风险评估和下一步建议。

（二）进程报告

事件应急处理小组根据事件发展过程和处置工作进展，及时撰写进程报告。报告的内容包括报告事件的发展过程、势态评估、处置进程、控制措施、事件发生原因等内容。向事件发生所在地的县（区）级卫生健康行政部门、学校和上级疾控机构（结防机构）进行报告。

（三）结案报告

在确认响应终止后 2 周内，县区级疾病预防控制机构形成结案报告，报同级卫生健康行政部门和上级疾病预防控制机构，同时通过国家突发公共卫生事件信息报告系统进行网络结案报告。报告的内容包括：事件发生地的基本情况、事件接报和核实情况、事件的发生经过、疾病的三间分布、现场调查和处理过程、已采取的措施和开展的工作、事件发生原因、调查结论和后续的工作建议等。见图 7-1。

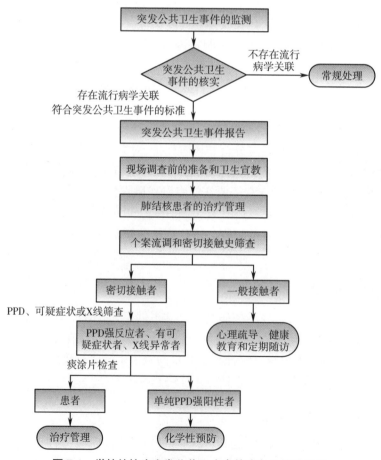

图 7-1　学校结核病突发公共卫生事件应急处置流程图

培训要点

1. 学生是结核病发病的易患人群,发生结核病聚集性疫情社会影响大。
2. 县(区)级疾控机构通过主动监测中如发现同一学校同一学期出现3例及以上结核病患者,要及时进行现场调查核实。有流行病学关联的,应及时报告。
3. 学校发生结核病散发病例后,要做好个案流调、确诊患者的休复学管理和密切接触者筛查等工作。
4. 定点医疗机构要掌握学生结核病休复学的判定标准。
5. 疾控机构要掌握密切接触者的筛查方法及筛查后的处理。
6. 疾控机构要掌握结核病突发公共卫生事件的判定标准和处置原则。
7. 疾控机构要掌握现场调查和现场处置的工作流程。
8. 现场调查报告包括初次报告、进程报告和结案报告。

课后练习题

选择题

1. 学校发生结核病聚集性疫情的影响?
A. 学生身体健康、校园正常的教学和生活秩序、社会和谐稳定
B. 学生身体健康
C. 校园正常的教学和生活秩序
D. 社会和谐稳定

2. 关于学生肺结核患者的休学判定标准,下面哪一项不正确?
A. 病原学阳性肺结核患者,包括涂片阳性或培养阳性或分子生物学阳性患者
B. X线胸片显示肺部病灶范围广泛或伴有空洞的菌阴肺结核患者
C. 具有明显的肺结核症状的患者
D. 所有活动性肺结核患者

3. 下面哪一项不属于密切接触者的筛查方法?
A. 肺结核可疑症状调查　　　B. 结核菌素试验　　　C. 胸部X线片检查
D. 痰菌实验室检查　　　E. 结核病抗体调查

4. 下面哪一项是结核病突发公共卫生事件的判定标准?
A. 一所学校在同一学期内发生3例及以上有流行病学关联的结核病病例
B. 一所学校在同一学期内发生5例及以上有流行病学关联的结核病病例
C. 一所学校在同一学期内发生10例及以上有流行病学关联的结核病病例
D. 一所学校在同一学期内发生15例及以上有流行病学关联的结核病病例

第八章 健康教育与心理支持

学习目的

1. 了解"3·24 世界防治结核病日"主题宣传活动、百千万志愿者结核病防治知识传播活动的设计、实施、总结和评估。
2. 了解结核病患者常见的心理问题。
3. 掌握县（区）级防治机构、定点医疗机构和基层医疗卫生机构开展结核病健康教育的主要内容和方法。
4. 掌握重点人群的健康教育内容和方法。
5. 掌握对患者开展心理支持的主要措施。

我国制定的结核病防治健康促进工作的策略是领导开发、社会动员和健康教育。当前结核病防治健康促进工作的重点是动员全社会力量消除结核病危害,力争为达到世界卫生组织提出的"2035 年终止结核病"的宏伟目标而努力。为实现此目标,需要动员组织社会各界力量,通过开展行之有效的健康促进活动,增强地方政府领导对结核病防治工作的关注,促进出台有利于结核病防治工作的政策和措施;同时通过广泛深入地开展健康教育活动,提高公众对肺结核防治知识的知晓程度,提升防范意识,提高结核病患者的发现水平,及早开展全程规范治疗和管理、关怀等工作,从根本上减少肺结核传染源,并预防耐药肺结核的发生。

第一节 健康促进相关活动策划

县（区）防治机构负责所辖地区结核病防治健康促进相关活动的规划和组织实施等工作,包括领导和组织每年"3·24 世界防治结核病日"主题宣传、百千万志愿者结核病防治知识传播活动等大型宣传活动的开展,以及日常宣传有关活动的组织实施,同时还承担对县级定点医疗机构和基层医疗卫生机构开展健康促进活动的技术支持,包括培训、督导和技术指导等。

一、"3·24 世界防治结核病日"主题宣传活动

"3·24 世界防治结核病日"是 1995 年世界卫生组织（WHO）为了纪念 1882 年德国微生物学家罗伯特·科赫发现结核病病原菌而设立,以提醒公众加深对结核病的认识。我国

自 1996 年起,每年的"3·24"期间各省都要组织各级开展一系列的结核病防治宣传和健康教育活动,对提高各级政府履行承诺、加大对结核病防治工作的支持力度、动员各有关部门和全社会共同关注和参与结核病防治工作起到很大的推动作用。县(区)级防治机构每年除参与省、市统一组织的大型主题宣传活动外,还应积极策划、组织、开展实施本地区的公益宣传活动,以加大社会影响力,形成良好的舆论和社会氛围,进一步提升全社会对结核病防治的关注度和支持力度。县(区)级在策划"3·24"宣传纪念活动时应注意以下几方面。

(一)制订"3·24"宣传活动计划

各县(区)要把"3·24"主题宣传活动的开展纳入到本地区每年的结核病防治工作计划和考核指标,建立和完善工作机制,确保活动开展的组织领导和经费支持。

(二)目的和意义

活动的设计和开展要起到进一步提升公众对结核病防治知识的认识,动员更多的社会团体力量和志愿者参与到防治工作中来的目的。

(三)基本原则

立足本地区结核病防治服务体系建设的特点和成效,一方面从提升社会各界公众对结核病防治知识的知晓程度出发设计综合性的宣传活动,尽可能动员社会各部门及各类群众组织参与;另一方面,可有重点地寻找一两个突破口,专门设计开展具有针对性的健康教育活动,如针对流动人口、学校人群、老年人群等。

(四)主题确定

综合性宣传活动的主题以每年国家发布的宣传主题为主,专项宣传活动主题可结合当年本省宣传工作的基本要求有针对性地设计,主题口号要凝练创新,反映当地结核病防治工作的重点。

从 1996 年到 2016 年,已开展的 21 个防治纪念日的宣传主题如下。

第一个 1996 年:我们面临结核感染的危险

第二个 1997 年:防治结核病,人人保健康

第三个 1998 年:结核病——严重威胁人类健康的传染病;实行归口管理,有效控制结核病

第四个 1999 年:依法控制结核病,防止结核病蔓延

第五个 2000 年:动员全社会共同关注结核病

第六个 2001 年:积极发现、治愈肺结核病人

第七个 2002 年:遏制结核　消除贫困

第八个 2003 年:防治结核　造福人民

第九个 2004 年:控制结核病　让每一次呼吸更健康

第十个 2005 年:防治结核,早诊早治,强化基层

第十一个 2006 年:防治结核,坚持不懈

第十二个 2007 年:结核流行广泛,控制从我做起

第十三个 2008 年:控制结核　人人有责

第十四个 2009 年:控制结核　人人有责——关注农民工,共享健康

第十五个 2010 年:遏制结核　健康和谐

第十六个 2011 年:遏制结核　共享健康

第十七个 2012 年:你我共同参与　消除结核危害

第十八个 2013 年:你我共同参与　消除结核危害

第十九个 2014 年:你我共同参与　依法防治结核

第二十个 2015 年:你我共同参与　依法防治结核——发现、治疗并治愈每一位患者

第二十一个 2016 年:社会共同努力　消除结核危害

(五) 方案设计和实施

"3·24"大型宣传活动的方案设计及实施中应注意以下几方面的内容:

1. 活动的名称　应紧扣当年的结核病防治宣传主题。

2. 活动主题　可分总主题和分主题,依据活动设计确定。

3. 主办和协办单位　明确主办及协办的相关单位及部门,并应在方案中明确各自的职责及任务。

4. 活动时间、地点和参加人员　明确活动举办的时间、地点及参加人员。

5. 经费预算　经费预算中应包括材料印制、用品器材、场所租赁、专家咨询及其他相关人员劳务费用支出等。

6. 活动内容　要突出时代特色、突出地方结核病防治特色。活动形式除传统的现场活动、举办讲座、开展知识问答等外,在设计上应力求创新突破,鼓励应用互联网新媒体的传播优势扩大宣传效应;同时要积极利用群众喜欢的热点活动及各类户外活动,如徒步健身、竞技比赛,以及大型的体育、娱乐等活动开展宣传;宣传工作还可与当地特有的民俗习惯结合,以提高公众接受程度。

7. 活动实施　在活动具体实施时,应注意活动场所是否需要提前履行报批手续;如为多部门参与的活动要注意提前邀请;活动材料应提前由相关责任人进行准备;提前确认活动流程的每个环节、参与的人员和具体的活动项目等,必要时可进行彩排。此外,如注意媒体的提前邀约和通稿的撰写;现场活动尽量全程记录等。

8. 总结和考评　活动结束后要及时组织参与部门开展总结,总结的主要内容包括本次活动的组织领导,具体的实施,取得的效果和经验、重点创新和突破,工作建议和下一步设想等方面,把"3·24"宣传活动的开展情况及总结作为机构考评的一项指标。

县(区)级防治机构在策划、组织实施本级活动的同时,还要积极与定点医疗机构和基层医疗机构联系,动员以上机构积极参与活动,同时也鼓励这些机构自行组织开展宣传有关活动,为他们的活动提供技术指导。

二、百千万志愿者结核病防治知识传播活动

百千万志愿者结核病防治知识传播活动(以下简称百千万活动)是在国家卫生健康委的组织领导下,由中国疾病预防控制中心和中国健康教育中心两家机构负责实施,于 2012 年启动实施,旨在动员社会力量参与结核病防治工作,鼓励志愿者积极开展结核病防治知识传播,普及结核病防治核心信息,提高群众自我防病意识,促进肺结核早发现、早治疗。百千万活动的目标是通过建立长期开放的志愿者活动平台,形成国家级百名、省级千名、县(市)级万名志愿者的"百千万"阶梯,由点及面形成传播链,进一步提高全民结核病防治核心信息知晓水平。县(区)级是形成百千万志愿者阶梯的主要力量,大力开展县(区)级志愿者的招募和组织行之有效的宣传活动,对提高公众结核病防治知识的认知将起到很大的推动作用。县(区)级策划开展百千万活动的要点如下。

（一）制订百千万活动的实施方案

县（区）级卫生行政部门应按照省级百千万活动的计划要求制订和印发本地区的实施方案,把方案的制订作为防治工作考核的一项指标,细化活动的组织领导、落实实施、保障措施和效果考评等具体要求。

（二）广泛动员招募志愿者

县（区）级防治机构具体负责志愿者招募的技术指导和技术服务。应通过开展广泛而深入的宣传动员,鼓励医疗机构、学校、社区、企事业单位、公益和民间组织等社会各界人士积极参与到结核病防治知识的公益宣传队伍中来,建立和形成有效的工作机制,常年持续招募,不断扩大志愿者队伍,本级每年招募志愿者的人数与上年相比增长比例不低于 5%,保证志愿者宣传活动的效果和可持续性。

（三）组织开展志愿者活动

县（区）级防治机构作为技术带头机构定期组织本系统志愿者开展防治知识传播活动,可与"3·24"期间的主题宣传活动、"三下乡"活动、以及本地区组织开展的其他健康教育相关活动相结合。同时联合不同人员开展形式多样的宣传活动,如利用学校学生的社会实践、社区居委会组织的健康宣传活动、企事业单位的有组织宣传,尤其要关注在新型防治服务体系下,对定点医疗机构和基层医疗卫生服务机构开展的宣传等。也可鼓励志愿者自主组织开展具有特色的宣传教育活动,防治机构给予相应的技术支持。宣传形式要做到群众喜闻乐见、内容表现要与时俱进、传播方式要开拓创新,充分发挥多媒体合作的优势、以及互联网新媒体的宣传倡导作用。

（四）志愿者活动总结、评优

各县（区）每年要对志愿者活动的开展情况进行总结,包括开展多机构间的活动经验分享和交流相关活动,并建立志愿者评优和奖励的工作机制,将此项工作纳入年度宣传工作计划和年终考评体系。每年从本级推荐部分表现突出的个人（团体）志愿者,参加市级、省级或者国家级组织开展的荣誉表彰等活动,获得荣誉激励的人员（机构）,与个人和机构发展的指标挂钩,提高志愿者活动的热情,提升其工作质量,逐步在更大的范围形成良好的宣传教育氛围。

第二节　健 康 教 育

结核病的健康教育是通过开展一系列的宣传教育活动,传播结核病防治的核心信息,提升公众对结核病的关注度,增强防治意识,促进不良卫生习惯和行为的改善,以达到减少结核病在公众发生和传播的目的。同时通过宣传教育,可提高对结核病发生的防范意识,促进可疑者主动就诊,有助于提高结核病患者的发现水平,促进及早诊断、治疗和康复,有效减少结核病的人群传播。

县（区）级防治机构承担本地区结核病防治健康教育的职能表现在两个方面:一是本机构内常规组织开展和参加上级单位组织的各类健康教育活动;二是承担对辖区内各机构,如定点医疗机构和基层医疗卫生机构开展结核病防治健康教育的技术指导等工作。

一、结核病防治健康教育的主要内容

全社会参与,普及结核病防治知识,提高公众结核病防治素养,促进公众养成有益于结

核病防治的行为习惯和生活方式,是预防结核病的重要手段。2016 年版的结核病防治核心信息及知识要点如下。

（一）肺结核是长期严重危害健康的慢性传染病

1. 结核病又叫"痨病",由结核分枝杆菌引起,主要侵害人体肺部,发生肺结核。

2. 肺结核在我国法定报告甲、乙类传染病中发病和死亡数排在第二位。

3. 得了肺结核如发现不及时,治疗不彻底,会对健康造成严重危害,甚至可引起呼吸衰竭和死亡,给患者和家庭带来沉重的经济负担。

（二）肺结核主要通过呼吸道传播,人人都有可能被感染

1. 肺结核是呼吸道传染病,很容易发生传播。

2. 肺结核患者通过咳嗽、咳痰、打喷嚏将结核分枝杆菌播散到空气中,健康人吸入带有结核分枝杆菌的飞沫即可能受到感染。

3. 与肺结核患者共同居住,同室工作、学习的人都是肺结核患者的密切接触者,有可能感染结核分枝杆菌,应及时到医院去检查排除。

4. 艾滋病病毒感染者、免疫力低下者、糖尿病患者、尘肺病患者、老年人等都是容易发病的人群,应每年定期进行结核病检查。

（三）咳嗽、咳痰 2 周以上,应怀疑得了肺结核,要及时就诊

1. 肺结核的常见症状是咳嗽、咳痰,如果这些症状持续 2 周以上,应高度怀疑得了肺结核,要及时到医院看病。

2. 肺结核还会伴有痰中带血、低热、夜间出汗、午后发热、胸痛、疲乏无力、体重减轻、呼吸困难等症状。

3. 怀疑得了肺结核,要及时到当地结核病定点医疗机构就诊。县（区、旗）、地市、省（区、市）等区域均设有结核病定点医疗机构。

（四）不随地吐痰,咳嗽、打喷嚏时掩口鼻,戴口罩可以减少肺结核的传播

1. 肺结核患者咳嗽、打喷嚏时,应当避让他人、遮掩口鼻。

2. 肺结核患者不要随地吐痰,要将痰液吐在有消毒液的带盖痰盂里,不方便时可将痰吐在消毒湿纸巾或密封痰袋里。

3. 肺结核患者尽量不去人群密集的公共场所,如必须去,应当佩戴口罩。

4. 居家治疗的肺结核患者,应当尽量与他人分室居住,保持居室通风,佩戴口罩,避免家人被感染。

5. 肺结核可防可治。加强营养,提高人体抵抗力,有助于预防肺结核。

（五）规范全程治疗,绝大多数患者可以治愈,还可避免传染他人

1. 肺结核治疗全程为 6~8 个月,耐药肺结核治疗全程为 18~24 个月。

2. 按医生要求规范治疗,绝大多数肺结核患者都可以治愈。患者恢复健康,同时保护家人。

3. 肺结核患者如果不规范治疗,容易产生耐药肺结核。患者一旦耐药,治愈率低,治疗费用高,社会危害大。

二、不同人群开展健康教育的关键信息和方法

（一）面向公众的健康教育

公众是最广大的结核病防治知识的受众群体,要结合本地实际情况,因地制宜,有重点、

有针对性地通过多种方式和多种途径普及结核病防治基本知识。公众健康教育的重点目标是提高公众对结核病防治的意识和素养,倡导科学文明卫生习惯,减少结核病对人们的传播和危害。

1. 关键信息 参考 2016 年版的核心信息及知识要点。

2. 主要方法

常规宣传:在有效利用传统媒体(如电视、广播、电影)、纸质媒体(报纸、杂志、书籍)等基础上,积极探索应用新媒体(如互联网社交媒体、微信、微博)等方式开展结核病防治知识的宣传,也可利用地方 12320 公共卫生热线等宣传平台。社区开展公共卫生均等化服务宣传里应加入结核病防治的健康教育。宣传材料可参考国家、省级和市级开发制作的各类结核病防治健康教育资料。

重大事件宣传:利用有影响的重大事件或重要活动时机开展结核病防治健康教育,扩大和增强宣传效果。如"3·24"世界防治结核病日主题宣传活动,百千万志愿者结核病防治知识传播活动,世界卫生日、艾滋病日等节日,以及区域健康中国建设相关活动等。为突出活动效应,积极动员多部门参与,邀请地方名人参与、动员主流媒体关注和参与等。

典型案例宣传:利用结核病防治展板、影像资料和患者经历等进行情景宣传,通过其中的结核病典型事例,让公众了解肺结核的危害、可疑症状、治疗管理和地方优惠政策等。

(二)对医疗机构开展的健康教育

1. 医疗机构

(1) 关键信息

1) 参考 2016 年版的核心信息及知识要点。

2) 本地区现行的结核病诊治优惠政策。

3) 患者就诊引导的指示信息。

(2) 主要方法

1) 就诊场所张贴结核病防治宣传材料、设置宣传栏、陈设就诊引导牌等。

2) 在院内利用滚动屏、就诊区用有线电视等开展持续宣传。

3) 在接诊室放置宣传材料等。

4) 乡村医疗卫生机构利用广播站定期开展结核病宣传活动。

2. 医务人员

(1) 关键信息

1) 对咳嗽、咳痰 2 周以上的患者要警惕肺结核。

2) 发现疑似肺结核病例,依法报告、转诊。

3) 要对疑似肺结核患者及家属进行健康教育。

4) 对患者现行执行的诊疗优惠政策。

5) 患者的服药治疗管理。

6) 感染控制的防范和管理。

(2) 主要方法

1) 定期组织开展培训和考核等。

2) 有关材料的发放和学习。

3. 结核病患者 痰菌阳性肺结核患者是肺结核的主要传染源,也是治疗管理的重点对象。患者健康教育的目的是使其坚持完成全程规范服药治疗、定期复查和接受管理、避免可能传染他人的行为,同时要对因肺结核出现心理问题的患者开展心理支持治疗,树立自信心,争取早日康复。

(1)关键信息

普通结核病患者:

1)坚持完成6~8个月的规范治疗是治愈肺结核的关键,也是避免形成耐药的关键。

2)只要配合医生、遵从医嘱,严格坚持规律服药,绝大多数肺结核是可以彻底治愈的。服用抗结核药物1个月以后,传染性一般就会消失。

3)按时取药,定期复查,出现身体不适要及时就医,切勿擅自停药。

4)如果不遵从医嘱,不按时服药,不完成全疗程治疗,就会导致初次治疗失败,严重者会发展为耐多药结核病。治疗疗程明显延长,治愈率也会大大降低,甚至终生不愈。治疗费用也会大幅度增加。如果传染给其他人,被传染者一旦发病也是耐药结核病。

5)抗结核药物宜采用空腹顿服的服药方式,一日的药量要在同一时间一次服用。应放在阴凉干燥、孩子接触不到的地方。夏天宜放在冰箱的冷藏室。

6)常见的不良反应有:胃肠道不适感、恶心、皮肤瘙痒、关节痛、手脚麻木等,严重者可能会出现呕吐、视物不清、皮疹、听力下降等;当出现上述任何症状时,应及时和医生联系,不要自行停药或更改治疗方案。服用利福平后出现尿液变红、红色眼泪现象为正常现象,不必担心。为及时发现并治疗不良反应,每月应到定点医疗机构进行血常规、肝肾功能复查。

7)治疗期间复诊查痰:查痰的目的是让医生及时了解患者的治疗状况、是否有效,是否需要调整治疗方案。初治肺结核患者应在治疗满2个月、5个月、6个月时、复治肺结核患者在治疗满2个月、5个月、8个月时、耐多药肺结核患者注射期每个月、非注射期每两个月均需复查痰涂片和培养。正确的留痰方法是:深呼吸2~3次,用力从肺部深处咳出痰液,将咳出的痰液留置在痰盒中,并拧紧痰盒盖。复查的肺结核患者应收集两个痰标本(夜间痰、清晨痰)。夜间痰:送痰前一日,患者晚间咳出的痰液;清晨痰:患者晨起立即用清水漱口后,留存咳出的第2口、第3口痰液。如果患者在留痰前吃过东西,则应先用清水漱口,再留存咳出的第2口、第3口痰液;装有义齿的患者在留取痰标本前应先将义齿取出。唾液或口水为不合格标本。

8)如果患者需要短时间的外出,应告知医生,并带够足量的药品继续按时服药,同时要注意将药品低温、避光保存;如果改变居住地,应及时告知医生,以便能够延续治疗。

9)生活习惯及注意事项。患者应注意保持良好的卫生习惯。避免将疾病传染他人,最好住在单独的光线充足的房间,经常开窗通风。不能随地吐痰,也不要下咽,应把痰吐在纸中包好后焚烧,或吐在有消毒液的痰盂中;不要对着他人大声说话、咳嗽或打喷嚏;传染期内应尽量少去公共场所,如需外出应佩戴口罩。

吸烟会加重咳嗽、咳痰、咯血等症状,大量咯血可危及生命。另外抗结核药物大部分经肝脏代谢,并且对肝脏有不同程度的损害,饮酒会加重对肝脏的损害,降低药物疗效,因此在治疗期间应严格戒烟、禁酒。要注意休息,避免重体力活动,加强营养,多吃奶类、蛋类、瘦肉等高蛋白食物,还应多吃绿叶蔬菜、水果以及杂粮等富含维生素和无机盐的食品,避免吃过于刺激的食物。

10)现行的诊疗优惠政策。

耐药结核病患者:除参考以上的5)~9)条外,耐药结核病患者的健康教育核心信息还包括：

1）耐药结核病病情严重，不坚持规范治疗可引发耐多药和广泛耐药，出现几乎无药可治的情况。

2）耐药结核病治疗时间一般为1年半到2年。

3）耐药结核病患者治疗期间要通过戴口罩、减少外出、房间通风、不随地吐痰、痰液要经焚烧等消毒处理避免传染给他人。

4）耐药结核病患者要在指定的市级医疗机构进行住院治疗，出院后的治疗复查要到指定医疗机构。

（2）主要方法

1）到医疗卫生机构就诊时的健康教育。可通过口头、电子屏幕、移动电视、黑板报、图片、宣传手册、传单等宣传资料。医生对患者首次就诊时面对面的健康教育时间应不少于20分钟。

2）患者确诊后治疗时的健康教育。医生应根据患者的病史、排菌情况、病程、疗程阶段、是否出现不良反应、治疗后痰菌阴转等具体情况开展治疗依从性、预防肺结核传播、生活注意事项及督导服药等相关知识的宣传。同时告知现行的优惠政策，有助于患者的配合治疗，对不住院治疗的患者，医务人员要加强与患者及家属的交流。

3）患者与家属及患者之间的健康教育。医疗机构应根据患者治疗及心理变化情况，举办患者及家属参加的座谈会，或在患者中开展同伴教育，使他们相互交流治疗经验并获得心理支持。

4）基层医疗卫生机构（乡镇卫生院/社区卫生服务中心、村卫生室/社区卫生服务站）人员第一次入户随访时要对患者的居住环境（如居家人口、通风换气情况）及生活方式（如吸烟、饮酒情况）等进行评估，告诉患者及家属做好防护工作，防止传染，同时对患者及家属进行结核病防治知识宣传教育。

5）在农村地区，村医要开展肺结核患者的健康管理服务。

（三）对重点人群开展的健康教育

人群分类	关键信息	主要方法	承担机构	备注
密切接触者	1. 肺结核是通过呼吸道传播的传染病 2. 做好个人防护，如锻炼身体提高自身抵抗力、提醒患者佩戴口罩、尽量让患者独居、多开窗通风 3. 关爱结核病患者，积极鼓励患者要树立自信心，减少恐惧心理 4. 如自身出现咳嗽、咳痰要及时到定点医疗机构进行结核分枝杆菌感染和肺结核筛查 5. 要督促患者按时服药和定期复查，坚持完成规范治疗	1. 面对面健康教育 2. 发放有关宣传材料	防治机构 医疗机构 校医	
教师和学生	对教师： 1. 2016年版核心信息及知识要点 2. 结核病检查是学校常规体检项目之一	1. 对学校分管防病工作的校领导、医务室医生和老师进行结核病知识培训	防治机构 校医	

续表

人群分类	关键信息	主要方法	承担机构	备注
教师和学生	3. 教师有义务对学生开展结核病防治健康教育,并督促咳嗽、咳痰 2 周以上的学生及时就医 4. 学校依据结核病定点医疗机构的诊断证明,管理学生患者的休学、复学 5. 关爱患结核病学生,不歧视 对学生: 1. 2016 年版核心信息及知识要点 2. 怀疑得了肺结核病要尽快报告老师,并及时到当地结核病定点医疗机构接受检查 3. 痰中没有查到结核分枝杆菌的患者不具有传染性,不要恐慌;要关爱患结核病的同学,不歧视	2. 对学生开展健康教育课、主题班会、知识竞赛等 3. 利用适于学生的宣传材料,如动画、小画册、笔记本、校园广播、板报等 4. 发《致家长的一封信》。将结核病防治知识向家庭辐射 5. 建立学生健康体检制度		
流动人口	1. 2016 年版核心信息及知识要点 2. 肺结核诊治的优惠政策不受户籍限制 3. 患者尽量留在居住地完成全程治疗,如必须离开,应主动告知主管医生,并由医生为其办理转出手续,以便患者返乡后可以继续接受治疗管理 4. 患者返乡或到新的居住地后,要主动到当地结核病定点医疗机构继续接受治疗管理	1. 入职和从业培训 2. 在流动人口聚集场所张贴各种宣传材料 3. 在流动人口中发展志愿者	防治机构 社区 职业所在机构	
老年人群	1. 2016 年版核心信息及知识要点 2. 老年人体检时开展结核病筛查	1. 社区举办讲座等 2. 发放宣传材料 3. 体检	防治机构 社区	

第三节 患者心理支持

一、患者心理支持的作用和意义

结核病患者与其他疾病的患者一样,会因病产生很大的心理压力,甚至在疾病的折磨下罹患焦虑、抑郁、精神萎靡等心理疾患。心理支持能帮助患者和家属正确了解这种心理过程,学习适应与疾病斗争的生活,增强患者的信心和意志,使其用正确的心态来面对逆境,用有效的治疗和适度的心理调适战胜疾病,获得康复。心理支持是结核病治疗的辅助手段,对帮助改善患者在治疗过程中的生活质量可以起到积极的作用。

二、结核病患者常见的心理问题

(一)焦虑、恐惧心理

部分肺结核患者由于对结核病的防治知识缺乏正确认知,担心自己的疾病不能痊愈、又怕传染给家人、怕受歧视不愿让周围人知道,容易出现焦虑、恐惧的心理,另有些患者由于治疗效果不佳而产生悲观失望的情绪,不安心治疗,认为自己得了不治之症,因而整日处于焦灼和精神紧张状态。

（二）悲观、绝望心理

部分患者患病后,担心受到亲人、朋友、同事的歧视,担心影响家庭关系、影响就业等,自觉低人一等,不愿与外界接触,与亲人或同事、朋友等存有心理隔阂,情绪低落。更有长期受病痛折磨或家庭负担比较重的患者,感觉治愈无望,甚至产生轻生念头。

（三）孤独、寂寞心理

肺结核是一种传染性疾病,特别是排菌的患者需要隔离治疗,亲朋好友会有意无意疏远患者,使其感到受冷落,不愿与人接触,进而产生寂寞、孤独感。

（四）依赖、偏执心理

长期患病或病情较重的患者,会产生失落感,导致求助心理上升,希望得到医护人员、家庭及朋友的爱护、同情,对家人和社会存在过分地依赖和要求,一旦不被理解或不能满足,可能导致不服从治疗管理。

（五）拒绝、不在乎心理

多见于青壮年患者,常因入职健康检查等被发现,无明显自觉症状,对疾病危害性认识不足,存在满不在乎心态和不愿意接受治疗的情况。

（六）盲目乐观心理

常发生在治疗继续期,患者由于病情很快好转,而认为结核病已经治愈或者很容易治愈,不按时服药也没有关系的错误观念,产生盲目乐观的心态,这可能导致患者不遵医嘱按时服药,治疗依从性下降。

（七）内疚、惭愧心理

患者因担心治疗影响工作,担心治疗经费高昂给家庭带来负担而常感到内疚、惭愧,觉得对不起家人。

三、常见心理问题的处理

（一）了解患者心理状况,尊重患者,保护好其隐私

主动与患者交流,向患者详细讲解有关结核病的治疗方法、各种注意事项和自然疗程,使患者在第一时间了解病情,解除思想顾虑,并通过治愈患者的实例来教育他们,提高他们对结核病预后的认识,从而树立战胜疾病的信心。

（二）关心、爱护结核病患者,消除对患者的歧视

在全社会范围普及结核病防治知识,开展广泛的社会宣传,消除公众对结核病的恐惧及对结核病患者的歧视。对结核病患者给予更多的关心,了解其诊断、治疗过程中存在的困难,帮助患者解决、缓解其压力。

（三）寻求家庭的心理支持

复治肺结核患者,大多为治疗不当,或耐药等各种原因造成的初治失败,随着病程延长,有的家庭成员失去耐心,产生抱怨情绪,还怕被传染。因此,家庭成员也应接受肺结核科普知识宣传教育,正确认识结核病,多给予患者心理支持,从而达到治愈患者的目的。

培训要点

1. "3·24"世界防治结核病日主题宣传是结核病防治健康促进工作的重要环节,其活动的策划、组织实施及保障措施关系到开展的具体效果。应把每年"3·24"活动的开展及总结纳入机构防治工作的计划和考核评估。
2. 县(区)级万名志愿者的培养阶梯对提升公众防治知识的认知至关重要,要在可持续和创新层面谋划和发展百千万志愿者结核病防治知识传播活动,并将其纳入防治工作的考评体系。
3. 结核病健康教育的核心信息(2016年版)(略)。
4. 对定点医院、医务人员、患者开展不同形式的健康教育活动,在传播核心信息上也有针对性。
5. 对密切接触者、流动人口、学校结核病防治健康教育应重视和采取不同的措施。
6. 结核病患者常见的心理问题及应对。

课后练习题

简答题

1. 结合本地区实际简要设计一份"3·24"活动方案。
2. 简要撰写一份本地区开展百千万活动的年度总结。
3. 2016年版的结核病防治核心信息是什么?
4. 对医务人员和患者开展健康教育的核心信息和主要方法是什么?
5. 如何在学校开展结核病防治健康教育?
6. 简述对普通结核和耐药结核病患者开展健康教育核心信息的异同点。
7. 简述结核病患者常见的心理问题及应对措施。

第九章 培训

学习目的

1. 了解培训的定义,熟悉培训需求分析信息的收集渠道及方法。
2. 了解结核病防治中不同机构的相关职责以及根据其工作职责需要设计的培训班种类、培训班课程内容。
3. 掌握根据培训需求分析结果进行培训班、培训课程、培训内容及培训方法的设计。
4. 掌握各种培训方法的要点。
5. 掌握培训评估的方法。

结核病防治的培训工作是提高与结核病防治相关机构人员素质,改善其《规划》执行能力,确保结核病防治工作质量的重要措施。通过多种方式对各级各类相关机构业务人员的培训,使他们熟悉和掌握结核病防治工作的政策法规、技术策略、技术规范,提高和改善结核病防治人员的管理水平和业务技术水平,不断提高其《规划》及项目的实施能力和对结核病患者的服务水平。

第一节 培训计划的制订

一、培训的定义

培训是一个过程。这个过程中,培训师借助于课程设计的各种方法和技巧,将知识和技能传授给接受培训的员工,从而提升员工的能力,改进他们的技能,并使他们转变原本不适当的态度。

二、培训需求分析及培训目标确定

培训需求分析,是指通过对学员完成(或应该完成)某项工作所需的知识、技能和态度进行分析,以得到学员对培训的实际需求,为培训目标和内容的制订提供客观依据。

(一)培训需求数据收集

培训需求分析的数据主要来源于以下几方面。

1. 督导工作数据 由此而来的相关数据可以充分地反映员工的工作状态和工作效果,且数据可以全面地涉及员工工作的各个方面,可以作为年度培训班设计的重要依据。

2. 专项调研数据 由此而来的相关数据常常可以反映存在问题较深层次的原因,可以根据这些数据对某一领域的培训班进行更有针对性的培训设计。

3. 既往培训数据 此类数据往往可以反映目前所有不同层级的员工接受不同领域培训的状况,通过对数据的分析,可以较好地了解既往培训对不同领域的覆盖程度,再结合督导所获得的数据,可以为培训班及培训课程的设计提供依据。

4. 其他数据 员工调动数据、知识更新领域及数量、培训资源(包括师资数量、师资能力、经费、时间等),也都是年度培训班设计及培训课程设计中应考虑的重要内容。

(二)培训需求分析

培训需求分析的意义在于通过对客观数据的分析,得出员工最需要提高质量的工作领域、工作内容,从而可以针对这些领域及工作内容进行培训设计。对工作内容、方法、程序的错误理解、工作调动、工作内容增加、知识的更新等原因,学员的工作能力会与工作要求之间出现差距,通过培训需求分析,可以了解员工的这些差距,从而确定培训的目标、内容、方法。

需要注意的是,许多表现为工作能力方面的问题常常并不是因为员工知识不足、技术能力差或者态度不佳,而是由机构自身的原因导致的(例如制度、结构不完善导致的员工缺乏工作积极性等),这种需求则不是通过培训能够解决的。

在进行下一年度的培训班设计前,应对所有收集到的培训需求数据进行分析,找到辖区内员工最需要开展培训的领域及培训内容,并将对这些信息的分析与年度培训资源进行综合考虑后开展培训设计。

三、培训设计

培训设计涉及培训班设计、培训课程设计、培训内容设计及培训方法设计 4 个层面。

(一)培训班设计

根据培训需求分析所找出的员工最需要通过培训解决问题的几个重点领域后,结合年度培训资源,确定下一年度可以举办哪几个领域的培训班。

(二)培训课程设计

确定培训班的领域后,应对在本领域中员工最容易出现哪些问题进行分析,找出该领域的重点学习内容。

例如:在肺结核患者治疗管理培训班中,共有①结核病流行病学;②肺结核诊断及鉴别诊断;③肺结核患者治疗管理;④肺结核患者的并发症及危重症处理;⑤肺结核患者治疗中的不良反应;⑥肺结核登记报告及信息管理等 6 门主要课程,通过对培训需求信息的分析,发现员工对肺结核患者的治疗管理、肺结核登记报告及信息管理两方面的内容比较生疏,因此在培训课程的设计中,应重点加大的这两门课程的时间比重,并通过进一步的培训内容、培训方法的设计获得更好的培训效果。

(三)培训内容设计

确定培训课程后,应针对员工最容易出现的问题进行分析,找出本课程中的重点内容。

例如:通过对培训需求数据的分析,发现员工在患者治疗管理工作中,对督导员的选择、治疗转归判断、不良反应处理、健康教育几方面的工作不够熟悉,因此在肺结核患者治疗管理课程设计中,重点针对以上内容进行讲解及练习。

(四)培训方法设计

针对知识、技能及态度,可以采用不同的培训方法以取得较好的培训效果,因此在确定培训重点内容后,应有针对性地设计不同的培训方法。

例如:在以上所设计督导员的选择、治疗转归判断、不良反应处理、健康教育4个重点内容中,督导员的选择可以设计为小组讨论,治疗转归判断可以设计为课堂案例练习、不良反应处理可设计为案例分析、健康教育可以设计为角色扮演等。

第二节 不同机构的培训内容及方法

在结核病防治体系中,不同机构承担着不同的工作职责,分别负责结核病防治的疫情监测和报告、诊断治疗、感染控制、转诊服务、患者管理、宣传等工作,因此应根据相关机构的工作职责设计培训班,并根据培训内容采用不同的培训方法,以期取得最好的培训效果。

一、不同机构的培训内容

(一)定点医疗机构

定点医疗机构在结核病防治工作中的职责为:①负责肺结核患者诊断治疗,落实治疗期间的随访检查;②负责肺结核患者报告、登记和相关信息的录入工作;③对传染性肺结核患者的密切接触者进行检查;④对患者及其家属进行健康教育。

根据以上工作职责,对其相关人员的培训应重点考虑设计的培训班为:

1. 诊断治疗管理培训班,其内容可包括:

(1)结核病流行病学;

(2)肺结核诊断及鉴别诊断;

(3)肺结核患者治疗管理;

(4)肺结核患者的并发症及危重症处理;

(5)肺结核患者治疗中的不良反应;

(6)肺结核登记报告及信息管理。

2. 实验室诊断培训班,其内容可包括:

(1)实验室诊断技术及操作;

(2)实验室生物安全及废弃物处理;

(3)抗酸染色和痰培养标准化操作;

(4)药物敏感性测定;

(5)结核分枝杆菌快速检测技术;

(6)菌株的保存、运输及相关法律法规;

(7)实验室的内部质控及外部质量评价。

(二)疾控机构

疾控机构在结核病防治工作中的职责为:①协助卫生行政部门开展规划管理及评估工作;②收集、分析信息,监测肺结核疫情;及时准确报告、通报疫情及相关信息;开展流行病学调查、疫情处置等工作;③组织落实肺结核患者治疗期间的规范管理;④组织开展肺结核或者疑似肺结核患者及密切接触者的追踪工作;⑤组织开展结核病高发和重点行业人群的防治工作;⑥开展结核病实验室检测,对辖区内的结核病实验室进行质量控制;⑦组织开展结核病防治培训,提供防治技术指导;⑧组织开展结核病防治健康教育工作;⑨开展结核病防治应用性研究。

根据以上工作职责,对其相关人员的培训应重点考虑设计的培训班为:

1. 肺结核规划管理培训班,其内容可包括:结核病防治工作规划制订及实施;结核病防治工作计划的制订及实施;结核病防治规划评估;肺结核患者发现;肺结核治疗及管理;耐多药结核病防治;TB/HIV 双重感染防治;学校结核病防治;健康促进与心理支持;感染控制;药品管理;结核病信息系统的使用;结核病监测信息的分析与利用;督导、考核与评估。

2. 登记报告及信息管理培训班,其内容可包括:肺结核患者登记报告管理系统;结核病重要监测指标;疫情登记报告的及时性、完整性及异常数据识别;患者发现及治疗管理数据分析;现场核查及数据分析;监测及评估系统。

3. 药品管理培训班,其内容可包括:药品组织管理;药品采购和分发;在库药品的管理。

4. TB/HIV 双重感染培训班,其内容可包括:结核分枝杆菌/艾滋病病毒双重感染防治工作的实施;患者发现;治疗管理。

5. 健康教育培训班,其内容可包括:结核病防治中的健康促进策略;健康促进需求评估;针对不同人群的健康促进;患者心理支持。

6. 感染控制培训班,其内容可包括:感染控制的风险评估;感染控制计划的制订和实施;感染控制中的组织管理;感染控制中的环境工程;感染控制中的个人防护。

7. 实验室诊断培训班,其内容可包括:实验室诊断技术及操作;实验室生物安全及废弃物处理;抗酸染色和痰培养标准化操作;药物敏感性测定;结核分枝杆菌快速检测技术;菌株的保存、运输及相关法律法规;实验室的内部质控及外部质量评价。

8. 督导评估培训班,其内容可包括:督导程序和方法;督导内容;考核与评估。

（三）非定点医疗机构

非定点医疗机构在结核病防治工作中的职责为:①指定内设职能科室和人员负责结核病疫情的报告;②负责结核病患者和疑似患者的转诊工作;③开展结核病防治健康教育工作。

根据以上工作职责,基层医疗机构培训班可以涵盖对其相关人员培训的重点内容:

1. 转诊、报告　肺结核可疑症状者的识别及转诊、结核病疫情登记报告。

2. 健康教育　肺结核患者及家属健康教育的基本信息、开展健康教育的方法。

（四）基层医疗机构

基层医疗机构在结核病防治工作中的职责为:①负责筛查、转诊及追踪肺结核或者疑似肺结核患者及有可疑症状的密切接触者;②负责肺结核患者居家治疗期间的督导管理;③对辖区内居民开展结核病防治知识宣传;④当患者停止抗结核治疗后,要对其进行结案评估。

根据以上工作职责,基层医疗机构培训班可以涵盖对其相关人员培训的重点内容:

1. 筛查、转诊及追踪　肺结核可疑症状者的筛查、肺结核患者转诊、追踪流程及方法。

2. 第一次入户随访　督导人员的确定、患者居住环境的评估、发现异常情况的处理、对患者及家属进行结核病防治知识宣传教育。

3. 督导服药和随访管理　结核病患者服药督导管理、随访评估、分类干预、不良反应识别及处理。

4. 健康教育　肺结核患者及家属健康教育的基本信息、开展健康教育的方法。

5. 结案评估　结核病患者停止抗结核治疗后的结案评估方法。

二、培训方法

培训的目标包括:理论知识的学习、工作技能的掌握以及工作态度的转变。

在这 3 类培训目标中,理论知识的学习及评价知识掌握程度相对容易。例如,当进行遏制结核病策略的学习时,其培训目标为:学员能熟练掌握遏制结核病策略的 6 个要点,能够不参考笔记对知识要点加以阐述则可视为达到了培训目标。知识性的培训目标通常可以通过培训课程前后的测试题来检验是否达到了培训目标。

工作技能的掌握比较困难,通常需要通过大量的练习才能实现。例如,网络专报培训课的目标为学员能正确地进行网络专报,这种目标需要通过培训中的练习达到;技能性的目标通常可以通过培训课程后的督导而检验是否达到了培训目标。

工作态度的转变是最困难的,且这一转变通常涉及较多方面的因素,需要相当长的时间,容易反复。例如,DOTS 治疗管理督导员培训课程的目标为学员能正确对待不能按时规律服药患者,这种目标也需要通过培训中相关的态度练习或角色扮演达到。

培训最终改变的是员工的工作行为,而这一行为是知识、技能、态度三者的结合,培训方法是用来开发人们的知识、技能和态度,进而改变人们行为能力的手段。设计培训课程时必须考虑用什么方法能把信息更有效地传达给学员(即培训方法的选择),选择适当的培训方法时应考虑的因素包括:①培训目标的种类(知识、技能、态度);②学员的参与程度(培训是以教师为中心还是以学员为中心);③其他不确定因素:如培训时长、学员的经费、学员的数量、辅助设施等。在设计课程时,培训老师应结合具体的培训目标(知识、技能、态度)选择适当的培训方法。

(一)演讲(授课)

演讲具有广义和狭义之分,这里所说的演讲是指培训中的演示和讲解,是培训师用来传递信息、理论或原理的一种方法。演讲的方式有多种,可以是讲座的形式,有时也可以通过提问和讨论让学员参与。与其他培训方法相比,演讲的内容更多的来源于培训老师。

在培训中演讲通常用于向学员介绍一些新的知识,为他们提供这些知识的概况、数据等;与其他培训方法比较,演讲的优点在于能够在短时间内比较系统地传播更多的知识和素材。但演讲也有它的弱点,即演讲往往是老师的单向灌输,学员较少有机会参与,因此不大容易一下子记住演讲内容,除非演讲之后使用实践性较强的方法加以强化。因此如果培训目的是想要学员改变行为或某些技能时,可以先利用演讲介绍知识,再利用小组讨论、角色扮演等其他方法强化学员的记忆。

(二)示范与练习

示范是由老师向学员演示做某事的方法,通常用于教授可以操作的技能时,老师按流程逐步演示操作的过程,并可在其后由学员按照同样的步骤进行模仿操作练习。例如在讲到结核病患者的服药管理时,老师可以首先讲解面对面的督导服药包括哪些步骤,如询问患者现状→为患者准备药→监督服药→在服药卡上进行记录。再逐步地按上述步骤进行演示,并在演示的过程中说明在这一步骤中需要注意的事项;然后请 1~2 名学员按上述步骤进行操作练习,并在操作练习后由培训老师对练习中出现的问题组织讨论、进行讲解,也可进行反复练习直到学员完全掌握。这类培训方法通常用于新员工培训。也可直接由学员参照既往的工作经验进行练习,练习后由其他学员及培训老师对练习中出现的问题进行讨论。这类培训方法通常用于老员工复训。

(三)小组讨论

小组讨论可让学员分享彼此的经验和想法或是一起解决问题。这种方法可以提高学员解决问题的能力,并帮助学员相互学习。小组讨论主要用于针对某一领域的观点容易出现歧义时,可以通过这种培训方法统一认识,小组讨论也可与案例分析、角色扮演等培训方法结合。

(四)案例分析

案例分析通常是在理论的讲授之后,借助对一个真实的或假设情况的分析对案例中涉及的理论知识中的难点进行讨论,从而澄清理论内容或找出解决难题的方法。

例如在讲到患者的治疗管理时,对于患者中断服药后的处理就可能有的学员搞不大清楚,因此可以提出 1~2 个案例,可以是真实的案例,也可以是根据容易出现错误的环节虚拟的案例,请学员一起对案例进行分析,通过对不同情况的分析,对中断服药后的处理形成一个完整而系统的概念。

案例分析通过讨论特定情况下的常见问题,使学员可以联系自己的实际情况分析问题的症结所在,从而为提高自身分析和解决问题的能力找到一条较好的途径。

由于通常是在学习的过程中对假定的情况进行分析,其结论和结果不会像在实际工作中做结论一样产生真实的效果,因此没有风险;学员能够与其他的学员一起讨论案例发展方向,通过争论和互相启发,得出明晰的解决问题的思路,也可以同时锻炼自己与团队协作解决问题的能力。

(五)角色扮演

角色扮演是培训课程中经常使用的方法,其目的往往是为了展示某一特定情境以及人们在该情境中有何反应。另一个目的是让学员体验特定的问题情境,并帮助他们在模拟的环境中找出解决问题的办法。角色扮演为理论联系实际提供了一个模拟的环境。学员可以有机会在角色扮演中应用所学的知识。如果设计合理,角色扮演能够引发学员的兴趣,为学员提供一个动态的学习环境。在这个过程中,通过强调了感觉和情绪在处理许多问题(尤其是人际关系相关问题)时所发挥的重要性,学员能够修正自己原本不大适当的态度和看法。

第三节　培训的考核与评估

培训评估通常分为非正式评估和正式评估。非正式评估是主观性的,是对培训的感觉,而不是用事实和数字加以说明。正式的评估,具有详细的评估方案、测度工具和评判标准。它尽量不含有主观因素的影响。正式的培训评估一般均有量化的培训评估方法,包括培训测试、培训评估表。培训评估应尽可能量化,数据应保证真实、可靠。目前培训的考核与评估采用培训测试、培训即时效果评估以及培训效果中长期追踪等不同方式。

一、培训测试

培训测试是检测培训效果的方法之一,可以有效地针对培训内容了解学员对培训内容的理解和掌握情况。

(一)培训前测试

培训前测试的主要目的为了解学员培训前对拟培训内容的理解和掌握情况,培训前测试的结果可以为培训师提供、调整培训内容重点的客观依据。

培训前测试题一般应根据本次培训班的培训重点内容进行设计,测试以选择题或填空题的形式进行,测试时间以 15 分钟以内为宜。

培训前测试后,培训师应对培训前测试的结果进行分析,对学员答错率较高的题目所涉及的内容进行重点讲解及讨论。

(二)培训后测试

培训后测试的主要目的为了解学员培训后对培训内容的理解和掌握情况,可以采用和培训前测试的同一套测试题。

(三)培训测试数据分析

测试后,培训师应对培训前后测试数据进行分析,对培训前后答错率均较高的测试题相关的培训内容、培训方法进行分析,找出培训中学员仍然未能很好理解的原因,提出改善培训的方法,并应用于下一次的同类培训中。

二、培训评估

(一)学员基本信息

学员基本信息的收集、保存及分析是改善培训的重要依据之一,通过对学员基本信息的收集,可以有效了解基层接受培训的情况,避免同一内容反复培训、同一学员反复培训所导致的培训资源浪费情况的发生。

学员的基本信息应包括姓名、年龄、工作单位、职务、所负责工作、已接受培训的相关信息(包括接受培训班种类、次数等)。

每次培训班学员的基本信息收集后,应对相关信息进行录入管理,并定期进行培训数据分析,作为培训班设计及学员招收的客观依据。

(二)学员培训评估

培训班后,应即时由学员对本次培训班进行评估,评估的培训项目包括培训材料、培训方法、培训师资、培训组织、培训效果等,可以通过填写选择题及开放式评估答题的方式进行。

(三)学员培训效果追踪

培训后,应对学员的培训学习效果进行近期及中长期效果追踪,追踪可以以学员填写培训效果追踪表的形式进行,也可以通过电话开展效果追踪,还可以通过督导或专项调研获得培训效果评估数据。追踪内容应围绕本次培训的要点开展,以工作效率的提高为目标。

培训近期追踪开展时间一般为培训后 1 个月,中期追踪开展时间一般为培训后 6 个月,长期追踪开展时间为培训后 12~24 个月。

(四)培训评估信息分析

培训评估信息是改善培训工作的重要客观依据,因此应加以重视,在培训评估信息收集后定期对相关的信息进行汇总及分析,尤其是在设计下一次培训班前,应对分析数据进行整理,找出本次培训中的不足、培训内容中学员不易掌握的要点,作为下一次培训设计的重要依据。

培训要点 •

1. 培训的定义:培训是一个培训师借助于课程设计的各种方法和技巧将知识、技能传授给学员,使其提高能力,改变其行为的过程。

2. 培训需求分析是对相关数据进行分析,从而获得制订培训目标和内容的客观依据。

3. 培训设计涉及培训班设计、培训课程设计、培训内容设计及培训方法设计 4 个层面。

4. 应根据不同机构的不同工作职责开展不同类型的培训。

5. 培训的目标包括理论知识的学习、技能的掌握以及态度的转变。不同的培训方法具有不同的效能,应根据学员的需求进行培训方法的设计。

6. 培训方法主要包括授课、示范与练习、小组讨论、案例分析、角色扮演等。

7. 培训评估是改善培训的重要依据,评估应尽可能量化,数据应保证真实、可靠。

8. 培训评估方式包括培训前后测试、培训即时评估、中长期培训效果追踪。

课后练习题

一、填空题

1. 培训设计＿＿＿、＿＿＿＿＿＿、＿＿＿＿＿＿、＿＿＿＿＿ 4 个层面。

2. 请写出常用的 4 种培训方法＿＿＿、＿＿＿＿＿＿、＿＿＿＿＿＿、＿＿＿＿＿＿。

3. 请写出常用的培训评估的方法＿＿＿、＿＿＿＿＿＿、＿＿＿＿＿＿、＿＿＿＿＿＿。

二、简答题

请简述培训需求分析的数据来源。

第十章　感染控制

学习目的

1. 掌握结核感染控制措施的主要内容。
2. 掌握不同区域的结核感染控制要求和措施。
3. 掌握对结核感染控制措施实施状况进行评价的方法和操作。
4. 掌握医用防护口罩的适合度测试方法和佩戴方法。

医疗卫生机构人群密集,空气流通不畅,极易导致结核分枝杆菌在医院内传播。加强医疗卫生机构内的结核病感染控制,阻断结核分枝杆菌空气飞沫传播,减少机构内感染,可有效保护医务人员、患者及其家属的身体健康,避免因结核感染而导致卫生人力资源损失。结核感染控制应成为我国结核病防治工作的优先领域,也是目前我国结核病预防控制工作中需要重视的环节。

第一节　结核感染控制措施

结核感染控制是一系列有助于减少结核病在医疗卫生机构、人口聚集场所和患者家庭中传播的措施。结核感染预防控制主要由组织管理和 3 种控制措施组成。其中,3 种控制措施包括管理措施、环境和工程控制措施及个人防护。

一、组织管理

组织管理主要包括如下内容:

1. 建立结核感染控制委员会。

2. 对机构内任何接触患者的区域(例如:门急诊、病房、实验室和留痰室等)进行结核感染风险评估。

3. 制订结核感染控制计划,包括人员、物品和经费等内容。

4. 对结核感染控制措施的覆盖范围、质量和效果等实施监控与评价,确保各项控制措施的持续不断加强、效果不断提升。

二、控制措施

(一)管理控制措施

管理措施是结核感染控制的第一道防线,是环境和工程控制以及个人防护措施顺利开展的基础和前提。管理措施是在诊断治疗传染性肺结核患者过程中,通过采取一系列控制措施防止飞沫核产生,从而降低感染结核分枝杆菌的风险。

管理措施主要包括:

1. 对就诊者进行肺结核可疑症状筛查;

2. 尽早将疑似肺结核患者/结核病患者与其他患者分开,尽早就诊;

3. 对结核病患者进行咳嗽礼仪教育;

4. 对医务人员进行培训。

(二)环境和工程控制措施

环境和工程控制措施,主要包括医疗建筑布局的合理设计与设置、通风和消毒。采用何种环境和工程控制措施,要依据当地的自然气候及社会经济状况而定。主要的环境和工程控制措施是通风和紫外线照射消毒。根据各地的条件和评估结果,可以考虑使用高效空气过滤器。其他措施(如空气消毒器和化学消毒等)对预防结核病的传播还没有充分的科学依据,可作为一种公共的感染控制措施。

通风是将新鲜的室外空气或经过滤处理的室内空气排放到某一空间,将气体分布到整个空间,同时让部分空气排出此空间,从而稀释此空间可吸入感染性微滴核浓度的过程。在此过程中需要注意两个问题,即通风量和通风方向。

通风量通常以"每小时换气次数(ACH)"表示(计算公式如下)。当每小时流入房间的空气量与室内容积相同时,为 1 个单位 ACH。为了降低结核分枝杆菌空气传播的危险,国际上一般认为至少需要 12 个单位 ACH。

$$ACH = \frac{每小时空气进入量或排出量(m^3)}{室内容积(m^3)}$$

通风方向应始终保持从清洁区到污染区。通常将气体从建筑物后面排放到室外,而不是排放到候诊区。通风分为 4 种类型,即自然通风、机械通风、自然机械混合通风和温度控制。

紫外线能杀灭包括结核分枝杆菌在内的微生物。紫外线灭菌照射可以作为环境控制的措施,进行空气消毒或物体表面消毒。由于紫外线照射对皮肤和眼睛有一定伤害作用,因此在使用时应该遵循安全原则。

利用紫外线进行空气消毒时,最常用的照射方式有两种:

1. 直接照射法 将紫外线灯悬挂于室内屋顶或使用移动式紫外线灯进行照射消毒,灯管吊装高度距离地面 1.8~2.2m,安装紫外线灯的数量平均 ≥1.5W/m³,照射时间 ≥30 分钟。这种方法简单、方便,对空间要求不高,便于灯管的监测、维护与更换,但只能在室内无人状态下使用。

2. 间接照射法 将紫外线灯安装到墙壁上较高的位置或悬挂于室内屋顶,然后在固定灯管装置上安装金属挡板,紫外线向上照射,以免辐射到房间内的人员。当气流常规地、有规律地循环时,空气从房间底部到达顶部,暴露于紫外线下,微生物被杀灭,经过杀菌净化的气体再循环到房间底部。此种方法要求室内空气上下循环、流动(建议维持在 2~6 单位 ACH),房间有足够的高度。照射时室内人员可以活动,但灯管的维护和更换不方便。

(三)个人防护措施

个人防护是感染预防控制的第三层控制措施,是管理措施、环境和工程控制的有益补充,是在管理措施、环境和工程控制仍不能有效降低飞沫核浓度的情况下,通过采取适当的个人防护以降低特定人群受感染风险的措施。医务人员从事医疗工作应采用正确的防护技术,包括合理使用医用防护口罩、手套、防护服等防护用品,且应根据不同的操作要求选用不同种类的防护用品。访视者访视传染期的肺结核患者时也需佩戴医用防护口罩。佩戴医用防护口罩者需要定期进行适合度测试。可疑肺结核患者或确诊的肺结核患者在就诊时应佩戴外科口罩。图 10-1 为感染控制措施。

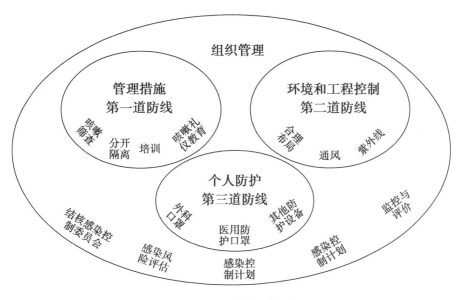

图 10-1 感染控制措施

第二节 不同机构和区域的结核感染控制要求和措施

对于实施定点医院模式的县(区),本节定点医疗机构的各区域适用于县(区)级定点医院;对于诊断治疗工作仍由疾控机构/结防所承担的县(区),门诊和病房的感染控制要求和措施则适用于疾控机构/结防所、县(区)级医院。

一、结核病定点医疗机构

(一)机构结核感染控制工作的组织管理

将结核感染控制整合到医疗机构院内感染控制的整体工作中,建立健全结核感染控制管理组织框架,明确机构内各部门在结核感染控制中的职责,在评估结核感染风险的基础上,制订感染控制计划,保证结核感染控制的经费和人力资源投入,开展与结核感染控制相关的岗前培训和定期的在岗培训。

(二)结核病门诊的感染控制要求和措施

1. 要求 结核病门诊相对独立,在布局上将可疑症状者与其他就诊者、结核病患者和非肺结核患者分开;尽早识别肺结核可疑症状者、并安排其尽早完成检查;通风量≥12ACH;设置紫外线照射消毒设备;使用个人防护设备。

2. 采取措施 在结核病门诊的各个区域可采用的管理控制、环境工程控制和个人防护措施,见表 10-1。

表 10-1 管理控制措施

区域	管理控制措施	环境工程控制措施	个人防护措施
挂号处	护士简单询问有无可疑症状,将结核可疑症状者尽快转给分诊台	1. 位置相对独立 2. 采用风扇等装置,保证风向由内向外	护士佩戴医用防护口罩
分诊台	1. 询问有无可疑症状,将结核可疑症状者安排到指定的候诊区候诊 2. 对肺结核可疑症状者进行咳嗽礼仪教育,尽可能为其提供外科口罩或纸巾	护士处于就诊者的上风向	护士佩戴医用防护口罩
候诊区	1. 安排可疑症状者优先就诊 2. 设立结核健康教育宣传栏 3. 设置带盖的、加上消毒液的痰盂	1. 位置相对独立 2. 通风量≥12ACH,采用自然通风时,每次开窗通风时间不少于 70 分钟,如果通风不好,可加装机械通风设备 3. 必要时安装上照式紫外线灯,并可配备高效空气过滤器	
诊室	1. 独立的结核病诊室,并保证一医一患单独诊治 2. 为就诊者开具胸部 X 线检查申请单后,通知影像科,安排其优先检查 3. 对复诊的结核病患者,医生告知其在指定时间前来取药和进行随访检查 4. 护士对疑似肺结核患者进行包括咳嗽礼仪在内的健康教育,嘱其佩戴外科口罩,尽量避免乘坐公共交通工具	1. 诊室布局合理,使医务人员处在上风向,就诊者处于下风向 2. 通风量≥12ACH;如通风不良,可加装机械通风设备,排风扇安装在靠近患者的位置,每小时换气 15 次以上,其中不少于 3 次外部新风 3. 尽可能安装上照式紫外线灯	医生和护士佩戴医用防护口罩
留痰处	1. 最好将留痰点指定在室外空旷、通风良好处 2. 护士对留痰方法给予指导	对于设置的室内留痰室,需满足: 房间面积为 1~2m^2 ≥18ACH 安装排气扇 紫外线照射装置	护士对就诊者进行留痰指导时,佩戴医用防护口罩
影像科	安排结核门诊的就诊者优先检查	肺结核可疑症状者接受胸部 X 线检查后,对摄片室进行通风或采用紫外线杀菌灯进行空气消毒,完成后进行下一位就诊者的检查	为结核门诊就诊者检查时,医生佩戴医用防护口罩

(三)实验室

医疗机构需建立健全结核病实验室管理制度及标准操作程序,并要求人员按照要求执行。

(四)结核病病房的感染控制要求和措施

1. 要求　在建筑和病区(病房)布局上,将传染性肺结核患者与其他患者隔离;通风量≥12ACH;设置紫外线照射消毒设施;使用个人防护设备。

2. 采取措施

(1)需住院治疗的结核病患者:应将其安置在隔离病区/病房;如果隔离病房数量有

限,应优先考虑隔离痰涂片阳性的肺结核患者。这些单独的病房或病区最好在单独的建筑物内。

（2）隔离病房用以隔离安置疑似传染性肺结核患者或传染性肺结核患者。见表10-2。

表 10-2　可采用的管理控制、环境工程控制和个人防护措施

管理控制措施	1. 不同治疗阶段的肺结核患者分室安置,疑似肺结核患者单独安置
	2. 同一类型的结核病患者可安置于一室,但病房中两病床之间距离不少于 1.1m
	3. 对于需留痰的结核病患者,护士需告知其在室外空旷、通风良好处留痰,并对留痰方法给予指导
	4. 对于需进行胸部 X 线检查的患者,与影像科联系,安排其在指定的时间进行检查
	5. 护士对患者进行包括咳嗽礼仪在内的健康教育,嘱其尽量减少外出,尽量避免乘坐公共交通工具,需外出时要佩戴外科口罩
	6. 除非紧急情况,隔离病房的患者在传染期最好不予手术治疗
	7. 医务人员及家属尽量避免在不必要的情况下进入隔离病房,严格执行探视制度
	8. 按照《医疗废物管理条例》处理医疗废弃物
环境工程控制措施	1. 严格遵守三区管理,各区之间界线清楚,标识明显
	2. 设单独通往室外的通道或阳台
	3. 通风量≥12ACH
	4. 如果通风不充分,辅助以紫外线杀菌装置,不能使用中央空调进行通风换气
	5. 如设置室内留痰室,需满足: 房间面积为 1~2m² 通风量≥18ACH 安装排气扇 安装紫外线照射装置
个人防护措施	1. 进入病房的医生和护士佩戴医用防护口罩
	2. 进入病房探视的家属,应佩戴医用防护口罩

（注:上述措施均适用于隔离病房,* 适用于普通病房）

（3）普通病房用以安置非传染性结核病患者,可采取以下感染控制措施:

1）通风量≥12ACH;

2）按照《医疗废弃物管理条例》处理医疗废弃物;

3）严格执行探视制度。

二、基层医疗卫生机构

对乡镇卫生院 / 社区卫生服务中心,以下要求和措施均适用;对村卫生室 / 社区卫生服务站,仅督导服药室的要求和措施适用。

（一）要求

尽早识别肺结核可疑症状者、并安排其尽早完成检查;在布局上将督导服药室与其他科室分开;通风量≥12ACH;设置紫外线照射消毒设备;使用个人防护设备。

（二）感染控制措施

1. 督导服药室

表 10-3　可采用的管理控制、环境工程控制和个人防护措施

管理控制措施	1. 将患者服药的时间与其他患者就诊时间分开 2. 对肺结核患者进行包括咳嗽礼仪在内的健康教育,嘱其与家庭成员分居室生活,尽量减少外出,尽量避免乘坐公共交通工具,需外出时要佩戴外科口罩 3. 对结核病患者对口鼻分泌物的处理进行指导,告知其要随时消毒,痰应吐到带盖的痰盂中,用 1000mg/L 氯消毒剂或市售 84 消毒液(按说明书比例配制)浸泡 30 分钟后倾倒。
环境工程控制措施	1. 相对独立,与其他科室,特别是儿科、计划免疫接种室、糖尿病门诊等科室分开 2. 通风良好,保持通风量≥12ACH,医务人员处于患者的上风向 3. 通风不足时,安装下照式紫外线杀菌灯,灯管距地面 1.8~2m,使用中紫外线灯管辐照强度≥70μW/cm²。
个人防护措施	督导服药人员佩戴医用防护口罩

2. 乡镇卫生院／社区卫生服务中心其他门诊

表 10-4　可采用的管理控制、环境工程控制和个人防护措施

管理控制措施	1. 在挂号处询问就诊者有无咳嗽症状,发现肺结核可疑症状和体征者应立即转诊至分诊处人员,并将其安排到独立的区域候诊 2. 接诊肺结核可疑症状者时,应保证其单独诊治 3. 为肺结核可疑症状者开具胸部 X 线检查申请单后,通知影像科,安排其优先检查 4. 对发现的疑似肺结核患者立即转诊 5. 对转诊的疑似肺结核患者进行包括咳嗽礼仪在内的健康教育,嘱其尽快到定点医疗机构就诊,避免乘坐公共交通工具、并佩戴外科口罩
环境工程控制措施	1. 诊室通风良好,医务人员处在上风向,患者处于下风向 2. 诊室中应安装紫外线杀菌灯,灯管距地面 1.8~2m,使用中紫外线灯管辐照强度≥70μW/cm² 3. 肺结核可疑症状者接受胸部 X 线检查后,对摄片室进行通风或采用紫外线杀菌灯进行空气消毒,完成后进行下一位就诊者的检查
个人防护措施	接诊肺结核可疑症状者和疑似肺结核患者时,医护人员应佩戴医用防护口罩

第三节　感染控制评估方法

一、组织管理的评估

（一）查阅有关资料

主要检查该机构结核感染控制的组织管理、工作内容、财政预算、物品数量、人员培训及感染控制措施的实施情况。查阅督导考核情况、相关制度建立实施情况、监测记录、检测设

备及消毒设备的合格证明等。

（二）现场访谈

对医疗卫生机构负责感染控制的工作人员、管理人员、医务人员以及就诊患者进行现场访谈，了解该机构在感染控制的组织管理、环境控制、个人防护及健康教育方面的具体执行情况，以及受访者对本机构感染控制工作的认识、评价、存在的问题及改进建议。

对于相关医疗机构，上述方法既可用于监督与评价其结核感染控制的执行情况，同时也可用于对不同场所感染风险的评估。

二、控制措施的评估

（一）管理控制措施评估

1. 查阅有关资料　主要检查该机构结核感染控制的培训记录、监测评价记录、预检分诊制度、咳嗽礼仪宣传材料等纸质材料。

2. 现场观察　评估者通过现场观察医疗机构的分诊流程、就诊路径是否交叉，患者佩戴医用外科口罩、医生佩戴医用防护口罩情况，感染控制健康教育等方面的情况，对管理措施执行情况进行评价，为进一步提出合理化建议与改进措施提供依据。

3. 现场访谈　对医疗卫生机构负责感染控制工作人员、管理人员、医务人员以及就诊患者进行现场访谈，了解该机构在预检分诊、咳嗽礼仪宣传教育、口罩佩戴等方面的落实情况。

（二）环境与工程控制措施评估

1. 现场观察　评估者通过现场观察医疗机构的建筑布局，包括候诊区、诊室、病房和实验室的布局以及紫外线消毒设备使用情况，对建筑布局是否合理和紫外线消毒设备使用情况核实并进行评估。

2. 气流方向和通风量检测

（1）通风量：通风量以"每小时换气次数（ACH）"表示，每小时流进房间的空气量与室内容积相同时，就是1单位ACH。许多试验表明，高频率ACH会使传染性气溶胶粒子的数量呈对数下降，为了降低结核病空气传播的危险，国际上一般认为至少需要12单位ACH。

$$ACH（次/h） = \frac{每小时空气进入量或排出量（m^3/h）}{室内容积（m^3）}$$

使用机械通风方式的换气次数计算公式：

$$ACH（次/h） = \frac{每小时风扇的排气量或吹风量（m^3/h）}{室内容积（m^3）}$$

（2）通风方向：通过烟雾发生器检测室内空气流动方向。

（3）检测方法

检测用具：①米尺。格尺，卷尺，也可以使用红外线测距仪。②烟雾发生器。也可以使用棒香、香烟等。③风速计，见图10-2。

检测方法：①观察房间的结构和布局，测量房间的尺寸计算容积。②打开排风扇，常规打开门窗。使用烟雾发生器判断门口、窗口、排风扇附近的气流方向。③使用风速计测量门口、窗口、排风扇风口的气流速度。④使用米尺测量门口、窗口、排风扇风口的大小。⑤分别计算自然通风和机械通风状态下的ACH。

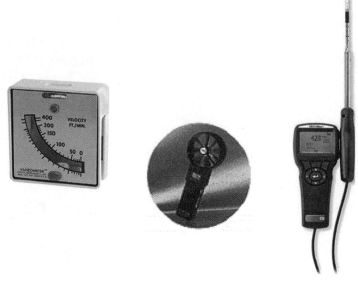

图 10-2　风速计

3. 紫外线照射强度监测

（1）直接照射紫外线灭菌装置安装数量的计算：

1）使用米尺或红外线测距仪测量室内长、宽、高，计算容积 V（单位：m³）。

$$V=长 \times 宽 \times 高$$

2）按照室内每立方米不少于 1.5W 的标准计算总功率数 W。

$$W=1.5 \times V$$

3）计算室内所需紫外线消毒灯数量 n（若 n 有余数，则需多装一只）。

$$n=\frac{W}{每支紫外线消毒灯的功率}$$

（2）直接照射紫外线强度照射指示卡监测方法

1）开启紫外线灯，保持 5 分钟，待灯管稳定。

2）将指示卡置于紫外线灯下垂直距离 1 米处，有图案一面朝上，照射 1 分钟。

3）观察指示卡色块的颜色。紫外线照射后，图案正中光敏色块由乳白色变成不同程度的淡紫色，将其与标准色块比较，读出照射强度。

4）照射强度监测应每半年 1 次。将监测后结果贴在使用登记本上，并记录监测时间和操作者签名。

（3）数字式紫外辐射照度计监测方法

1）将照度计所附带的拉杆完全拉开（1m）。

2）取下探头保护盖，把探头吸在拉杆上（吸牢后勿随意晃动，以防探头跌落），使探头传感器窗口垂直指向被测紫外光源，注意不要遮挡传感器窗口。

3）将拉杆钩在待测紫外线消毒灯管中央。打开紫外线消毒灯，待灯管工作稳定后打开辐射照度计的电源开关，选择测量量程，待测量程结果稳定后读数。

4）测量完毕，把拉杆收回并取下探头、盖上探头盖，关闭电源，存放在专用仪表箱中。

4. 注意事项

（1）采用室内悬吊式紫外线灭菌装置进行空气消毒时,室内安装紫外线灭菌装置的数量为平均每立方米不少于 1.5W,照射时间不少于 30 分钟。

（2）在使用过程中,应保持紫外线灯表面的清洁,一般每 2 周用乙醇棉球擦拭 1 次,发现灯管表面有灰尘、油污时,应随时擦拭。

（3）使用紫外线灭菌装置进行室内空气时,房间内应保持清洁干燥。温度低于 20℃或高于 40℃,相对湿度大于 60% 时应适当延长照射时间。

（4）使用紫外线灭菌装置进行物品表面消毒时,灯管距离物体表面不得超过 1m,应使照射表面受到紫外线的直接照射,且应达到足够的照射剂量。

（5）不得使紫外线光源照射到人体,以免引起损伤。

（6）对新启用和使用中的紫外线灯管应进行照射强度监测,新灯管的照射强度不得低于 $90\mu W/cm^2$,使用中灯管照射强度不得低于 $70\mu W/cm^2$。

（三）个人防护措施评估

1. 医用外科口罩和普通医用口罩的佩戴 图 10-3（A-1、A-2、A-3、A-4、A-5、A-6）。

（1）将口罩罩住鼻、口及下巴,口罩下方带系于颈后,上方带系于头顶中部。如图 10-3A-1。

（2）将双手指尖放在鼻夹上,从中间位置开始,用手指向内按压,并逐步向两侧移动,根据鼻梁形状塑造鼻夹。

（3）根据面部形状,调整系带的松紧度。

2. 医用防护口罩的佩戴

（1）一手托住防护口罩,有鼻夹的一面背向外,如图 10-3A-2。

（2）将防护口罩罩住鼻、口及下巴,鼻夹部位向上紧贴面部,如图 10-3A-3。

（3）用另一只手将下方系带拉过头顶,放在颈后双耳下,如图 10-3A-4。

（4）再将上方系带拉至头顶中部,如图 10-3A-5。

（5）将双手指尖放在金属鼻夹上,从中间位置开始,用手指向内按鼻夹,并分别向两侧移动和按压,根据鼻梁的形状塑造鼻夹,如图 10-3A-6。

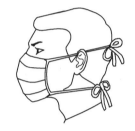

A-1

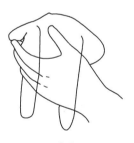

A-2

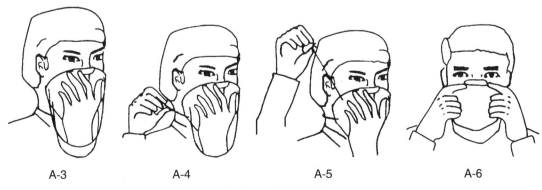

A-3　　　　A-4　　　　A-5　　　　A-6

图 10-3 口罩的佩戴

（6）注意事项：①不应一只手捏鼻夹。②医用外科口罩只能一次性使用。③口罩潮湿后、受到患者血液、体液污染后，应及时更换。④每次佩戴医用防护口罩进入工作区域之前，应进行密合性检查。密合性检查方法：将双手完全盖住防护口罩，快速的呼气，若鼻夹附近有漏气应按图 10-3A-6 调整鼻夹，若漏气位于四周，应调整到不漏气为止。

3. 医用防护口罩适合性测试　对于初次佩戴医用防护口罩者需要做适合性测试，以便确保口罩的密封性，根据面部变化情况，一般每半年至一年做一次适合性测试。

（1）确定敏感级别：不戴医用防护口罩时，受检者伸出舌头用口呼吸，喷射敏感试剂（苦味剂或糖精），用舌头感觉喷雾的味道，测试受试者的敏感度分级。

如果喷射 1~10 次，定义为 1 级敏感；

如果喷射 11~20 次，定义为 2 级敏感；

如果喷射 21~30 次，定义为 3 级敏感。

（2）适合试验步骤

1）佩戴医用防护口罩。

2）佩戴合适的头罩。

3）按照敏感级别选择喷射频次（1 级敏感，喷射 10 次；2 级敏感喷射 20 次；3 级敏感喷射 30 次）。以后每隔 30 秒按照敏感级别补喷（1 级敏感，每次补喷 5 次；2 级敏感，每次补喷 10 次；3 级敏感，每次补喷 15 次）。见表 10-5。

4）指导受试者执行下述动作：

①正常呼吸 1 分钟（间隔 30 秒喷射 5/10/15 次）——如果受试者未闻到味道进行此步骤。

②深呼吸 1 分钟（间隔 30 秒喷射 5/10/15 次）——如果受试者未闻到味道进行此步骤。

③左右摇头 1 分钟（间隔 30 秒喷射 5/10/15 次）——如果受试者未闻到味道进行此步骤。

④上下摇头 1 分钟（间隔 30 秒喷射 5/10/15 次）——如果受试者未闻到味道进行此步骤。

⑤不停地讲话 1 分钟（间隔 30 秒喷射 5/10/15 次）——如果受试者未闻到味道进行此步骤。

⑥原地踏步 1 分钟（间隔 30 秒喷射 5/10/15 次）——如果受试者未闻到味道进行此步骤。

⑦正常呼吸 1 分钟。

⑧摘下防护的头罩。

（3）如果在适合试验期间受试者未闻到气味，那么该种医用防护口罩适合此受试者在日常工作中使用。

表 10-5　喷药时间表

时间过程（分钟）	喷药次数	状态
0	10/20/30	正常呼吸
0.5	5/10/15	
1	5/10/15	深呼吸
1.5	5/10/15	
2	5/10/15	左右摇头
2.5	5/10/15	
3	5/10/15	上下摇头
3.5	5/10/15	

时间过程（分钟）	喷药次数	状态
4	5/10/15	不停地说话
4.5	5/10/15	
5	5/10/15	原地走动/慢跑
5.5	5/10/15	
6	5/10/15	正常呼吸
6.5	5/10/15	
7	0	完成书面报告

[举例]如某受试者首先不戴医用防护口罩用口呼吸，当喷射敏感试剂 16 次时感受到敏感试剂的味道，则其敏感级别定义为 2 级。然后佩戴医用防护口罩，佩戴合适的头罩后，开始喷射测试剂。

开始时（0分钟）首先喷射 20 次，受试者正常呼吸；

过 30 秒（0.5分钟）补喷 10 次，受试者正常呼吸；

过 30 秒（1分钟）补喷 10 次，受试者深呼吸；

过 30 秒（1.5分钟）补喷 10 次，受试者深呼吸；

过 30 秒（2分钟）补喷 10 次，受试者左右摇头；

过 30 秒（2.5分钟）补喷 10 次，受试者左右摇头；

过 30 秒（3分钟）补喷 10 次，受试者上下摇头；

过 30 秒（3.5分钟）补喷 10 次，受试者上下摇头；

过 30 秒（4分钟）补喷 10 次，受试者不停地说话；

过 30 秒（4.5分钟）补喷 10 次，受试者不停说话；

过 30 秒（5分钟）补喷 10 次，受试者原地走动；

过 30 秒（5.5分钟）补喷 10 次，受试者原地走动；

过 30 秒（6分钟）补喷 10 次，受试者正常呼吸；

过 30 秒（6.5分钟）补喷 10 次，受试者正常呼吸；

过 30 秒（7分钟），受试者仍未感受到试剂味道，试验完毕。

说明该种类型的医用防护口罩适合该受试者。

培训要点

1. 感染控制措施的内容。
2. 管理措施是以防止产生飞沫核为目的的最经济、有效的感染控制手段。
3. 管理措施包括患者的门诊和住院管理、建立健全各项管理制度、进行咳嗽礼仪教育等。
4. 环境和工程控制是以降低空气中可吸入感染性飞沫核浓度为目的。
5. 建筑布局要进行区域划分，设立明显标识，严格管理。
6. 通风方向：清洁区污染区；通风量应达到 12ACH。

7. 在结核感染控制中应采用上照式紫外线杀菌灯,如因条件所限采用室内悬吊式紫外线进行空气消毒时,灯管距地面不应超过 2m,紫外线灯的照射强度必须 > $70\mu W/cm^2$(即在距离普通 30W 直管紫外线灯管 1m 处测定的强度值),平均照射能量≥$1.5W/m^3$。

8. 结核病患者佩戴外科口罩;医务人员和患者家属佩戴医用防护口罩。

课后练习题

1. 结核感染控制层级的优先顺序?
A. 环境工程、个人防护、组织管理和管理控制
B. 个人防护、组织管理和管理控制、环境工程
C. 个人防护、环境工程、组织管理和管理控制
D. 组织管理和管理控制、环境工程和个人防护

2. 医疗机构的气流流向应为?
A. 自外至内
B. 从清洁区到传染区
C. 从不洁净区到洁净区
D. 自内至外

3. 自然通风
A. 对于结核感染控制无效
B. 在温暖和温和的气候环境下可以成为最有效的环境控制措施
C. 应该每天每次开窗 30 分钟,一天两次
D. 有疟疾地方病的国家不适用

4. 结核病诊室和病房的通风量应为多少?
A. 2~4ACH
B. 大于等于 12ACH
C. 1m/s
D. 4m/s

5. 清洁紫外线杀菌灯应该使用哪些物品?
A. 热水
B. 肥皂液
C. 消毒剂
D. 浓度为 75% 的乙醇溶液
E. 清洁的干布

6. 以下关于通风的说法,哪项正确?
A. 自然通风的效果不如机械通风
B. 通风达到 12ACH 即达标
C. 通风达到 6ACH 即达标
D. 通风是空气传播防护的首要工程措施

7. 在结核病防治机构应佩戴外科口罩的是?

A. 医生　　　　　　 B. 护士　　　　　　 C. 患者　　　　　　 D. 探视者

8. 关于结核感染风险的说法,哪一项是正确的?

A. 结核门诊的风险高于普通呼吸门诊

B. 同等级同类型的结核定点医疗机构风险相同

C. 结核定点医疗机构不一定要为所有医务人员配备医用防护口罩

D. 开展同种检测的结核实验室风险相同

9. 下列哪项属于乡村一级医疗工作者的职责?

A. 症状筛查,转诊推荐,查痰

B. 症状筛查,转诊推荐,服药管理

C. 症状筛查,查痰,服药管理

D. 症状筛查,转诊推荐,查痰,服药管理

第十一章 药品供应与管理

学习目的

1. 了解建立和使用库存控制系统的方法。
2. 掌握药品组织管理的主要内容。
3. 掌握药品年度需求测算方法。
4. 掌握如何建立标准的抗结核药品库房。

建立持续不间断的、有质量保证的抗结核药品供应管理系统,是保证肺结核患者获得有效治疗的前提。抗结核药品的供应与管理,包括药品的选择、采购、需求测算、储存的条件和要求以及药品库存控制等环节。每个环节推动下一个环节,从而形成药品管理循环。

第一节 药品组织管理

一、药品管理的内容

在药品管理中包含 4 个基本的内容:选择、采购、分发和使用。选择是指确定适当的药品剂型和剂量;采购是指确定抗结核病药品的需求量,并选择适当的采购方法购买高质量的药品;分发是指将采购的药品逐级发放到各级机构,确保各级有适量的药品储备,避免药品断货或过期浪费,即合理的库存控制,同时要保证在库药品的质量,即科学的库房管理;使用是指将药品发放给患者并确保患者正确应用的过程。每个工作推动下一个工作,从而形成药品管理循环。

药品管理循环的中心是强有力的管理支持系统:政府部门提供的人力、物力和财力资源是保证药品管理循环运行的前提,同时建立监测评价体系可以保证每项工作按照标准的操作程序进行。最后,整个循环落脚于相关政策和法律框架,包括我国对免费抗结核药品供应的政府承诺,以及相关法律法规。

二、药品管理人员配置

药品管理各项工作的顺利开展需要具备相当的业务素质水平、一定数量的人力资源支持。为确保药品管理的工作质量,建议免费抗结核药品应由结防所(科)具体负责管理,同时保持药品管理人员的相对固定,给药品管理人员配备开展工作所需的相关设备(如计算机、打印机等）。在具体人员数量的配置上，每个县级保证有1名专职人员或2名兼职人员。

第二节 药品需求测算和库存控制系统的建立

所有抗结核药品的生产均应符合最新出版的《中国药典》标准，并经过国家食品与药品管理局的批准。

一、常用一线抗结核药品

一线抗结核药品包括异烟肼、利福平、吡嗪酰胺、乙胺丁醇和链霉素，是目前国家结核病防治规划标准治疗方案的常用抗结核用药（规格及用量见表11-1）。下列制剂介绍主要参考国内产品的药品说明书。国外进口的抗结核药品请另行参考其药品详细说明书使用。

（一）抗结核药品散装剂型

表 11-1 常用一线抗结核药品的用量与用法
（散装剂型）

药品	规格	用量
异烟肼	100mg	成人每日300mg，每日最大剂量不超过900mg 儿童每日不超过300mg（10~20mg/kg），严重结核每日最大剂量不超过500mg（结核性脑膜炎）
利福平	150mg	成人每日。体重<50kg，450mg/d；体重≥50kg，600mg/d，每日最大剂量不超过1200mg 儿童每日10~20mg/kg，最大剂量不超过600mg
吡嗪酰胺	250mg	成人每日1500mg（15~30mg/kg），每日最大剂量不超过2000mg 儿童每日30~40mg/kg，最大剂量不超过1500mg
乙胺丁醇	250mg	成人每日750~1000mg（15~20mg/kg） 儿童每日15mg/kg，最大剂量不超过750mg
链霉素	750mg	成人每日750mg 儿童每日20~30mg/kg，最大剂量每日不超过0.75g

注：利福喷丁（RFT）和利福布汀（RFB）均为利福霉素类药物。

（1）利福喷丁：胶囊剂，150mg/粒，成人体重<50kg 450mg/次，≥50kg 600mg/次每周2次；

（2）利福布汀：胶囊剂，150mg/粒，150~300mg/d。

（二）抗结核固定剂量复合制剂（FDC）
制剂与规格，见表11-2（1）、表11-2（2）。
四联方FDC：
片剂：H75mg+R150mg+Z400mg+E275mg
片剂：H37.5mg+R125mg+Z200mg+E137.5mg
二联方FDC 片剂：H150mg+R300mg；H100mg+R150mg；H75mg+R150mg
二联方FDC 胶囊剂：H150mg+R300mg；H100mg+R150mg

表 11-2（1）　四联方抗结核 FDC 的剂型、规格和用法用量

组合	剂型	规格	用法 / 用量			
			30~37kg	38~54kg	55~70kg	≥71kg
INH+RFP+ PZA+EB	片剂	H75mg+R150mg+Z400mg+ E275mg	2 片，Qd	3 片，Qd	4 片，Qd	5 片，Qd
		H37.5mg+R125mg+Z200mg+ E137.5mg	4 片，Qd	6 片，Qd	8 片，Qd	10 片，Qd

表 11-2（2）　二联方抗结核 FDC 的剂型、规格和用法用量

组合	剂型	规格	用法 / 用量	
			<50kg	≥50kg
INH+RFP	片剂	H150mg+R300mg	/	每次 2 片，Qd
		H100mg+R150mg	3 粒，Qd	一次口服 H0.3g，R0.6g，Qd
		H75mg+R150mg	/	每次 4 片，Qd
	胶囊剂	H150mg+R300mg	/	每次 2 片，Qd
		H100mg+R150mg	3 粒，Qd	一次口服 H0.3g，R0.6g，Qd

（三）二线抗结核药品

目前临床上常用的二线抗结核药品有：阿米卡星（amikacin，Am）、卷曲霉素（capreomycin，Cm）、对氨基水杨酸钠（para-aminosalicylicacid，PAS）、丙硫异烟胺（prothionamidam，Pto）、环丝氨酸（cyclserine，Cs）、左氧氟沙星（lzvofloxacin，Lfx）、莫西沙星（moxifloxacin，Mfx）、加替沙星（gatifloxacin，Gfx）、氯法齐明（clofazimine，Cfz）、克拉霉素（clarithromycin，Clr）、阿莫西林-克拉维酸（amoxicillin and clavulanate，Amx/Clv）、利奈唑胺（linezolid，Lzd）等，主要用于利福平耐药肺结核的治疗。下列制剂的介绍主要参考国内产品的药品说明书，见表 11-3。国外进口的抗结核药品请另行参考其药品详细说明书使用。

表 11-3　常用二线抗结核药品

药品	剂型	规格	用量
Am	注射剂	200mg	成人每日 400mg 儿童每日 4~8mg/kg，每日最大剂量 400mg
Cm	注射剂	500mg 750mg	体重 <50kg，750~1000mg/d 体重 ≥50kg，1000mg/d
Pto	片剂	100mg	成人每日 500~750mg 儿童每日 10~20mg/kg
PAS	片剂 注射剂	500mg 2000mg	成人每日 8~12g 儿童每日 200~300mg/kg，每日最大剂量 12g
Cs	片剂	250mg	成人每日 500~1000mg 儿童每日 5~20mg/kg
Lfx	片剂	100mg	每日 400~750mg

药品	剂型	规格	用量
Mfx	片剂	400mg	每日 400mg
Gfx	片剂	200mg	每日 400mg
Cfz	胶丸	50mg	成人每日 100~300mg,每日最大剂量 300mg 儿童剂量尚未确认
Clr	胶囊	250mg	成人每日。体重≤50kg,500mg/d;体重 >50kg,750mg/d
Amx/Clv	片剂	阿莫西林 250mg, 克拉维酸 125mg	成人每日。体重≤50kg,阿莫西林 750mg/d,克拉维酸 375mg/d; 体重 >50kg,阿莫西林 1000mg/d,克拉维酸 500mg/d
Lzd	片剂	600mg	成人每日 600mg

二、需求测算

抗结核药品需求的测算,要根据往年肺结核患者发现情况和药品消耗情况,结合各年度结核病患者发现任务与指标,充分考虑上年度药品的剩余数量和下年度可能影响患者发现的因素进行综合测算。各省测算药品需求时,要在实际需求数量的基础上增加 20%~25% 的缓冲量。国内目前上市的抗结核 FDC 中,没有适用于复治涂阳患者继续期每日治疗的抗结核 FDC-HRE 组合,因此使用抗结核 FDC-HR 和散装乙胺丁醇进行治疗。

(一)普通肺结核药品需求测算

普通肺结核推荐使用抗结核 FDC 制剂治疗。抗结核 FDC 药品需求测算工作包括抗结核 FDC 和散装药品需求测算工作两部分,测算方法也有患者数量测算法和消耗量测算法两种。年度需求测算应以患者数量测算法为主。

1. 患者数量测算法　患者体重不同,抗结核 FDC 使用量也不同,因此按照患者任务数量和当地不同体重患者所占比例,可以准确地计算药品需求(体重分级测算法)。但患者体重的数据较难获得,在实际工作中,一般根据平均体重进行测算,即根据每年国家级下达的肺结核患者发现任务数量和当地患者平均体重,测算抗结核 FDC 药品需求数量(体重均值测算法)。按照当地患者平均体重计算的抗结核 FDC 需求量,应根据各省不同情况增加缓冲库存量。

(1)抗结核 FDC-HRZE 和抗结核 FDC-HR 测算

测算公式:

抗结核 FDC-HRZE 需求数量 =[(N1+N2+N3)×60× 每日服药片数 +N1×γ1×30× 每日服药片数 +N2×γ2×30× 每日服药片数]×(100%+25%)– 现有库存量

抗结核 FDC-HR 需求数量 =[(N1+N3)×120× 每日服药片数 +N2×180× 每日服药片数]×(100%+25%)– 现有库存量

对公式的说明:

①符号的意义

N1 为初治病原学阳性患者数;

N2 为复治涂阳患者数;

N3 为初治涂阴患者数;

γ1 为初治病原学阳性患者 2 个月末痰菌未阴转的比例;

γ2 为复治涂阳患者 2 个月末痰菌未阴转的比例。

②数字的意义

"60"为强化期服药次数,"30"为 2 个月末痰菌未阴转患者所增加的一个月强化期服药次数,最后"25%"为增加的缓冲库存量。

"120"为初治患者继续期服药次数,"180"为复治患者继续期服药次数,最后"25%"为增加的缓冲库存量。

（2）散装药品

异烟肼、利福平、吡嗪酰胺需求数量 =(N1+N2+N3)× 替换抗结核 FDC 使用散药治疗的患者比例 ×7×30× 每日服用片数 – 现有库存量

乙胺丁醇需求数量 =N2×6×30× 每日服药片数 +(N1+N2+N3)× 替换抗结核 FDC 使用散药治疗的患者比例 ×7×30× 每日服用片数 – 现有库存量

链霉素需求数量 =(N2×60+N2×30×γ2)×(100%+25%) – 现有库存量

2. 消耗量测算法 根据既往年度的药品平均月消耗量,增加 25% 的缓冲库存数量,同时考虑现有库存情况进行测算。具体方法与板式组合药相似。

测算公式:需求数量 = 平均月消耗量 ×12×(100%+25%) – 现有库存量。

（二）耐多药结核病患者抗结核药品需求测算

鉴于二线抗结核药品价格昂贵,因此提高药品需求测算的准确性极为重要。对于耐药结核病防治工作开展的初始阶段,由于缺乏既往药品消耗的数据、且患者发现并不稳定,因此年度需求测算以患者数量测算法为主,并使用消耗量测算法作为参考。在实际工作中可使用设计的电子表格,地市级进行测算后,由省级对本省药品需求测算进行汇总。

患者数量测算方法

测算公式:

下一年度总需求 = 在治患者年度药品需求量 + 预计纳入患者年度药品需求量 – 现有库存

对公式的说明:

（1）在治患者年度药品需求量 = 本年度在治 MDR 患者 12 个月非注射器药品需求量 + 本年度在治 XDR 患者 12 个月非注射器药品需求量。

（2）预计纳入患者年度药品需求量 = 下一年度预计纳入 MDR 患者 6 个月注射器和 6 个月非注射器需求量 + 下一年度预计纳入 XDR 患者 6 个月注射器和 6 个月非注射器需求量。

（3）本测算方法假设所有患者均在第一个月被发现,测算的数量较实际需求大,因此无须再额外计算缓冲库存。

表 11-4 耐多药结核病患者抗结核药品月消耗量

药品名称	规格	月消耗量	
		注射期	非注射期
阿米卡星	200mg/ 支	60	0
卷曲霉素	750mg/ 支	30	0
左氧氟沙星	100mg/ 片	180	180
莫西沙星	400mg/ 片	30	30

药品名称	规格	月消耗量	
		注射期	非注射期
加替沙星	200mg/ 片	60	60
环丝氨酸	250mg/ 片	90	90
对氨基水杨酸	500mg/ 片	600	600
丙硫异烟胺	100mg/ 片	180	180
吡嗪酰胺	250mg/ 片	240	240
乙胺丁醇	250mg/ 片	120	120
克拉霉素	500mg/ 片	60	60
阿莫西林 / 克拉维酸复合剂	250mg/ 片	270	270
氯法齐明	50mg/ 片	120	120
利奈唑胺	600mg/ 片	30	30

三、库存控制系统的建立

（一）相关概念

1. 缓冲库存　各级结核病医疗机构均应建立缓冲库存,既可以应对药品消耗数量可能发生的变动,也可以尽量避免因发货时间延长等原因造成的药品断货。缓冲库存的设置应该根据每种药品近期的需求变化决定,同时还要考虑库房与供货单位的距离,及获得药品的方便程度等。推荐将药品的缓冲库存可以使用的月份数定为 1 个月。

2. 供应周期　供应周期是进行库存控制的一个决定性指标,决定了常规药品供应的时间间隔,按照常规应在每季度初申请次药品。每年应不低于两次。

3. 运输时间　运输时间是指,从"需要药品"到"申请的药品入库"的时间,对于一个药品库房来说,其运输时间应该是近几次接收药品所需时间的平均值。推荐设置为 0.25 个月(7 天),也可依据近几次实际的运输时间进行调整。

4. 平均月消耗量　平均月消耗量是指一段时间内(该时间段通常应在 6 个月以上,推荐使用 12 个月的数据),某机构抗结核药品的消耗平均到每个月的数量。

计算公式如下:

$$平均月消耗量 = \frac{该时间段内药品总消耗量}{该时间段内的总月份 - (该时间段内断货天数/30.5)}$$

使用抗耐多药药品初期,建议根据在治患者治疗情况和预计发现患者数量计算平均月消耗量。

5. 最大库存　最大库存是指现有库存量不应高于的一个数量,如果现有库存量高于最大库存,出现库存积压的可能性较大。

$$最大库存 = 平均月消耗量 \times (缓冲库存 + 供应周期 + 运输时间)$$

6. 最小库存　最小库存是指现有库存量不应低于的一个数量,如果现有库存量低于最小库存,出现库存短缺的可能性较大。

$$最小库存 = 平均月消耗量 \times (缓冲库存 + 运输时间)$$

（二）库存控制卡的建立

建立库存控制卡的目的为获得并不断更新库存控制指标,每个药品应单独使用一张库存控制卡。

建立和使用库存控制卡的步骤包括：

填写"单位名称""药品名称""计数单位"等基本信息；

填写库存控制指标,"缓冲库存""供应周期"和"运输时间"是可以事先确定的指标,平均月消耗量使用之前的数据计算,最后根据上述指标计算公式计算出最大库存和最小库存；

每月最后一天填入本月药品月消耗量及断货天数；

将药品的申请接收情况记录在库存控制卡上。

库存控制卡设置后,在一定时间内通常没有必要更改各种指标。但是,由于第一次建立库存控制卡时数据的准确性往往较低,同时库存管理各方面的条件可能随时间推移而变化,因此至少每年检查一次平均月消耗量、最大库存、最小库存等指标,必要时进行更新。例如患者发现率提高、治疗方案更改、运输时间发生变化等。见表11-5。

表 11-5 库存控制卡样例

单位名称：		药品名称：					计数单位：					
月消耗量												
年	1月	2月	3月	4月	5月	6月	7月	8月	9月	10月	11月	12月	合计
消耗量													
断货天数													
年	1月	2月	3月	4月	5月	6月	7月	8月	9月	10月	11月	12月	合计
消耗量													
断货天数													
年	1月	2月	3月	4月	5月	6月	7月	8月	9月	10月	11月	12月	合计
消耗量													
断货天数													

库存控制指标				
更新时间	年 月 日	年 月 日	年 月 日	年 月 日
平均月消耗量				
最小库存				
最大库存				
缓冲库存				
运输时间				
供应周期				

药品申请接收完成情况			
申请日期	申请数量	接收数量	接收日期

（三）库存控制工作流程

库存控制工作主要需回答 3 个问题,结合库存控制指标,具体工作流程如下:

1. 何时需要药品,常规每季度初,也可在库存低于最小库存的时候进行紧急申请;

2. 需要何种药品,常规申请时现有库存低于最大库存,紧急申请时现有库存小于最小库存;

3. 需要多少药品,根据现有库存和最大库存量。

第三节 在库药品的管理

一、相关概念

（一）先到期先发放

药品的有效期是在符合相关条件下,保证药品安全、有效的时间段。药品一旦超过了其有效期,就不能再被发放和使用。为避免药品过期浪费,货物发放需按照先到期先发放的原则,即任何情况下都要先发放最先到有效期的药品。

（二）出入库登记本

用于记录每一个批号药品的出入库情况,如果同一种产品有不同的批号,每一个批号的药品应该用单独一页记录,如果某一批药品发完,库存显示为 0,则将这一页登记存档。

（三）库房账本

与药品出入库登记本不同,库房账本目的在于记录每种药品的出入库情况,即不考虑同一种药品有不同的批号,合并其所有数量用一页来记录。

二、主要内容

（一）标准药品库房的要求

1. 足够面积的专库/专柜　各结核病医疗机构应根据本地区年度患者发现数量和本单位的工作职责设置相应规模的药品库房,抗结核药品不得与其他药品、物资混装,其库房面积参考值如下:

县（区）级:500 例以下,面积 $10m^2$;500~1000 例,面积 $15m^2$;1000 例以上,面积至少 $20m^2$。

2. 温湿度控制　提供有质量保证的温湿度计（有质保书）,根据 2010 年版《中国药典》关于药品储藏条件的规定,对每种药品,应根据药品标示的贮藏条件要求,分别储存于常温、阴凉处或冷处。常温系指药品库房温度控制在 10~30℃,阴凉处系指药品库房温度不应高于 20℃,冷处系指药品库房温度控制在 2~10℃。各库房的相对湿度均应保持在 45%~75% 之间。

在温度控制上,设施包括空调、冰箱或冰柜等;在相对湿度控制上,药品应放置在距地面至少 10cm 的底垫上,库房内不允许有水龙头,空气湿度大的地方应有防潮通风设施,如排风扇等。

3. 其他相关设施　防火方面,要配置具有有效期的灭火器,不允许有电路明线;防鼠方面,要有灭鼠办法;防盗方面,为门窗配置防护栏和防盗门,以及监控设施;防虫方面防止昆虫进入,不允许储存食品。其他还包括窗帘、照明和取暖设施等。

（二）在库药品的管理

1. 药品摆放 用简单的标签注明每种药品摆放的位置,便于查找和补充;药品应整齐码放,以方便查找和再次进货,同时药品堆垛间应留有足够的距离,以方便取出某箱药品,而不需要挪动前后和两旁的货物;将有效期显示在盒子或箱子的外面,以方便随时查看;按照药品名称和批号分类摆放,先到期的药品放在前面。

2. 药品发放 货物发放需按照"先到期先发放"的原则,即任何情况下都要先发放最先到有效期的药品,避免药品过期浪费;每次药品发放时,仓库管理员要认真核对调拨单/入库单上品名及数量,再发放药品,同时做好登记工作。

3. 药品盘库 盘库是通过手工清点的方法检查账目记录与实际库存是否相符的过程,即是库房管理的要求,也是财务管理的要求,要求每月末实施一次。进行盘库时,每一种药品、每一个批号都要进行清点,且须由两个人以上共同负责。

（三）库房管理账本

良好的药品库房管理不仅需要库房条件及摆放符合要求,还必须使用一些登记本记录药品的出入库信息,以满足库房管理的软件要求。

1. 出入库登记本 各级结核病医疗机构,在所有免费抗结核药品的接收、发放、库存调整过程中都需要使用出入库登记本,登记的信息包括:品名、剂型或包装、规格、计数单位、单价、批号、失效期、登记日期、现有库存、药品发放、药品接收、库存调整数量以及破损数量等。另外,每次库存盘点后,如果发现因损坏、过期或任何不明原因丢失时应将具体数量记录到出入库登记本和库房账本上。见表 11-6。

表 11-6 出入库登记本样例

药品名称: 剂型或包装: 规格: 计数单位: 单价: 批号: 失效期:

日期	单位	单据号	收到数量	发放数量	损失/调整数量	结存数量	经办人	备注

2. 库房账本 对于药品库存数量较大的机构,可建立单独的库房账本,通过库房账本,药品管理人员可以清楚地知道每种药品的库存、使用情况,为药品的需求测算、评估现有库存量、药品的申请以及药品使用核查提供依据。见表 11-7。

表 11-7 库房账本样例

药品名称: 剂型: 规格: 计数单位:

日期	单位	单据号	收到数量	付出数量	损失/调整数量	结存数量	经办人

（四）评价指标

1. 定义　账物相符率是指季度末所有抗结核药品的总体账物相符率。

2. 指标计算公式

$$账物相符率 = \frac{季度末药品库房中账物相符的药品种类数量}{所有药品的种类数量} \times 100\%$$

3. 指标的意义

原则上，账物相符率应为 100%，否则就说明在库房管理上可能会有一定的问题。

培训要点

1. 在药品管理中包含 4 个基本的内容：选择、采购、分发和使用，每个工作推动下一个工作，从而形成药品管理循环。

2. 对于结核病药品供应体系的正常运转而言，有两个主要目标，一是尽量减少库存等运营成本；二是保证持续不间断药品供应。要实现上述两个目标，必须对每种抗结核药品的需求进行准确测算。如果测算远远高于实际需求量，则势必导致很高的库存水平，增加运营成本；反之，如果测算数量过低，则可能导致频繁缺货。

3. 建立一个合理的、行之有效的库存控制系统需要设置一些指标，其中最重要的两个指标为最大库存和最小库存。确定了最大库存就能确保库存水平在任何时候都不会过高，也不会导致库存成本增加；同样确定了最小库存就能确保库存水平在任何时候不会过低，不会增加断货的危险。有了这样库存控制的限度，就能够针对"何时需要药品""需要何种药品""需要多少药品"等重要问题做出科学的决定。

4. 在抗结核药品管理工作中，各级卫生行政部门应该为本级结核病医疗机构提供标准的药品仓库和必要的管理经费，以安全储存一定数量的药品。同时合理、严格的在库药品管理能够极大地减少因库存不当而造成的药品损耗，例如破损、过期失效及被盗等，而使用不同的药品账本可以帮助工作人员及时掌握在库药品的情况。

课后练习题

一、课堂讨论

1. 讨论不同药品年度需求测算方法适用的条件，和影响药品年度需求测算的因素。

2. 结合工作实际，讨论符合和不符合标准库房的情况。

3. 讨论制订本单位药品出入库流程。

二、练习题和答案

某地区 2013 年预计发现初治活动性肺结核 230 例，请使用患者数量测算方法计算该地区 2013 年 FDC 需求。

注:1. 上一年涂阳比例 30%,2 个月末痰菌未阴转率 5%

2. 四联方抗结核 FDC 的剂型、规格和用法用量

组合	剂型	规格	日平均用量
INH+RFP+PZA+EB	片剂	H75mg+R150mg+Z400mg+E275mg	4 片
		H37.5mg+R125mg+Z200mg+E137.5mg	8 片

3. 二联方抗结核 FDC 的剂型、规格和用法用量

组合	剂型	规格	日平均用量
INH+RFP	片剂	H150mg+R300mg	2 片
		H100mg+R150mg	3 粒
		H75mg+R150mg	4 片
	胶囊剂	H150mg+R300mg	2 片
		H100mg+R150mg	3 片

4. 上年度 FDC 四联及两联制剂库存为零

计算公式:

N1 为初治涂阳患者数;230×30%

N2 为初治涂阴患者数;230-(230×30%)

γ1 为初治涂阳患者 2 个月末痰菌未阴转的比例;230×30%×5%

抗结核 FDC-HRZE 需求数量 =[(N1+N2)×60× 日均服药片数 +N1×γ1×30× 日均服药片数]×(100%+25%)

抗结核 FDC-HR 需求数量 =[(N1+N2)×120× 日均服药片数]×(100%+25%)

第十二章 结核病信息监测与数据分析

学习目的

1. 了解并掌握用户权限管理和保障信息安全的要求。
2. 了解并掌握结核病防治中登记报告的数据分析方法。
3. 掌握结核病信息登记管理的主要内容和时限要求。
4. 掌握普通结核病和耐多药结核病患者登记流程。
5. 掌握结核病监测信息系统产出的主要指标。
6. 掌握结核病监测信息报告的撰写方法。

利用基于互联网的结核病电子信息管理系统,能有效、便利地收集结核病患者的诊疗和管理信息,实现实时动态的疫情监测,并对监测信息加以分析利用。我国主要是通过传染病报告信息管理系统(即网络直报系统,或称大疫情系统)和结核病管理信息系统(专报系统)这两大在线疫情报告管理系统进行动态监测。

本章将根据业务流程,列举"三位一体"后定点医疗机构和疾控机构应如何通过专报系统进行及时的信息录入和患者管理,未实施"三位一体"模式转型的地区,疾控机构的职责为文中所述定点医疗机构和疾控机构职责的合并。

同时,为促进对监测资料的充分分析和利用,为政府和卫生行政部门制定政策和策略提供证据,促进结核病防治工作的发展,各级疾病预防控制机构均应定期进行监测数据分析,至少每季度开展一次,以便及时提供决策证据。本章也将重点介绍监测数据的分析和利用方法。

第一节 肺结核及疑似肺结核患者确诊、转诊和追踪

根据《中华人民共和国传染病报告法》要求,所有医疗机构对发现的肺结核和疑似肺结核患者均应进行传染病报告,具体内容和程序见第三章第四节。非定点医疗机构应在进行网络传染病报告的同时,将发现的肺结核和疑似肺结核患者转诊到结核病定点医疗机构(定点医疗机构内部如有非结防门诊,也应使用同样的工作流程进行报告和转诊)。定点医疗机构在转诊患者到位后,应根据结核病诊断流程对其进行确诊,根据确诊或排除信息对传报卡进行订正。对未到位的患者,需通知疾控机构进行追踪。主要工作内容如下。

一、传染病报告卡浏览审核

定点医疗机构专报管理人员应每天在系统中浏览所有来自网络直报系统的本辖区传报卡,将未到位的患者名单通知疾控机构以开展追踪,并及时在"追踪信息管理"子模块中完善患者的到位信息。

定点医疗机构非结防门诊报告的传报卡由网络直报系统的管理科室(如预防保健科等)进行订正;结防门诊直接登记专报病案推送的传报卡应通过修改患者专报病案来进行订正。

二、传染病报告卡查重

疾控机构专报管理人员也要在系统中浏览所有来自网络直报系统的本辖区传报卡,并负责对传报卡进行查重和审核。

疾控机构负责浏览、查重报告卡的工作人员,每天应通过网络对前一天辖区内医疗机构直报的确诊或疑似肺结核病例注意进行浏览、查重。发现重卡后应按重卡处理原则将重卡剔除。

> 重卡删除的原则:
> **首要条件**:若有关联专报病案信息的传报卡,保留已关联病案的传报卡信息,其余卡片做删除标记;
> **次要条件**:按涂阳、仅培阳、菌阴、未痰检由高到低的次序,保留报告疾病级别最高的卡片;上述条件相同时,保留初次报告时间最早的卡片,其余卡片应做删除标记;由结核病管理信息系统自动生成的传报卡须订正的应通知病案录入机构(定点医疗机构或疾控机构),由病案录入机构进行订正。同一报告单位多次报告导致的重卡,由本单位或当地县(区)级疾病预防控制机构删除;不同报告单位共同报告导致的重卡,由患者常住地的县(区)级疾病预防控制机构删除。

三、未到位患者追踪

疾控机构信息管理人员应每日将浏览、查重后的网络直报系统中的结核病患者(包括辖区内医疗机构报告的患者及辖区外医疗机构报告的"现住址"为本辖区的患者;无论患者到位与否)导出,根据定点医疗机构提供的名单,对未及时到定点医院就诊的患者开展追踪(相关要求参见第三章第五节)。完成追踪后,通过"新建追踪"的方式将追踪情况录入专报系统。追踪信息应尽快录入系统,最迟在1个月之内完成追踪。

定点医疗机构信息管理人员应每日将到院就诊的非定点医疗机构报告并转诊或经疾控机构追踪到位的结核病患者的核实诊断情况及时录入专报系统,并建立病案信息。

第二节　普通患者病案登记与管理

在结核病定点医疗机构就诊并确诊为结核病的患者,应在专报系统中进行患者病案登记。由于普通肺结核患者通常需要接受6~8个月的治疗,其治疗期间的痰检、疗程结束后的治疗转归等信息也需要通过专报系统录入。此外,专报系统还可协助完成患者信息的跨区域转入转出,实现跨区域全程治疗管理。

一、普通结核病患者病案登记

承担结核病诊疗的定点医疗机构,应将其确诊的全部结核病患者(陈旧性结核除外)信息在专报系统中进行登记,包括肺结核、结核性胸膜炎和肺外结核患者。这一工作应在确诊后 24 小时内完成。

对于非定点医疗机构或定点医疗机构非结防门诊报告、转诊或追踪到位的患者,定点医疗机构的信息管理人员应通过结核病管理信息系统的"追踪信息管理"对患者的报告卡进行"收治"操作,并将患者的诊疗信息录入,生成普通结核病患者病案。

对于直接在定点医疗机构结防门诊就诊的结核病患者,确诊后由信息管理人员在结核病管理信息系统的"普通病案登记"中直接登记生成病案(同时系统后台会向传染病网络报告系统自动推送一张传染病报告卡)。

普通结核病患者病案:
主要包括患者的基本信息、诊断信息(诊断日期、实验室检查等)、治疗信息(用药方案、开始和结束治疗时间等)、随访信息(检查时间和结果、取药时间等)以及转归信息。

二、普通结核病患者病案管理

通过各项查询条件,定点医疗机构可以浏览本单位诊断或管理的结核病患者,并根据患者的实际诊疗情况,随时完善患者病案,主要操作有浏览、新增、修改、删除、放弃收治、重新登记、随访信息管理、审核、生成耐药可疑者和患者转出等。

实施"三位一体"新型结核病防治服务体系后,疾控机构不再负责患者的诊断治疗和随访管理。因此,对于普通结核患者病案的一般操作仅限于病案的浏览和对结案审核病案的取消审核。

不完整信息能够及时与定点医院沟通的特殊情况下,由疾控机构负责运送患者痰标本 / 菌株至上级药敏检查单位开展耐药筛查工作的,则也应该承担系统中耐药可疑者信息的录入工作。

三、患者转入转出管理

跨区域管理的患者,在患者改变管理单位后,原管理单位和现管理单位之间,应通过系统中的转入和转出管理模块,将患者的专报病案和相应诊疗信息进行交接,以完成患者规范化治疗管理。

普通患者和耐药患者的病案均可在专报系统中实现转入转出操作。定点医疗机构和疾病预防控制部门均可以将患者转出,患者转入管理由各级疾病预防控制机构完成。

转入地疾控机构将患者病案接收后,根据患者实际到位和管理情况选择"代管""重新登记"和"拒治"3 种情况,并完善后续信息。

如果转入地管理方式选择"代管",保存患者到位反馈单的同时系统将转入地诊断单位订正为病案的现诊断单位,转入地管理单位订正为病案的现管理单位,病案的督导单位清空。

如果转入地管理方式选择"重新登记",则保存后在患者转入管理页面的操作列表中出现"重新登记"按钮,点击该按钮可以重新登记病案。原病案信息按丢失结案。

如果转入地管理方式选择"拒治",的转诊状态仍为"待转出",转出单位可以通过删除转诊单的形式恢复对原病案的管理权限。

四、患者管理平台

为促进结核病患者全疗程规律服药,专报系统正在试点探索多种模式的患者管理工具,如手机短信、电子药盒、移动平台 APP 等。

目前,系统中已经可以实现以手机短信为基础的服药和随访管理。结核病患者治疗期间,通过与其病案(包括普通和耐药病案)的关联设置,实现定点医疗机构、疾控中心、基层医疗卫生机构之间患者诊疗管理信息的共享,并利用手机短信发送患者确诊信息、随访检查和取药提醒、出入院提醒、漏服药提醒以及健康教育宣传信息等多项提醒信息,从而加强患者的规范治疗管理。

第三节　耐药患者病案登记与管理

耐药结核病患者的登记和管理相对复杂,涉及可疑者推荐、诊断治疗和随访管理等多级不同机构间的协同操作。由于我国主要将耐药结核病定点医疗机构设置在地市级,因此县区级单位多仅负责耐药检查对象的推荐和信息录入,地市级单位负责进行培养、药敏等系列耐药筛查试验,在确诊后进行耐药病案登记。实际工作中部分县区级实验室已具备培养甚至是耐药快速诊断能力,因此耐药筛查和登记的具体执行单位应由痰标本/菌株运输的责任归属确定。

一、确定耐药检查对象

县区级机构对登记为痰涂片阳性和分枝杆菌培养阳性的肺结核患者,以及随访检查过程中痰涂片阳性的肺结核患者(详见第三章第三节),应确认其为耐药检查对象。

对于县区级定点医疗机构需运送痰标本或菌株至地市级药敏检查单位开展的耐药筛查,应对其普通患者病案进行"生成耐药可疑者"操作,在系统中登记耐药可疑者信息。

在专报系统中可以通过直接推送、直接登记和间接登记 3 种方式录入和推送耐药检查对象信息。

二、确诊耐药后普通病案信息的完善

县区级机构接到药敏检查单位对推荐可疑者的耐药确诊通知后,对于确认开始耐药治疗的患者,应及时在专报系统中将患者普通病案的基本信息、治疗管理、实验室检查及结案信息等补充完善,与纸质病案核实无误后进行结案审核,并于审核后通知地市级管理单位。

三、耐药患者的督导管理

对于辖区内确诊并纳入治疗的耐药患者的后续随访及督导管理,可以在系统中通过

"耐药患者管理"模块进行查询。

第四节 手工报表、质量评价与系统管理

除上述针对传报卡、普通和耐药患者个案的登记管理功能外,疾控机构还需录入规划活动的实施相关手工报表。疾控机构和定点医疗机构均应使用专报系统关注系统数据质量,并进行系统管理。

一、手工报表

根据录入频度不同分为季度报表、半年度报表和年度报表。各级各类防治机构均应将相应工作数据及时填报进专报系统,上级单位进行确认审核。

季度报表包括:药品用量季度录入表、初诊患者检查情况、上季度结核病实验室工作情况、新登记涂阳患者家庭密切接触者检查情况、健康教育活动报表、督导访视情况、培训工作情况。

半年度报表包括:痰涂片盲法复检结果。

年度报表包括:中央转移支付地方经费到位及支出情况、结核病防治经费到位额度及经费来源、结核病防治工作分布情况、结防结构基本情况、结核病防治人员学历、职称情况、结防机构现有主要设备调查表。

二、质量评价

质量评价包括对录入数据的评价(质量统计)和事件提醒。

(一)质量统计

通过这部分可以了解录入数据的质量,如及时性、完整性和准确性,并且可以显示存在问题的记录并进行修改。

可以统计的内容包括:

1. 报告卡 / 普通 / 耐药病案及时性;

2. 检查信息漏填率 /2 个月末、3 个月末痰检信息漏填情况 / 疗程结束时痰检信息漏填情况;

3. 普通 / 耐药病案质量统计;

4. 耐药病案初次信息漏填率 /1~36 个月痰涂片、痰培养漏填情况 / 疗程结束时信息漏填情况;

5. 手工报表录入完整性。

(二)事件提醒

通过查询选定时间登记病案,可提醒其下次应检查的时间。也可以用于提醒系统中填写不完整的信息记录。

三、系统管理

各级疾控机构在开通使用专报系统前,应针对机构职责对普通病案和耐药病案的各相关单位进行设置(通过系统管理-个性化管理设定),并录入辖区内机构信息、实验室信息情况(通过系统管理-结核病防治服务机构的覆盖情况录入)。

（一）普通病案的机构设置

1. 管理单位　负责本单位诊断患者药品发放、随访检查的单位，一般为县区级定点医疗机构。

2. 督导单位　负责定期督导核查本单位管理患者服药情况的单位，一般为基层医疗卫生机构。管理单位所管理的患者需要哪些单位参与督导，就将这些单位设置为督导单位。督导单位的设置是为了便于乡镇一级单位的查询浏览，如果乡镇一级没有上网条件，可以不设置此项。

3. 药敏检查单位　对推送的耐药检查对象开展药敏检测的单位，也即本单位对应的地市级耐药定点医疗机构。

（二）耐药病案的机构设置

1. 管理单位　负责本单位诊断耐药患者药品发放、随访检查的单位，一般为地市级定点医疗机构。

2. 督导单位　负责定期督导核查本单位管理耐药患者服药情况的单位，一般为县区级定点医疗机构。管理单位所管理的耐药患者需要哪些单位参与督导，就将这些单位设置为督导单位。督导单位的设置是为了便于县区一级单位的查询浏览。

> 普通/耐药病案的诊断单位均无需设置，默认为录入病案时使用的账号所在单位。

（三）结核病防治服务机构信息

1. 肺结核单位类型　包括综合医院、非结核专科医院、结核专科医院、乡镇医院、个体诊所、结防机构、其他。

2. 肺结核单位类型的选取

（1）参考单位类型对照表，按照专报系统中各单位自动生成的"单位类型"勾选对应的"肺结核单位类型"；

（2）单位类型对照表中的对照关系为一般原则，如有特殊情况可根据实际情况填写，如胸科医院一般为"结核专科医院"，但实际不诊治结核病的，也可选择"非结核专科医院"；疾控中心/防疫站一般为"结防机构"，但特殊情况下无此职能的，也可选择"其他"；麻风/皮肤病/慢性病等防治单位同时承担结核病诊疗或规划管理任务的，也可选择"结防机构"。

3. 结核病定点医疗机构的确定　与"肺结核单位类型"的选择无关，是规划确定的定点医疗机构的，在"是否开展结核诊疗服务"选项中选择"是"。

> 例1：某县结核病的定点医疗机构为县人民医院，县疾控中心结防科承担规划管理工作。则县人民医院的"肺结核单位类型"仍选择"综合医院"，"是否开展结核诊疗服务"中选择"是"；县疾控中心"肺结核单位类型"选择"结防机构"，"是否开展结核诊疗服务"中选择"否"。
>
> 例2：某县结核病的定点医疗机构为皮防所，同时承担诊疗和规划管理业务，县疾控中心无结防科。则皮防所的"肺结核单位类型"选择"结防机构"，"是否开展结核诊疗服务"中选择"是"；县疾控中心"肺结核单位类型"选择"其他"，"是否开展结核诊疗服务"中选择"否"。

4. 个体诊所 "单位类型"为门诊部、诊所、医务室或村卫生室等的机构(单位类型对照表中编码 D 类),如确认为私人运营的,"肺结核单位类型"选择"个体诊所"。

5. 结核诊疗服务开展 / 结束日期 是指该机构承担结核病规划诊疗任务的开始和结束日期。

例 3:某县 2003 年开始结核病的防治一直由疾控中心承担,2014 年 10 月实施"三位一体"的新防治模式后由县人民医院承担,则 ×× 县疾控中心的结核诊疗任务开展日期为 2003.1.1,结束日期为 2014.9.30,县人民医院的结核诊疗任务开展日期为 2014.10.1,结束日期为空。

第五节 用户权限管理与信息安全

一、用户权限管理

(一)用户及权限申请

结核病定点医疗机构向属地的疾病预防控制机构申请结核病信息管理系统的用户。申请人按照要求填写结核病信息管理系统用户申请表,经所在单位领导审批并加盖单位公章后,交属地的疾病预防控制机构审核。

(二)用户审核和用户开通

疾病预防控制机构的系统管理员根据定点医疗机构的诊疗工作开展情况和信息报告管理的要求,负责结核病信息管理系统管理范围和权限的审核,并负责开通结核病信息管理系统的用户账号,以及分配系统的使用权限。

(三)延期申请

系统用户的使用权限到期后,需要向属地的疾病预防控制机构申请延期备案。系统用户发生变更时,需要重新申请审批。

二、信息安全

各级疾病预防控制机构负责辖区内结核病管理信息系统用户与权限的维护,应根据信息安全三级等级保护的要求,制定相应的制度,建立分级电子认证服务体系,加强对信息系统的账号安全管理。

对于承担结核病[普通结核病和(或)耐多药结核病]诊疗管理的定点医疗机构,属地疾病预防控制机构应为其设置结核病管理信息系统专用账号。

对于暂未指定为结核病定点医疗机构的结核病专科医院,根据实际工作需要,经当地卫生行政部门批准,属地疾病预防控制机构可为其设置结核病管理信息系统专用账号。

信息系统使用人员不得转让或泄露信息系统操作账号和密码。发现账号、密码已泄露或被盗用时,应立即采取措施,更改密码,同时向上级疾病预防控制机构报告。

结核病信息报告、管理、使用部门和个人应建立传染病数据使用的登记和审核制度,不得利用结核病数据从事危害国家安全、社会公共利益和他人合法权益的活动,不得对外泄露结核病患者的个人隐私信息资料。

第六节　监测系统主要产出及常用指标

前述四节主要介绍了疾控机构、结核病定点医疗机构如何使用结核病专报系统进行结核病患者登记、管理。以下将介绍直报和专报系统分别的主要产出内容，以及常用的监测指标，作为后续数据分析利用的基础。

一、疾病监测信息报告管理系统

疾病监测信息报告管理系统（即网络直报系统）是以法定传染性疾病为主要收集内容的网络报告登记系统，肺结核报告包括以下内容：

1. 基本信息　姓名、性别、出生日期、患者属地、现住址、职业等；

2. 疾病信息　病例分类（疑似病例、临床诊断病例、实验室确诊病例）、发病日期、诊断日期、肺结核病种（涂阳、仅培阳、菌阴、未痰检）。

3. 对特殊人群如 MDR 患者等需在备注中注明　网络直报系统是基于患者个案的登记报告系统，所有个案数据通过网络上报至系统服务器，各级可对属地按报告单位和报告地区进行汇总，获得报告发病数和报告死亡数等疫情指标，也可根据患者的现住址统计某地的报告发病率和报告死亡率，以及根据地区、年龄性别、职业划分的报告发病/死亡分析表。此外，网络直报系统还提供了与上年度同期比较报告发病/死亡数变化情况表，以及各类传染病报告发病/死亡数排名等分析表。

网络直报系统产出的结核病常用分析指标包括：

（1）报告发病数：通过分析本地区与上季度、上年度同期相比的报告发病数变化情况，评价本地区报告疫情变化趋势。

（2）报告发病率：通过分析本地区与上季度、上年度同期相比的报告发病率变化情况，评价本地区报告疫情变化趋势。

（3）不同性别年龄组患者的报告发病率：结核病发病基本上呈现男性多于女性，发病率随年龄增长而升高的表现。通过分析本地区不同性别年龄组患者的报告发病率，可用于评价本地区疫情变化趋势。

（4）不同职业报告发病患者的构成：用于反映报告发病患者中，以哪些职业的患者为主，通过趋势变化可分析特殊职业患者，如学生患者的报告发病数变化趋势，用于早期发现学校结核病聚集性疫情。

二、结核病管理信息系统

结核病信息管理系统（即结核病专报系统）主要覆盖全国各级结核病防治机构或经过授权的结核病定点医院和结核病专科医院，系统中信息如下：

1. 传染病报告卡管理　包括转诊信息、追踪信息、住院出院信息、到位信息。

2. 病案管理　包括患者姓名住址等基本信息、发病及就诊信息、实验室检查信息、诊断及登记信息、转入转出信息、治疗及转归信息。

3. 项目管理　项目覆盖地区、启动时间、结束时间等。

4. 手工报表　包括季度、半年、年度录入的初诊检查、密接筛查、药品、实验室 EQA 执行情况、人员、经费等报表。

前述已介绍,结核病专报系统和网络直报系统对传染病报告卡信息实时交换,实现结核病防治机构(结核病定点医院)和非结核病防治机构(结核病定点医院)之间的数据共享。二者可以互相浏览报告的信息,了解肺结核患者报告情况,结核病防治机构(结核病定点医院)对网络报告未到位的患者及时进行追踪。

结核病专报系统通过定时统计和实时统计两种方法,产出不同类型的报表。定时统计是按照已经设计的报表形式,按照一定的时间如:月、季和年进行统计的报表。实时统计是自定义时间、选择不同的信息产生的报表,见表 12-1。

表 12-1　结核病专报系统统计报表类型和内容

类型	报表内容
患者发现	不同类型肺结核患者登记、患者来源、初诊者就诊等
治疗管理	痰菌阴转、队列转归、系统管理等
规划活动	经费、培训、督导、健康教育等
药品	药品季度用量报表
实验室	痰涂片盲法复检表
其他	结核病防治机构(结核病定点医院)基本信息、人员配置

结核病专报系统产出的常用分析指标见表 12-2。

表 12-2　结核病专报系统产出常用分析指标

指标名称	计算公式	指标意义
初诊患者数占全人口比例	$\dfrac{\text{某地区某期间到定点医疗机构就诊的初诊者数}}{\text{某地区某期间平均人口数}} \times 1000‰$	用于反映某区域内的结核病可疑症状者是否充分就诊,常用于与既往情况对比,使用就诊率变化反映就诊行为变化或卫生服务可及性变化
初诊者查痰率	$\dfrac{\text{接受痰涂片检查的初诊者数}}{\text{就诊的初诊者数}} \times 100\%$	用于评价结核病定点医疗机构对前来就诊的初诊者进行 3 个痰涂片检查情况
报告肺结核患者和疑似肺结核患者的总体到位率	$\dfrac{\text{到位肺结核患者和疑似肺结核患者数}}{\text{应转诊的肺结核患者和疑似肺结核患者数}} \times 100\%$ 应转诊的患者数 = 查重后报告患者数 − 住院患者数 + 以前报告、该期间出院患者数	用于评价非定点医疗机构转诊情况和定点医疗机构追踪情况的综合水平,可直接反映非定点医疗机构与定点医疗机构配合协调的程度,了解该地区肺结核患者或疑似肺结核患者的丢失情况
病原学检查阳性肺结核患者的密切接触者筛查率	$\dfrac{\text{接受检查的密切接触者人数}}{\text{病原学阳性肺结核患者的密切接触者人数}} \times 100\%$	反映各地对涂阳患者的密切接触者进行筛查后,发现的有症状者中接受检查的情况

指标名称	计算公式	指标意义
不同类型肺结核患者登记数、率		对涂阳/涂阴/未查痰/结核性胸膜炎患者、初治涂阳/复治涂阳等不同类型的患者,分别计算登记数和登记率,反映不同类型患者的发现管理情况
肺结核患者病原学阳性率	$\dfrac{\text{登记的病原学阳性肺结核患者数}}{\text{登记的肺结核患者数}} \times 100\%$ 病原学阳性包括涂片阳性、培养阳性和分子生物学阳性等	登记肺结核患者中经实验室检查确认病原学阳性的患者比例,是反映患者发现和实验室工作质量的重要指标
复治涂阳患者占涂阳患者的构成比	$\dfrac{\text{登记的复治涂阳肺结核患者数}}{\text{登记的涂阳肺结核患者数}} \times 100\%$	复治涂阳患者占涂阳患者的构成比,是评价结核病治疗管理质量的重要指标
涂阳患者2、3个月末痰菌阴转率	$\dfrac{\begin{array}{c}\text{某时间段内开始治疗涂阳患者}\\\text{2个月末痰菌转阴人数}\end{array}}{\text{某时间段内开始治疗的所有涂阳患者数}} \times 100\%$ 3个月末公式相同	某地区登记的初(复)治涂阳患者治疗第2个月(或第3个月)末痰涂片转阴的情况,以此评价结核病的治疗与管理的情况
肺结核患者成功治疗率	$\dfrac{\begin{array}{c}\text{某时间段内开始治疗肺结核患者中}\\\text{(治愈+完成疗程)人数}\end{array}}{\text{某时间段内开始治疗的所有肺结核患者数}} \times 100\%$	通常统计至少1年以前时间段的数据,以保证患者均已完成治疗,并报告治疗结果。肺结核患者成功治疗率是评价普通肺结核患者治疗效果与管理质量的重要指标
耐多药肺结核高危人群/新病原学阳性患者耐药筛查率	$\dfrac{\begin{array}{c}\text{某时间段内耐多药肺结核高危人群(新病原}\\\text{学阳性患者)中有药敏检查结果的人数}\end{array}}{\begin{array}{c}\text{某时间段内应开展耐药筛查的耐多药肺结核}\\\text{高危人群(新病原学阳性患者)数}\end{array}} \times 100\%$	耐多药肺结核高危人群(新病原学阳性患者)接受药敏检查的比例,是反映耐多药结核病防治工作开展情况的重要指标
利福平耐药患者接受治疗率	$\dfrac{\text{某时间段内开始二线药物治疗的利福平耐药患者}}{\text{某时间段内诊断为利福平耐药的肺结核患者数}} \times 100\%$	各地区诊断的利福平耐药患者纳入治疗的比例,是反映耐多药结核病防治工作开展情况的重要指标
利福平耐药患者成功治疗率	$\dfrac{\begin{array}{c}\text{某时间段内开始治疗利福平耐药患者中}\\\text{(治愈+完成疗程)人数}\end{array}}{\text{某时间段内开始治疗的所有利福平耐药患者数}} \times 100\%$	通常统计至少2年以前时间段的数据,以保证患者均已完成治疗,并报告治疗结果。利福平耐药患者成功治疗率是评价利福平耐药患者治疗效果与管理质量的重要指标

指标名称	计算公式	指标意义
肺结核患者HIV检测率	$\dfrac{某时间段内新登记结核病患者接受HIV抗体检测人数}{某时间段内新登记的所有结核病患者总数} \times 100\%$	通常在全国294个TB/HIV防治重点县使用此指标,反映肺结核患者HIV筛查开展情况。对已接受筛查患者,使用HIV阳性率反映TB/HIV双重感染疫情严重程度
抗结核药品库存可使用月份	$\dfrac{某地区某抗结核药品库存总量}{每季度该地区该药品的总消耗量/3}$	用于评价药品库存量是否合理,可使用月份过低则有可能造成患者断药,需及时调配药品,可使用月份过高则会带来储存、保管、过期或损坏等一系列问题。因此,需合理测算各县级结防单位每月需药量和分配库存存放位置
健康教育/督导/培训计划完成率	$\dfrac{已开展的活动数}{计划开展的活动数} \times 100\%$	用于反映健康教育、督导、培训等规划活动与原计划相比实际完成情况,反映规划活动是否按计划广泛开展

上述网络直报系统和结核病专报系统是结核病监测信息分析最常见的数据来源。除此以外,我们还可以利用专题调查、现场督导、项目研究等方式采集数据,这些方法通常都有明确的设计目的要求,作为常规监测系统的有效补充,可联合深入分析结核病疫情及防治工作进展情况。

第七节　监测信息分析利用

一、数据质量评价

在使用监测系统等产出的数据之前,应对数据进行质量评价,包括对结核病监测信息和规划活动信息相关资料的及时性、完整性和准确性的评价。结核病监测信息评价包括各种原始资料登记或记录的完整性和准确性,以及登记资料与网络录入资料的及时性和一致性的评价。

纸质资料与网络录入资料一致性的评价,只能通过现场督导核查文件进行评价,包括需进行资料真实性、完整性、符合率的核查等,这些应在规划设置的督导活动中定期常规进行。

通过结核病专报系统的质量统计模块,还可以产出病案信息录入及时性,2个月、3个月、6个月、8个月疗程末痰检信息录入及时性,6个月、8个月末痰检信息及疗程结束录入及时性,治疗前有X线结果人数,治疗前有痰检结果人数,治疗后2个月、3个月、6个月、8个月疗程末有痰检信息人数等及时性、完整性指标,应在定期撰写监测报告时进行统计分析并描述相关结果。

二、数据分析方法

监测信息分析方法包括描述性和分析性分析方法。在常规监测信息分析中,常用的是描述性方法,以下将仅就描述性方法进行介绍。描述性分析方法是指对结核病监测数据按时间、地点、人群来描述结核病发病、患病和死亡的分布特点,即我们常说的"三间分布",具体如下:

1. 时间分布是指通常按年份或月份分析结核病监测数据变化趋势,实际分析过程中应根据不同的需要,选定不同的分析频度。常规的时间分析可以按月份、季度和年度进行分析,并形成相应的分析报告,但在出现特殊情况时,如暴雨、暴雪等自然灾害天气或地震时,应按天或周进行分析,并与往年同期进行比较,以期能及时获取最新疫情动态信息。

2. 地点分布是指按不同报告级别(即行政区划)对结核病监测数据进行分析。在分析中应根据所辖报告单位的数量进行有选择性的分析,常规分析应该对所辖的全部乡镇进行分析,但在出现疫情时可单独进行分析。需注意由于结核病专报系统无法进行乡级统计报表产出,在进行乡镇级地区分析时需要将待分析时间段内的所有病案导出进行分析,应至少每季度导出一次分析并备份。

3. 人群分布是指按人群的各种特征,如年龄、性别、职业、民族等进行分布,如不同年龄和性别报告发病数和报告发病率,以及不同职业的报告发病数和构成比。

三、分析内容

(一)高发时间、地区、人群的分析

通过对结核病登记和报告的时间、地区和人群的特征分析,若发现结核病在一年的某些季度或月份登记或报告水平较高,就要进行深入分析,看看这些季度或月份的登记报告工作是否提高或加强,是否采取了有利于患者发现的工作,如主动筛查等;若发现某些地区登记的肺结核水平较高,就要分析监测报告工作与其他地区相比有无变化,当地的疫情水平是否较高,当地是否采取了加强患者发现的工作;若发现某些人群较高,就要详细分析是哪些因素造成的,哪些因素是可以通过干预减少或降低的,为人群干预提供指导依据。

(二)患者发现水平分析

县区级患者发现水平分析,首先分析肺结核患者的登记率水平与上年(季度/月份)比较有无变化,再分析患者发现过程环节有无变化,重点分析是哪些环节发生了变化。必要时应与本地市、本省和全国的变化情况做比较。

影响患者发现水平的因素常从以下方面考虑:卫生宣传教育的力度和效果,非结核病防治机构(结核病定点医院)肺结核患者报告率,网络直报患者的转诊率、转诊到位率,追踪率和追踪到位率以及总体到位率,初诊者占全人口比例、摄片率和胸片异常率、查痰率和痰检阳性率等。

影响非结核病防治机构(结核病定点医院)肺结核患者报告率的因素:当地的结核病疫情水平、患者发现水平、医疗机构的诊断水平、肺结核患者报告标准、肺结核患者的漏报水平、上级督导的力度、激励机制的落实等。

影响总体到位率的因素:医生对患者的健康教育、患者对自身疾病的认识、患者对结核病防治机构(结核病定点医院)信任度、结核病防治机构(结核病定点医院)的交通便利情

况、网络报告患者信息的真实性、结防人员追踪工作的力度和激励机制、追踪工作的及时性和有效性、基层网络的配合程度等。

（三）患者治疗管理水平分析

发现并积极治疗传染性肺结核患者是结核病控制的重要策略，新涂阳患者的治愈率是国家结核病防治规划的重要评价指标。对于进入治疗队列的患者，最后都有一个队列转归结果，包括：治愈、完成疗程、死亡、失败、丢失、不良反应拒治、误诊等。在治愈率的分析中，常常与2个月末、3个月末痰菌阴转结果结合进行分析，2个月末痰菌阴转率和治愈率之间呈正相关，若在分析中发现两者之间相关关系不明显或呈现负相关，则应详细地分析患者的治疗管理过程和治疗转归结果中哪些环节出现了问题。

若分析发现某地区涂阳患者治愈率低于85%，可能是失败率、死亡率、丢失率、停止治疗率等较高。

失败率高可以考虑的因素：治疗方案不合适、抗结核治疗药物质量差或患者药物吸收不良，患者耐药，痰涂片镜检质量差，涂阴判读为涂阳。

死亡率高可以考虑的因素：老年人口比例高，有严重并发症，或者是 HIV 感染者 /AIDS 患者。

丢失率高可以考虑的因素：人口流动比例高，或者是患者治疗管理期间，督导管理措施不落实，对疗程期间坚持完成规定疗程的卫生宣传教育不到位；药物不良反应大；或者治疗费用高患者承担不起等。

停止治疗率高可以考虑的因素：患者治疗不完全免费，费用高患者无力负担，或者药物不良反应大，对不良反应未进行有效处理。

若分析发现某地区涂阳患者治愈率特别高，譬如高于95%及以上，应该从以下方面进行考虑解释：是否只有治疗结果好的患者或容易被治愈的患者被登记或纳入到队列分析；是否由于对治愈的定义理解错误，导致治愈结果判断有误，或者队列转归结果治疗有误等。

（四）聚集性疫情分析

在学校等人群聚集场所发生结核病疫情或突发公共卫生事件时，常常需要对现场收集的资料及时进行分析。在分析的过程中，首先要了解疫情发生地的基本情况，如学校地址、学校和班级构成及人数、教室和宿舍面积和容量、学校校医的配置等；其次要了解疫情的发生发展过程，包括疫情的接报过程，后续的控制措施等；同时要了解病例的发现过程，包括首发病例的发病就诊过程，续发病例的诊疗过程，密切接触者筛查过程及结果；并整理现场调查结核病患者的详细个案资料，分析病例的时间分布、班级和宿舍分布、人群分布等特征，通过对疫情发生发展过程和病例三间分布特征的分析，了解导致疫情传播的关键环节，制订有针对性的疫情控制措施，以及时控制疫情蔓延。

四、分析结果分类

结核病监测信息的分析结果根据其目的不同，可以分为与结核病防治工作相关的结果、与结核病疫情相关的结果以及与结核病疫情影响因素相关的结果。

（一）与结核病防治工作相关的结果

与结核病防治工作相关的结果主要通过常规监测系统获得，能够直接评价结核病防治工作的实施状况，主要包括初治复治涂阳患者比例、患者的登记分类、非结核病防治机构（结核病定点医院）网络报告肺结核患者总体到位率、涂阳患者的治疗成功率等指标。

（二）与结核病疫情相关的结果

与结核病疫情相关的结果可以通过常规监测系统或专题调查获得，可以用于评价结核病疫情现状，主要包括结核分枝杆菌年感染率、发病率、死亡率和患病率等指标。

（三）与结核病疫情影响因素相关的结果

与结核病疫情影响因素相关的结果可以通过常规监测、专题调查或科学研究获得，用于了解影响结核病发病、患病和死亡的各种相关因素，主要包括肺结核患者是否合并其他疾病（如糖尿病、艾滋病等）、肺结核患者居住环境和结核病的三间分布等指标。

五、结果展现

利用图、表等，可使监测信息分析的结果显示得更加直观。例如通过统计图和统计表（包括地图）展示并描述结核病指标特征及变化趋势，找出变化比较明显的地区、时间和人群，分析是否存在聚集发病等异常现象并确定重点关注对象，下面就常用的图表一一举例说明。

（一）统计表

统计表制作应遵循以下原则，最终达到针对每格数字对应的横标目和纵标目，可完整阅读形成意义正确的一句话的目的。

1. 表号与标题　表号用阿拉伯数字，标题应包括表内所表达事物的时间、地点和内容。写在表的上端中央。每表均应有序号和简明的标题，居中排印在表上方，表的序号用阿拉伯数字排为表1、表2。

2. 标目　横标目：被研究事物的主要内容。纵标目：被研究事物的次要分组内容和研究指标经计算获得的统计量。无论是什么标目，凡内容有计量单位的都应注明。

3. 线条　宜少不宜多，简单统计表一般要求为三线表，如有合计栏，可适当的加划一条分割统计数字和合计数值的分割线。一般无纵线，如相邻的栏的数字过多时或易混淆时，可以加纵线，统计表的左右为开放型，不封边线。表的上边无斜线，该位置一般留作标示横标目的总标题。

表 12-3　某年新登记涂阳患者密切接触者检查情况

接触者类型	接触者登记数	接触者筛查数	筛查无症状者		筛查有症状者					
			人数	其中检查人数	人数	其中检查人数	发现患者			
							涂阳	检出率（%）	活动性	检出率（%）
家属	424	424	313	310	111	109	1	0.9	4	3.7
非家属	256	256	178	173	78	54	0	0	1	1.9
合计	680	680	491	483	189	163	1	0.6	5	3.1

表 12-3 为某县某年新登记涂阳患者密切接触者检查情况，可以看出该季度新登记病原学阳性肺结核患者密切接触者筛查数 680 例，其中筛查无症状者 491 例（占 72.2%），筛查有症状者 189 例（占 27.8%）。正确合理的表格设计应达到可根据横纵标目阅读，形成文字，完整反映所需表达内容的目的。

（二）统计图

1. 线图　线图是用线条的升降表示事物的发展变化趋势,多用来展现结核病的时间分布,用以比较不同时间段结核病某一指标的趋势。

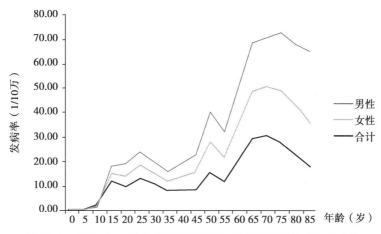

图 12-1　2016 年 1 季度某县不同性别年龄组的肺结核报告发病率

图 12-1 是 2016 年 1 季度某县肺结核患者分性别年龄报告发病率情况,可以看出男性、女性和全人口在 15~25 岁年龄组报告发病率均有一个小的高峰,25~45 岁年龄组之间报告发病率维持在一个相对平稳的趋势,55 岁以后呈明显上升趋势并在 75 岁年龄组达到最高。

切记横坐标代表的变量必须是连续型变量,如年龄、年份等才可以使用线图,如横坐标是分类型变量,如 A 乡、B 乡,或涂阳、涂阴等分类,则不应该使用线条连接。

2. 直方图　直方图是以不同直方形面积代表数量,各直方形面积与各组的数量成正比关系,以此来表达连续性资料的频数分布,多用于展现结核病的人群分布的某一特征,如年龄分布。

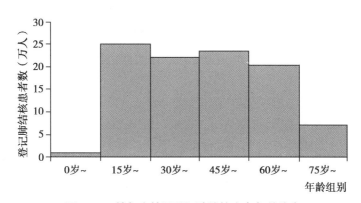

图 12-2　某年度某县登记肺结核患者年龄分布

图 12-2 是某县年登记肺结核患者的年龄分布图,可以看出,该年度登记肺结核患者主要集中在 15 岁 ~、30 岁 ~、45 岁 ~和 60 岁 ~这 4 个年龄段,而 0 岁 ~年龄组最少,75 岁 ~年龄组次之。

3. 条图　条图用等宽长条的高度表示按性质分类资料各类别的数值大小,用于表示相互之间的对比关系,一般有单式与复式之分。

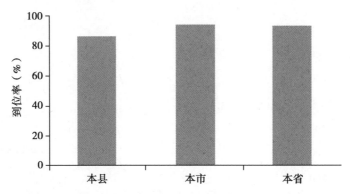

图 12-3　某年度某地非结防机构网络报告肺结核总体到位率

图 12-3 为某年度县、市、省三级非结核病防治机构(结核病定点医院)网络报告肺结核患者总体到位情况的单式条图,可以看出,三级总体到位均在 80% 以上,本县的总体到位率低于全市和全省平均水平。

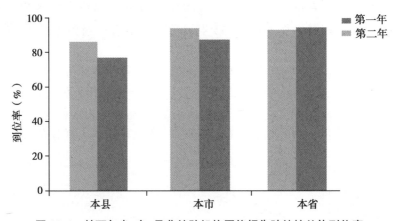

图 12-4　某两年省、市、县非结防机构网络报告肺结核总体到位率

图 12-4 为某两年省、市、县三级非结核病防治机构(结核病定点医院)网络报告肺结核患者总体到位情况的复式条图,可以看出,县级、市级第二年的总体到位水平均高于第一年,全省第二年与第一年数据基本持平。相对来说,县级总体到位率的增幅超过全市平均水平。

4. 饼图　饼图适用于百分构成比资料,表示事物各组成部分所占的比重或构成。以圆形的总面积代表 100%,把面积按比例分成若干部分,以角度大小来表示各部分所占的比重。

图 12-5 为 2016 年 1 季度某县报告的肺结核患者的职业分布,可以看出,在 2016 年 1 季度该县报告的肺结核患者中,职业为农牧渔民(66.76%)最多,其次为家务及待业(11.80%)、离退人员(4.73%)、其他(4.66%)。

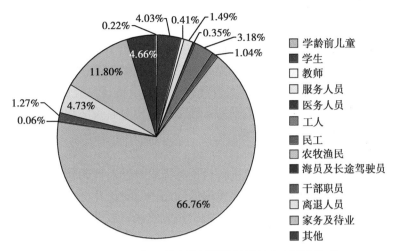

图 12-5　2016 年 1 季度某县报告肺结核患者职业构成

其他分析图表如散点图、箱式图、专题地图等,在常规监测数据分析中使用机会较少,在此不再赘述。

六、监测数据分析利用

采用上述的监测数据分析方法,可采用多种形式向主管领导、合作机构、下属机构等进行分析结果反馈,通过数据呈现出的工作情况,查找工作薄弱环节,促进实际工作改进,协助结核病防治工作推进,是数据分析利用的最终目的。

其中,监测分析报告是最常利用的监测分析结果反馈形式,常规监测数据的分析报告应至少每季度、每年度制作并定期向主管领导和上级主管部门汇报。分析报告可以包括以下4 个方面。

(一)资料来源

分析利用的监测数据的来源。

(二)数据质量评价

主要从及时性、完整性和准确性 3 个方面进行评价。

1. 及时性　指按照要求及时录入结核病监测数据,主要是指肺结核患者病案、随访信息、治疗转归结果和各种手工统计报表等内容。

2. 完整性　指录入的结核病监测数据完整,无遗漏或缺项,主要是指患者病案无漏项、随访信息完整和录入的报表数据项无缺失。

3. 准确性　指录入的结核病监测数据与原始数据一致,需要通过现场核对原始登记数据(登记本和纸质报表等)与报告的数据是否一致。

(三)结果与分析

监测结果主要从患者发现、治疗管理和规划管理活动信息来分析。

患者发现主要从时间、地区和人群三间分布来描述肺结核疫情分布特征和发病变化趋势,以及不同类型肺结核在不同时间、地区的登记现状及其相关影响指标。并可以通过统计图表(包括地图)展示并描述肺结核患者发病率或登记率的地区、时间和人群分布特征及变化趋势,找出变化比较明显的地区、时间和人群,分析是否存在聚集发病等异常并确定重点关注对象。

治疗管理主要是分析患者的随访管理和治疗转归。包括涂阳肺结核患者治疗2个月和3个月痰菌阴转数和阴转率,不同登记类型肺结核患者的治疗转归情况,包括治愈率、死亡率、失败率等,并与往年同期进行比较,对转归结果异常的地区需要进一步进行影响因素分析。

规划管理活动信息主要分析经费、人力资源、机构、设备、药品、督导、健康教育、培训等规划活动执行情况,与国家结核病防治规划实施工作指南对有关活动要求间的差异,并进行分析。

(四)讨论与建议

根据对监测数据的分析结果,应该进行讨论并提出有针对性的建议,关于讨论和建议应该遵循以下原则:一是对数据质量评价中发现的问题进行讨论并提出相关建议;二是结合监测资料分析的目的,对分析结果进行讨论并提出相关建议;三是对发现的特殊问题进行重点讨论并提出相关建议。

以上仅列举了定期数据分析报告通常应包括的内容,当出现其他特殊问题需进行临时数据分析,或在督导、验收、总结等工作开展前后需进行数据分析等,应根据实际需要,有针对性地进行数据分析和报告撰写,使监测数据利用效益最大化。

培训要点

1. 信息管理工作是结核病防治工作的重要内容,是评价结核病防治规划工作质量的重要资料及数据来源。
2. 结核病定点医疗机构应在结核病管理信息系统中收治或者直接登记确诊的结核病患者,生成结核病患者病案,并完善后续治疗和随访信息。开展耐药筛查患者,需登记或推送耐多药可疑者信息。
3. 疾控机构的主要职责是利用结核病管理信息系统开展追踪工作,分析疫情变化趋势,监控和考核信息报告和登记质量,完善规划活动数据。
4. 网络直报系统和结核病专报系统是结核病监测数据分析的主要数据来源。
5. 网络直报系统和结核病专报系统可生成患者发现、治疗管理、规划活动相关的多项指标,是结核病监测数据分析的主要指标。
6. 监测数据分析主要采用描述性分析方法,尤其是对三间分布的分析,应结合分析指标与防治活动各种具体情况,了解指标背后的意义,以便做出应对。
7. 至少应每季度、每年度撰写监测数据分析报告并定期向主管领导和上级主管部门汇报。分析报告应包括数据来源、质量评价结果、主要分析结果和讨论与建议部分。

课后练习题

一、填空题

1. 报告卡查重的首要条件是_____。

2. 定点医疗机构的信息管理人员应通过_____对患者的报告卡进行"收治"操作，生成普通结核病患者病案。

3. 生成耐药可疑患者的3种方法是_____、_____、_____。

4. 普通患者病案信息应于_____小时内录入，耐药患者信息在_____小时内录入。

5. 结核病专报系统主要产出的耐药结核病防治工作指标包括_____、_____和_____等。

6. 结核病监测数据质量评价主要评价_____、_____、_____。

7. 监测结果展示常用的图包括_____、_____、_____、_____等。

8. 定期监测数据报告应至少每____进行一次，应包含_____、_____、_____、_____等内容。

二、简答题

1. 简述普通患者病案的机构设置（诊断、管理、督导和药敏检查单位）。

2. 监测数据分析结果显示报告发病率升高可能由哪些原因导致？

第十三章 督导与考核

学习目的

督导

1. 了解督导的对象。

2. 掌握督导前准备的内容。

3. 掌握针对不同机构督导的重点内容。

4. 掌握不同工作内容的督导方法。

考核

1. 了解考核的对象。

2. 掌握考核前准备的内容。

3. 掌握针对不同机构考核的重点内容。

4. 掌握不同工作内容的考核方法。

　　督导与考核是结核病防治的一项非常重要的管理工作,通过规划实施过程中的日常督导,及时发现问题并改进,能够保证各项规划措施实施质量。考核是客观评价某地区或某单位既定工作任务和指标的完成情况,也为下一步制订结核病防治工作计划提供参考依据。

第一节 督 导

一、督导概述

　　结核病防治规划督导是指对目标单位的结核病防治规划工作进行督察和指导,这是帮助被督导单位和人员提高认识水平和工作技能,充分发挥其潜在能力,高质量完成各项结核病防治规划活动的一项重要管理工作,是结核病防治规划监控与评价体系的重要组成部分。《结核病防治管理办法》中第七条明确指出:疾病预防控制机构在结核病防治工作中应协助卫生行政部门开展规划管理及评估工作。

二、督导的目的

　　1. 了解《规划》实施状况:掌握当地政府承诺和干预的影响力,主要包括《规划》及实施计划的制订、发布和实施情况,《规划》实施的覆盖面、进程和障碍。

2. 评定《规划》及实施计划目标的实现程度和阶段性结果。

3. 评定各级《规划》活动的实施进度和质量、主要障碍和可持续性,以促进结核病策略的正确实施。

4. 通过现场指导、示范和培训,提高各级《规划》管理人员和技术人员的认识、管理和技术水平。

5. 根据督导结果提出改进建议,反映被督导单位的意见和要求。

三、督导前准备

做好督导前准备是保证督导质量的前提。每次督导前必须明确督导的目的和内容,确定被督导单位,制订督导实施方案。

(一) 收集和了解被督导单位的背景资料

收集结核病管理信息系统相关资料、《规划》进展报告、结核病防治相关项目进展报告和既往督导报告等有关资料。对收集到的相关资料进行系统分析,了解和掌握各《规划》执行单位在结核病防治的政府承诺、机构能力建设、患者发现、治疗管理、统计监测等方面的工作现状,对取得的成绩和存在的不足做到心中有数。

(二) 确定督导地区及内容

根据已掌握的资料,确定督导方式、内容和重点。

(三) 制订督导计划

每次督导前必须制订详细的督导计划和提纲,包括背景、目的、日程(包括准备会、现场督导、总结及反馈)、方法、现场、调查表格、重点督导内容、人员及分组等方面。

1. 背景　包括该地区的概况、结核病控制历史与现状、主要工作进展,通过相关资料分析,初步确定结核病控制可能存在的主要问题和障碍。

2. 目的　阐明本次督导要达到的目的和预期目标。

3. 日程安排　包括准备会、出发、现场督导、总结及反馈、返程等的时间安排。

4. 方法　根据本次督导目的和所需了解的内容,确定督导所采取的形式和具体方法。随着《规划》的进展,督导工作的形式不断发展,各级《规划》管理部门可根据实际情况选择不同的督导形式,包括高层督导、行政督导、技术督导(专家督导)、专题督导、联合督导、回访督导及督导会议等。

督导的一般方法包括:

(1) 听取口头汇报或阅读书面汇报材料。

(2) 现场考察:考察《规划》实施单位和部门的现场工作,查阅相关资料(各种政府文件,会议和培训的通知记录,医学记录,如病案、表、册、卡片及登记资料等),询问和讨论问题,根据发现的问题进行现场培训,并及时记录现场考察的相关信息。

(3) 召开各类座谈会:在某种调研活动时经常采用。

(4) 访谈:访视患者、可疑症状者、患者家属和社区群众,访谈政府和卫生行政部门官员、《规划》管理人员和医务人员。

5. 内容和对象　根据被督导地区的工作现状和本次督导目的,确定督导的主要内容和对象。

(1)《规划》工作内容:包括政府承诺、患者发现、疫情报告、转诊追踪、治疗管理、药品供应、培训、实验室、健康促进、统计监测、督导、设备管理和财务管理等内容。根据本次督导的范围和重点,选择相关的督导检查单。

(2)督导对象:包括《规划》领导小组成员、结防机构负责人、财务人员、门诊医生、统计监测人员、药品管理人员、健康促进人员、督导人员和痰检及质控人员,县级结防机构疫情追踪人员和医疗机构感染性疾病科(或其他指定科室)或其他指定负责全院结核病报告和转诊的工作人员、乡镇防保医生、村医/社区医生以及项目管理和实施人员。

6. 人员及分组 地(市)级以上督导员应具备较高的业务水平和管理水平。督导组应争取政府及相关部门领导成员,如政府、发改委、财政、审计、卫生等部门的官员及合作伙伴的参与,以增加督导活动和政策性评价的力度、深度和权威性。应根据督导目的,有针对性地安排相关领导、专家和技术人员,以保证督导工作顺利开展。

(四)下发督导通知

督导方案确定后,应及时与被督导单位取得联系,确认被督导单位接受此次督导。然后及时下发正式督导通知,详细告知被督导单位需要准备的材料和督导实施方案,以及联系人与联系方式等相关事宜。

(五)召开督导前准备会

召开准备会可使每位参加督导的人员明确此次督导的目的、地区、内容、方法、人员分组和实施方案,做到分工明确,责任到人。在准备会上必须向督导组成员介绍:被督导地区的《规划》目标进展情况;采取的主要措施及行动;存在的问题;督导地区背景材料(包括地理状况、行政区划、人口、经济水平、贫困县情况、疫情和任务指标、主要实施项目与目标进展情况);最近的督导情况和督导地区地图等。督导组成员可就《督导检查单》及与本次督导有关事宜进行广泛讨论,以统一标准和规范。

四、督导频度

各级督导工作一般应按照规定的频度进行,也可根据当地《规划》实施的实际情况酌情增加。对督导频度的规定如下:

(一)国家级

每年至少督导1次,每次督导时抽查被督导省所辖地(市)及县(区)、乡(镇)、村和肺结核患者。

(二)省级

每年对所辖地市至少督导1次,每次督导时抽查被督导地(市)所辖的1~2个县(区),抽查乡(镇)、村和结核病患者。

(三)地(市)级

每半年对所辖县区至少督导1次,每次督导时抽查被督导县(区)所辖的1~2个乡(镇)、村和结核病患者。

(四)县(区)级

每季度督导1次,要求对目前正在接受治疗患者的各村及其所属乡(镇)进行督导,并抽查结核病患者。

五、督导内容与方法

(一)地市级疾控中心

1. 督导频度 每半年对地市级疾控中心督导1次,全年不少于两次。

2. 督导内容与方法

（1）人力资源

1）现场核查：通过查看"疾控机构人员情况登记表"，了解疾控机构结核病防治人员配备情况，包括防治人员的数量、学历、职称、专兼职及具体从事岗位情况。

2）现场访谈：通过现场座谈，了解从事疾控人员工资和奖金情况，是否提供其他的激励机制或者补偿措施，如高风险补贴等，并了解疾控人员配置存在的问题。

（2）督导

1）督导前准备：从专报系统中导出督导前上1季度"督导与访视季度报表"，以备现场督导时使用。

2）与负责督导人员交谈，了解督导经费需求，是否足够，交通和食宿情况，工作开展情况；了解对定点医院的督导情况，了解对乡、村的督导情况。

（3）培训：与负责培训的人员交谈，了解是否可以使用中央转移支付项目培训经费开展培训工作，了解并查看由本单位举办的培训情况。

（4）健康教育：与负责健康教育的人员交谈，了解并查看举行的各类健康教育活动记录，了解活动的经费来源。

（5）实验室检测能力

1）现场核查：了解实验室人员工作量、实验室设备（是否配备、配备设备能否正常使用）及试剂耗材（库存是否充足、保存是否得当、是否在保质期内）情况。现场查看涂阳痰涂片、培养和分子生物学操作是否规范、质控是否正常；了解实验室生物安全情况（包括生物安全防护方法、标本收集地点、实验室消毒、废弃物处理方法等）。

2）现场访谈：询问痰涂片、培养和分子生物学操作细节，了解操作人员培养能力，并根据情况现场指导操作。

（6）监测数据分析与通报：了解是否开展常规数据监测与分析？是否定期将数据监测分析结果进行通报？

（二）地市级结核病定点医院

1. 机构设置文件　如果医院设立为耐多药结核病定点医疗机构，现场查看卫生行政部门是否下发文件确认并规范相关工作，是否提供相关补偿经费，查看医院内部科室是否规范制订实施职责分工和协调配合工作机制。

2. 机构设置　现场查看结核病门诊、病房、药房、放射科、实验室等科室设置，评价布局是否合理，是否符合收治耐多药结核病患者的能力。

3. 人员情况

（1）查看定点医疗机构人员情况登记表，根据发现的问题与相关人员进行座谈。

（2）通过现场座谈，了解从事结防诊疗工作的医务人员工资和奖金情况，是否能够达到或者高于全院的平均水平，是否提供其他的激励机制或者补偿措施，如高风险补贴等。通过现场座谈，了解定点医疗机构人员配置存在的问题和下一步建议。

4. 医保政策　了解定点医疗机构耐多药结核病医疗报销的落实情况，包括报销比例、起付线、封顶线等。

5. 耐多药肺结核患者筛查情况　查看结核病管理信息系统，了解耐多药肺结核患者的筛查率，了解县区级定点医疗机构送痰的及时性。

6. 纳入治疗管理情况　查看结核病管理信息系统，了解耐多药肺结核患者的纳入治疗管理情况,了解未纳入治疗原因。与现场讨论,解决存在的问题。查阅耐多药肺结核患者病案,了解化疗方案使用情况及其合理性。

7. 感染控制　查看紫外线消毒记录本,了解病房外线消毒情况;查看 N95 口罩发放使用记录,核查医生佩戴 N95 和外科口罩及使用情况;查看 MDR-TB 门诊和病房设置,查看 MDR-TB 和非 MDR-TB 是否分开诊治;与医务人员访谈,了解病房感染控制情况。

8. 患者医疗负担　查看患者的医疗收费情况,了解住院患者自付医疗费用的比例;如果患者自付比例过高,与医生讨论如何降低患者自付比例。

(三)县(区)级疾控中心

1. 督导频度　每季度对县(区)疾控中心督导 1 次,全年不少于 4 次。

2. 督导内容与方法

(1)人力资源

1)现场核查:通过查看"疾控机构人员情况登记表",了解疾控机构结核病防治人员配备情况,包括防治人员的数量、学历、职称、专兼职及具体从事岗位情况。

2)现场访谈:通过现场座谈,了解从事疾控人员工资和奖金情况,是否提供其他的激励机制或者补偿措施,如高风险补贴等,并了解疾控人员配置存在的问题。

(2)转诊追踪

1)督导前准备:从专报系统中统计督导前 1 个季度非结防机构转诊追踪和到位情况,现场督导时备用。

2)了解非结防机构转诊工作机制,结防机构追踪工作机制建立和运行情况,如果存在的问题访谈相关工作人员,了解原因。

(3)密切接触者筛查情况

1)督导前准备:从专报系统中导出督导前 1 个季度新登记的涂阳肺结核患者密切接触者检查情况。现场督导时备用。

2)与相关人员访谈了解涂阳密切接触者筛查工作机制、筛查对象和主要筛查方式,现场查看《涂阳肺结核患者密切接触者登记本》并核实。

(4)患者管理情况:与负责患者治疗管理的工作人员访谈,询问疾控机构是否有专人负责落实患者管理,采取何种方式落实;了解患者治疗管理(包括患者开始治疗后门诊和社区治疗管理衔接)和社区督促随访检查的落实情况。

(5)督导

1)督导前准备:从专报系统中导出督导前上一季度"督导与访视季度报表",以备现场督导时使用。

2)与负责督导人员交谈,了解督导经费需求,是否足够,交通和食宿情况,工作开展情况;了解对定点医院的督导情况,了解对乡、村的督导情况。

(6)培训:与负责培训的人员交谈,了解是否可以使用中央转移支付项目培训经费开展培训工作;了解并查看由本单位举办的培训情况。

(7)健康教育:与负责健康教育的人员交谈,了解并查看举行的各类健康教育活动记录,了解活动的经费来源。

(8)实验室检测能力

1)现场核查:了解实验室人员工作量、实验室设备(是否配备、配备设备能否正常使用)及试剂耗材(库存是否充足、保存是否得当、是否在保质期内)情况。现场查看涂阳痰涂片、培养和分子生物学操作是否规范、质控是否正常;了解实验室生物安全情况(包括生物安全防护方法、标本收集地点、实验室消毒、废弃物处理方法等)。

2)现场访谈:询问痰涂片、培养和分子生物学操作细节,了解操作人员培养能力,并根据情况现场指导操作。

(9)监测数据分析与通报:了解是否开展常规数据监测与分析,是否定期将数据监测分析结果进行通报。

(四)县(区)级结核病定点医疗机构

1. 督导频度　每季度对结核病定点医疗机构督导1次,全年不少于4次。

2. 督导前准备

(1)相关文件资料准备:结核病定点医院机构应在督导前准备卫生计生行政部门明确指定定点医疗机构的相关文件,以及定点医疗机构内部制订的承担结核病防治工作相关科室的职责分工;结核病诊疗医保报销政策相关文件。

(2)相关数据资料准备

1)由县(区)级疾控中心导出现场核查日期前一季度结核病定点医疗机构传染病疫情网络报告的疑似患者和患者名单;从结核病管理信息系统中导出督导前3个月定点医疗机构确诊的肺结核患者名单,并与去年同期发现的各类患者数进行比较,分析各类患者登记比例和趋势;被督导单位上一次督导报告,便于了解上次督导过程中发现问题的整改情况。

2)结核病定点医疗机构负责准备由疾控机构事先指定填写的相关表格及各种工作记录,如人力资源调查表、医疗保障情况调查表、肺结核患者登记本、实验室登记本、患者病案记录等。

3. 督导内容与方法

(1)防治服务体系

1)机构设置

①现场核查:现场查看卫生行政部门下发的关于确认结核病定点医疗机构的相关文件,重点了解文件是否明确各机构及各部门的职责分工,以及相关经费补偿问题。现场查看结核病门诊、病房、药房、放射科、实验室等科室设置,评价布局是否合理,是否符合收治传染病患者的能力。

②现场访谈:通过现场访谈结核病防治相关人员,了解医院内部结核病相关科室职责分工及工作机制。

2)人力资源

①现场核查:通过查看"定点医疗机构人员情况登记表",了解定点医疗机构结核病防治人员配备情况,包括防治人员的数量、学历、职称、专兼职及具体从事岗位情况。

②现场访谈:通过现场座谈,了解从事结防诊疗工作的医务人员工资和奖金情况,是否能够达到或者高于全院的平均水平,是否提供其他的激励机制或者补偿措施,如高风险补贴等,并了解定点医疗机构人员配置存在的问题。

(2)医疗保障政策

1)现场核查:通过查看结核病诊疗医保报销政策相关文件,了解普通肺结核新农合门诊和住院报销情况,包括起付线、封顶线、报销比例等。

2)现场访谈:与结核病防治相关人员座谈,询问肺结核可疑症状者/肺结核患者痰涂片和胸片减免政策的落实情况,了解存在的问题和原因。询问患者免费抗结核药品的使用情况,了解存在的问题及原因。了解医保对医院支付方式及患者在医院诊疗费用的结算方式。

（3）患者发现情况

1）现场核查:查阅初诊患者登记本,了解肺结核可疑症状者的登记、查痰和拍摄胸片情况。

2）现场访谈:通过与相关工作人员访谈,主要了解以下内容:医院内部是否建立各科室间肺结核/疑似肺结核患者报告、转诊与登记工作规范和流程。询问各相关科室在院内报告、转诊与登记工作中的各项工作职责。是否建立院内报告、转诊与登记核查工作机制,具体如何实施。肺结核患者数量与去年同期相比产生变化的可能原因。

（4）登记报告情况

1）院内漏转、漏报调查:通过查阅院内非结核门诊工作日志/医院 HIS 系统住院记录,收集诊断结果含"结核"字样的患者病案信息,与结核门诊的初诊登记本和大疫情网络直报系统进行核对,查看患者是否转诊到位及是否进行网络报告。对于漏转、漏报的患者要了解可能的原因。

2）结核病管理信息系统数据录入质量核查:现场查阅肺结核患者登记本、实验室登记本、患者病案记录中满疗程患者的相关关键纸质记录信息（如确诊日期、开始治疗日期、痰涂片检查结果、停止治疗原因及日期、治疗转归等）与结核病管理信息系统信息进行核对,核查数据录入的及时性和一致性。

（5）患者治疗情况:现场分别抽查门诊和住院治疗结核病患者病案各 10~20 例（包括涂阴患者）,评估门诊和住院患者标准化疗方案使用情况及其合理性。

（6）患者管理情况

1）与负责患者治疗管理的工作人员访谈,询问医院是否有专人负责落实患者管理,采取何种方式落实;了解患者治疗管理（包括患者出院后与门诊和社区治疗管理衔接）和社区督促随访检查的落实情况。

2）询问如何对患者进行治疗管理健康宣传教育,健康宣传教育的方式及持续时间;观察结核病门诊候诊区域是否有黑板报、图片、手册、传单等结核病防治的健康教育材料,或者是否有医护人员在门诊候诊区域进行面对面的结核病防治知识宣传。

（7）实验室检测能力

1）现场核查:了解实验室人员工作量、实验室设备（是否配备、配备设备能否正常使用）及试剂耗材（库存是否充足、保存是否得当、是否在保质期内）情况。

现场查看涂阳痰涂片保存情况及保存时间（3 个月以上）,现场抽检部分留存痰标本质量,并根据情况选择部分标本进行复核,了解实验室操作人员痰涂片镜检能力。

了解实验室人员的分子生物学操作是否规范、质控是否正常;了解实验室生物安全情况（包括生物安全防护方法、标本收集地点、实验室消毒、废弃物处理方法等）。

2）现场访谈:询问痰培养操作细节,结合查阅《县（区）级痰培养检查登记本》及痰培养室内质控记录,了解操作人员培养能力,并根据情况现场指导操作。

（8）感染控制:查看病房及门诊的通风情况、紫外线杀菌灯配备和使用情况,以及患者外科口罩和医护人员医用防护口罩的佩戴情况等。

（五）县（区）级非结核病定点医疗机构

1. 督导频度　每季度对非结核病定点医疗机构督导 1 次,全年不少于 4 次。

2. 督导前准备　由县级疾控机构在大疫情报告系统中导出督导前 3 个月非结核病定

点医疗机构报告的肺结核／疑似肺结核患者名单和报告医生相关信息。

3. 督导内容与方法

（1）院内结核病报告和转诊机制：现场访谈非结核病定点医疗机构相关人员，询问院内是否制订肺结核／疑似肺结核患者报告和转诊工作的机制、制度和流程，特别询问肺结核报告的奖惩制度，以及在转诊工作流程中是否对定点医院诊治肺结核进行宣传，如何进行宣传。通过访谈，了解院内结核病报告和转诊工作存在的主要问题和困难。

（2）相关科室漏报和漏诊情况：现场从 HIS 系统导出督导前 3 个月含有结核、疑似结核病诊断的就诊资料（门诊、出入院诊断等），与督导前准备的患者名单核对，同时与医院防保科结核病转诊登记本、转诊单存根等信息进行核对，了解其漏报和漏转情况。

没有安装 HIS 系统的单位，统计各门诊日志、出入院患者登记的肺结核病或疑似肺结核病名单，与督导前准备的患者名单核对，同时与医院防保科结核病转诊登记本、转诊单存根等信息进行核对。

（3）健康促进工作开展情况

1）现场核查：现场查看是否有结核病防治宣传布告和宣传画，以及悬挂、张贴的位置是否醒目；查看院内开展结核病宣传的各种纸质及影像资料。

2）现场访谈

①询问门诊医生是否按《指南》要求开展了转诊前的宣传教育工作，每位患者的宣传教育时长和主要内容。

②询问如何开展落实结核病健康教育工作，健康教育材料的来源是自行制作或是由疾控机构获取，发放的地点、对象、近 3 个月发放的情况；对健康教育材料的需求等。

（4）培训工作开展情况：现场查看培训工作相关文字资料，了解培训班种类、培训对象、培训主要内容、培训后学员能力提高程度等情况。

（六）基层医疗卫生机构

1. 督导频度　对所辖各乡（镇）每 1~2 个月督导 1 次，每次要对目前有在治肺结核患者的各村进行督导，对每例涂阳肺结核患者全程至少访视两次，其中强化期 1 次。

2. 督导前准备　由县级疾控机构在大疫情报告系统中导出督导前 6 个月基层医疗卫生机构报告的肺结核／疑似肺结核患者名单和报告医生，同时在结防机构（定点医疗机构）的转诊登记本中统计被督导单位转诊到位的患者名单相关信息。

3. 督导内容与方法

（1）肺结核可疑症状者和疑似肺结核患者的筛查及推介转诊

1）现场工作记录核查：现场查看基层医疗机构医疗卫生机构肺结核可疑症状者／疑似肺结核患者"双向转诊单"工作记录，并与从大疫情报告系统中导出的由基层医疗卫生机构报告的肺结核／疑似肺结核患者名单进行比对，了解肺结核可疑症状者／疑似肺结核患者到位和未到位追踪监管情况。

2）现场访谈：与基层医疗卫生机构相关工作人员进行访谈，了解肺结核患者报告和转诊工作的机制、制度和流程，特别询问肺结核报告的奖惩制度，以及在转诊工作流程中是否对定点医院诊治肺结核进行宣传。

了解转诊／推荐肺结核可疑症状者到县（区）级结防机构就诊工作机制。患者推介转诊存在的主要问题及患者未到位的主要原因。

（2）肺结核患者治疗管理落实情况

1）现场工作记录核查：根据事先抄录的基层医疗卫生机构在治患者名单，现场查看相应患者的"肺结核患者第一次入户随访记录表"及"肺结核患者随访服务记录表"，了解是否按照《肺结核患者健康管理服务规范》的要求，落实了确诊患者的治疗管理工作。

现场抽查1~2名已结案肺结核患者，将患者的"肺结核患者随访服务记录表"与其"肺结核患者治疗记录卡"进行核对，了解患者督导服药及现场访视情况；查看"乡镇肺结核患者管理登记本"，了解患者治疗转归情况。

2）现场访谈：通过现场访谈结核病防治相关医务人员，了解目前本社区（乡镇）患者主要采用的督导服药管理方式，并了解原因。

现场访视1名在治肺结核患者，查看其治疗记录卡，了解患者的治疗管理和督导服药情况，询问其医务人员访视情况，以及坚持治疗管理是否存在困难，告知患者坚持治疗的重要性，嘱其按时服药，定期随访。

（3）健康促进工作开展情况

1）现场核查：现场查看是否有结核病防治宣传布告和宣传画，悬挂、张贴的位置是否合理；查看院内开展结核病宣传的各种纸质及影像资料。

2）现场访谈：询问转诊医生是否按《指南》要求开展了转诊前的宣传教育工作，每位患者的宣传教育时长和主要内容。

询问如何开展落实结核病健康教育工作，健康教育材料的来源是自行制作或是由疾控机构获取，发放的地点、对象，近3个月发放的情况；对健康教育材料的需求等。

（4）培训工作开展情况：现场查看培训工作相关文字资料，了解培训班种类、培训对象、培训主要内容、培训后学员能力提高程度等情况。

六、督导反馈

督导反馈作为整个督导活动的一个重要组成部分，是督导工作的最后一个环节，也是对督导的全面总结。督导反馈通常采用两种方式，即现场反馈（又称口头反馈）和督导报告（又称书面反馈）。

（一）目的

通过督导反馈，使被督导者了解工作成绩、存在的问题，以及下一步的改进意见。

（二）现场反馈

现场反馈一般在整个现场督导完成后，以口头反馈形式进行，具有很强的"即时"与"互动"优势，便于督导者与被督导者之间进行沟通、交流与讨论。现场反馈时，不仅被督导者更易理解和接受督导提出的意见和建议，而且便于督导者了解被督导者的需求。通过督导者与被督导者之间的讨论，使问题的分析更深入、透彻。特别在有政府和卫生行政部门领导参加的反馈会议上，更便于直接提出需要给予帮助和支持的问题（如经费、人员、设备、政策等）。

（1）准备：要使现场反馈达到预期的效果，必须有充分的准备。督导组组长汇集《督导检查单》，并召集督导组成员将各自在督导中发现的问题及获得的信息进行汇总、分析，进而确定现场反馈"提纲"，制作相应图表。最后与被督导单位商定反馈时间、地点、参加人员。

（2）内容：除应包括《督导检查单》的内容外，还包括《督导检查单》以外发现的问题及与各类人员交谈的信息。由于现场反馈的时间有限，故反馈的内容与重点可根据本次督导的目的、参与听取反馈的人员不同而异。如果在《规划》督导反馈中,有政府或卫生行政部门的领导参加,有关政策性的问题应作为反馈的重点;如果本次督导仅限于某一专项结核病防治工作(如痰检),则应把技术性的问题作为反馈的重点。

反馈的内容大致可分为以下几部分:

1)有关政府的政治和经费承诺以及政策支持;

2)有关结防机构、设备和人力资源;

3)结核病防治工作的开展与成效;

4)结核病防治工作中存在的问题、原因及解决的建议。

(3)注意事项

1)现场反馈要简单明了、条理清晰、分析透彻、重点突出,并尽可能采用多媒体反馈。

2)政策性与技术性内容分别阐述,侧重点视反馈时参与对象而定;有政府或卫生行政部门领导参与时,重点反馈有关政策性问题;仅有专业人员参与时,则重点反馈技术性问题。

3)现场反馈:首先陈述督导过程中发现的客观事实和数据;其次总结好的经验和做法并进行充分肯定;最后明确提出督导中发现的主要问题,并结合当地实际提出改进工作的建设性意见。

4)尊重和倾听被督导单位的意见和建议,对于能够现场答复的问题则现场决定,如不能现场答复,回去商定后尽早给予答复。

七、督导报告撰写

督导报告不是简单的工作记录,而是以书面形式对整个督导工作进行评价和总结。督导者应在短期(一般不要超过1周)内写出督导报告,经领导审核后反馈给被督导单位。在撰写督导报告时,应条理清晰,重点突出,层次分明。督导报告主要包括以下部分。

(一)标题

突出督导的对象和内容。例如:××省《规划》执行情况督导报告;××省××市免费抗结核药品管理情况督导报告。

(二)摘要

放在报告正文的前面,便于读者(特别是政府及卫生行政部门领导)阅读,对报告全文有一个全面、概括的了解。摘要应简要叙述本次督导目的、经过、主要发现、存在的问题和相应的建议(特别是向领导提出给予支持与帮助的建议)。

(三)督导日期

指在被督导单位进行督导活动现场的起止日期。例:2007年8月5~10日。

(四)督导地点

指本次督导活动地点。例如:××省、××市、××县××单位。

(五)督导组成员

逐一列出参加本次督导的全部人员名单。

(六)督导报告正文

1. 背景 简单叙述被督导单位所在地的一般情况(包括自然、地理、人口和经济等),结防机构设立、人员和经费,结核病疫情,既往开展结核病防治工作的成就与困难等。

2. 活动安排 简要叙述本次督导的全过程,包括听取了哪些汇报,根据《督导检查单》进行了哪些活动(其中包括核实什么资料、在哪里进行了什么样的现场观察、与哪些人员进行了什么内容的交谈等)。

3. 督导发现　根据"督导检查单"、现场观察、个人访谈的记录描述,特别要注意成绩与经验尽可能全面叙述,以利于对各级人员给予鼓励和今后工作的开展。

4. 存在问题　对存在问题的描述应注意把政策性与技术性分开。向政府或行政部门领导反馈的问题应是概念性的,而不必过多拘泥于细节。问题的严重性最好量化表示,特别要反映出对上次督导中发现问题的随访情况。

5. 建议　建议应针对问题而提出,提出的建议要分轻、重、缓、急,不要过多。建议的描述不应出现有带强迫性的文字。

所有建议必须根据当地的实际情况,具有明显针对性、可行性,应明确谁来做,怎样做,且改进后的效果可以测量。

6. 致谢　对协助做好本次督导的所有单位及人员,应表示诚挚的谢意。对陪同本次督导的人员姓名、职务逐一列出。

7. 附件　为突出正文的重点,减少正文篇幅,应将正文中结论性数据的原始资料和相关内容作为附件,可分别列在若干个附件中。

第二节　考　核

考核是一项系统工程,涉及战略目标体系及其目标责任体系、指标评价体系、评价标准及评价方法等内容,其核心是促进工作能力的提高及综合实力的增强,使机构和人员的作用发挥到极致。明确这个概念,可以明确考核的目的及重点。考核就是对机构和人员完成目标情况的一个跟踪、记录和考评。

一、概述

为贯彻落实"十三五"全国结核病防治规划各项措施,促进结核病防治工作质量的提升,将定期开展结核病防治质量控制和考核工作。结核病防治考核工作应按照不同机构和不同的职责分工进行。目前结核病服务体系相关的机构,包括疾病预防控制机构、结核病定点医疗机构和基层医疗卫生机构。本考核内容和方法主要是针对疾病预防控制机构、结核病定点医疗机构和基层医疗卫生机构而制订的。

二、组织领导

由当地的卫生行政部门组织并领导,开展对疾病预防控制机构、结核病定点医疗机构和基层医疗卫生机构的考核工作。

三、制订考核方案

卫生行政部门组织专家制订考核方案。每次考核前必须制订详细的考核计划,包括背景、目的、日程(包括准备会、现场考核、总结及反馈)、方法、现场考核、考核记录表格、重点内容、人员及分组等方面。

1. 背景　包括该地区的概况、结核病控制历史与现状、主要工作进展,通过相关资料分析,初步确定结核病控制可能存在的主要问题和障碍。

2. 目的　阐明本次考核要达到的目的和预期目标。

3. 日程安排 包括准备会、出发、现场考核、总结及反馈和时间安排。

4. 方法 根据本次考核目的和所需考核的内容,确定考核所采取的形式和具体方法。随着《规划》的进展,考核工作的形式不断发展,可根据实际情况选择不同的考核形式。

5. 内容和对象 根据被考核地区的工作现状和本次考核目的,确定考核的主要内容和对象。

(1)《规划》工作内容:包括政府承诺、患者发现、疫情报告、转诊追踪、治疗管理、药品供应、培训、实验室、健康促进、统计监测、督导、设备管理和财务管理等内容。根据本次考核的范围和重点,选择相关的考核检查单。

(2)考核对象:包括实施《规划》工作的疾病预防控制机构、结核病定点医疗机构和基层医疗卫生机构和实施人员。

6. 人员及分组 参加考核应具备较高的行政管理和业务水平。考核组应争取政府及相关部门领导成员,如政府、发改委、财政、审计、卫生等部门的官员及合作伙伴的参与,以增加考核活动和政策性评价的力度、深度和权威性。应根据考核目的,有针对性地安排相关领导、专家和技术人员进行组合,以保证考核工作顺利开展。

四、对省/地市疾控中心的考核

(一)考核频度

至少每年进行一次对省/地市疾控中心的考核工作,必要时可适当增加次数。

(二)考核指标及数据来源

1. 完成工作计划制订工作

定义:完成本年度工作计划。

考核结果:是否制订了年度工作计划?

数据来源:现场查看。

2. 完成工作年度总结报告

定义:完成本年度工作总结报告。

考核结果:是否完成了本年度工作总结报告?

数据来源:现场查看。

3. 季度分析报告完成率

定义:完成季度分析报告的数量占本年度季度数量的比例。

公式:季度分析报告完成率 = 完成季度分析报告的数量 $/4 \times 100\%$

数据来源:现场查看。

4. 实验室质量控制工作完成率

定义:辖区内进行实验是质量控制的县(区)数占辖区内结核病实验室数的比例。

公式:实验室质量控制工作完成率 = 进行实验是质量控制的县(区)数/辖区内结核病实验室数 $\times 100\%$

数据来源:现场调查。

5. 培训计划完成率

定义:某年某机构在该年度中所举办的培训班数占计划举办的培训班数的百分比。

公式:培训计划完成率 = 实际举办培训班数/计划举办培训班数 $\times 100\%$

数据来源:结核病管理信息系统。

6. 督导工作完成率

定义:指某一机构在一定期间内完成督导的次数占年度计划督导次数的百分比。

公式:督导工作完成率 = 实际督导次数 / 计划督导次数 ×100%

数据来源:结核病管理信息系统。

7. 健康促进活动计划完成率

定义:指某地区年度内已开展的健康促进活动数占年度计划活动数的百分比。

公式:健康促进活动计划完成率 = 已开展的活动数 / 计划开展的活动数 ×100%

数据来源:结核病管理信息系统。

(三) 考核结果的利用

省 / 地市卫生行政部门将考核结果在本地进行通报,鼓励各地将考核结果纳入疾控机构的绩效考核之中。

五、对地市结核病定点医院的考核

(一) 考核频度

至少每年进行一次对地市结核病定点医院的考核工作,必要时可适当增加次数。

(二) 考核指标及数据来源

根据年度工作计划及任务分工,确定相应的考核指标。

1. 耐多药患者筛查率

定义:病原学阳性的肺结核患者中进行了传统药敏或分子生物学耐药快速检测的比例。

公式:耐多药患者筛查率 = 进行了传统药敏或分子生物学耐药快速检测的患者数 / 病原学阳性的肺结核患者数 ×100%

数据来源:结核病管理信息系统。

2. 耐药快速筛查检测的比例

定义:病原学阳性的肺结核患者中进行了分子生物学耐药快速检测的比例。

公式:耐药快速筛查检测的比例 = 进行了分子生物学耐药快速检测的患者数 / 病原学阳性的肺结核患者数 ×100%

数据来源:结核病管理信息系统。

3. 耐多药患者住院治疗率

定义:发现的耐多药肺结核患者中进行住院治疗的比例。

公式:耐多药患者住院治疗率 = 进行了住院治疗的耐多药肺结核患者数 / 发现的耐多药肺结核患者数 ×100%

数据来源:专项调查。

4. 耐多药患者落实治疗率

定义:发现的耐多药肺结核患者中落实治疗的比例。

公式:耐多药患者落实治疗率 = 落实治疗的耐多药肺结核患者数 / 发现的耐多药肺结核患者数 ×100%

数据来源:结核病管理信息系统。

5. 耐多药患者按时随访率

定义:落实治疗的耐多药肺结核患者中按期随访的比例。

公式:耐多药患者按时随访率 = 按期随访的耐多药肺结核患者数 / 落实治疗的耐多药

肺结核患者数 ×100%

数据来源:结核病管理信息系统。

6. 耐多药肺结核患者规范治疗率

定义:一定时期内,确诊的耐多药肺结核患者(或利福平耐药病例)按照国家结核病防治规划进行标准化方案治疗,或在特殊情况下使用其他合理的个体化方案进行治疗的比例。规范治疗指治疗方案、药物剂量、方案调整等方面符合国家有关技术指南的要求。

公式:耐多药肺结核患者规范治疗比例 = 规范治疗的患者数 / 专家组现场抽查的初治肺结核患者数 ×100%

数据来源:现场调查。

7. 耐多药患者成功治疗率

定义:落实治疗的耐多药肺结核患者中成功治疗的比例。

公式:耐多药患者成功治疗率 = 成功治疗的耐多药肺结核患者数 / 落实治疗的耐多药肺结核患者数 ×100%

数据来源:结核病管理信息系统。

(三)考核结果的利用

地市卫生计生行政部门将考核结果在本地进行通报,鼓励各地将考核结果纳入定点医疗机构的绩效考核之中。

六、对县(区)疾控机构的考核

(一)考核频度

至少每年进行一次对县(区)疾控机构的考核工作,必要时可适当增加次数。

(二)考核指标及数据来源

1. 完成工作计划制订工作

定义:完成本年度工作计划。

考核结果:是否制订了年度工作计划?

数据来源:现场查看。

2. 完成工作年度总结报告

定义:完成本年度工作总结报告。

考核结果:是否完成了本年度工作总结报告?

数据来源:现场查看。

3. 季度分析报告完成率

定义:完成季度分析报告的数量占本年度季度数量的比例。

公式:季度分析报告完成率 = 完成季度分析报告的数量 /4×100%

数据来源:现场查看。

4. 追踪率

定义:在一定期间内,辖区追踪肺结核患者和疑似患者人数占应追踪人数的比例。

公式:追踪率 = 追踪肺结核患者和疑似患者人数 / 应追踪人数 ×100%

数据来源:结核病管理信息系统。

5. 追踪到位率

定义:在一定期间内,辖区追踪到位肺结核患者和疑似患者人数占已经追踪人数的比例。

公式:追踪到位率 = 追踪到位肺结核患者和疑似患者人数 / 已经追踪人数 × 100%

数据来源:结核病管理信息系统。

6. 涂阳密切接触者筛查率

定义:在一定期间内,辖区已经筛查涂阳肺结核患者密切接触者人数占涂阳肺结核患者密切接触者人数的比例;

公式:涂阳密切接触者筛查率 = 涂阳肺结核患者密切接触者已经筛查人数 / 涂阳肺结核患者密切接触者人数 × 100%;

数据来源:结核病管理信息系统。

7. 实验室质量控制工作完成率

定义:辖区内进行实验是质量控制的医疗单位数占辖区内结核病实验室数的比例。

公式:实验室质量控制工作完成率 = 进行实验是质量控制的单位数 / 辖区内结核病实验室数 × 100%

数据来源:现场调查。

8. 培训计划完成率

定义:某年某机构在该年度中所举办的培训班数占计划举办的培训班数的百分比。

公式:培训计划完成率 = 实际举办培训班数 / 计划举办培训班数 × 100%

数据来源:结核病管理信息系统。

9. 督导工作完成率

定义:指某一机构在一定期间内完成督导的次数占年度计划督导次数的百分比。

公式:督导工作完成率 = 实际督导次数 / 计划督导次数 × 100%

数据来源:结核病管理信息系统。

10. 健康促进活动计划完成率

定义:指某地区年度内已开展的健康促进活动数占年度计划活动数的百分比。

公式:健康促进活动计划完成率 = 已开展的活动数 / 计划开展的活动数 × 100%

数据来源:结核病管理信息系统。

(三) 考核结果的利用

县(区)卫生计生行政部门将考核结果在本地进行通报,鼓励各地将考核结果纳入疾控机构的绩效考核之中。

七、对县(区)结核病定点医疗机构的考核

(一) 考核频度

至少每年进行一次对县(区)结核病定点医院的考核工作,必要时可适当增加次数。

(二) 考核指标和数据来源

1. 初诊患者查痰率

定义:在一定时期内,在定点医疗机构就诊的初诊肺结核及可疑症状者中留取痰标本进行涂片、培养或分子生物学检查者所占比例。

公式:初诊患者查痰率 = 接受痰结核分枝杆菌检查的初诊患者数 / 一定时期内就诊的初诊患者数 × 100%

数据来源:结核病管理信息系统。

2. 患者痰培养检查比例

定义:在一定时期内,在定点医疗机构诊断的肺结核患者中接受痰培养检查者所占比例。

公式:患者痰培养检查比例 = 接受痰培养检查患者数 / 登记肺结核患者数 ×100%

数据来源:结核病管理信息系统。

3. 肺结核患者病原学诊断比例

定义:在一定时期内,在定点医疗机构诊断的肺结核患者(不含单纯性胸膜炎)中,具备病原学诊断依据(包括痰涂片、培养、分子生物学或病理学检查阳性)的患者所占比例。

公式:肺结核患者病原学诊断比例 = 具备病原学诊断依据患者数 / 诊断的肺结核患者数 ×100%

数据来源:结核病管理信息系统。

4. 初治肺结核患者标准化方案使用比例

定义:一定时期内,诊断的初治肺结核患者开始治疗时使用国家结核病防治规划标准化治疗方案进行治疗的患者所占比例。

公式:初治肺结核患者标准化方案使用比例 = 使用标准化治疗方案进行治疗的患者 / 诊断的初治患者数 ×100%

数据来源:现场核查。

5. 初治肺结核患者治疗成功率

定义:一定时期内,登记的初治肺结核患者中,治疗成功(包括治愈和完成疗程)的肺结核患者所占比例。

公式:初治肺结核患者治疗成功率 = 治疗成功的患者数 / 登记初治患者数 ×100%

数据来源:结核病管理信息系统。

6. 初治肺结核患者固定剂量复合剂(FDC)使用比例

定义:一定时期内,诊断的初治肺结核开始治疗时使用固定剂量复合剂(FDC)进行治疗的患者所占比例。

公式:初治肺结核患者FDC使用比例 = 使用固定剂量复合剂(FDC)进行治疗的患者数 / 登记的初治患者数 ×100%

数据来源:结核病管理信息系统。

7. 菌阴肺结核规范诊断规范率

定义:一定时期内,菌阴肺结核患者按照国家结核病防治规划有关标准进行规范诊断,最终诊断具有充足依据的患者所占比例。

公式:菌阴肺结核诊断规范率 = 有诊断规范、依据充分的的菌阴肺结核患者数 / 抽查菌阴肺结核患者数 ×100%

数据来源:现场核查。

8. 初治肺结核患者规范治疗率

定义:一定时期内,确诊的初治肺结核患者按照国家结核病防治规划进行标准化方案治疗,或在特殊情况下使用其他合理的个体化方案进行治疗的比例。规范治疗指治疗方案、药物剂量、方案调整等方面符合国家有关技术指南的要求。

公式:初治肺结核患者规范治疗率 = 进行标准化方案治疗患者数 / 检查初治肺结核患者数 ×100%

数据来源:现场核查。

9. 定点医疗机构非结核科室疑似/诊断患者漏转率

定义:一定时期内,定点医疗机构内部非结核科室发现的肺结核患者/疑似患者中未转诊到结核科所占比例。

公式:定点医疗机构非结核科室疑似/诊断患者漏转率 = 未转诊到本院结核科的肺结核患者/疑似肺结核患者数/一定时期内定点医疗机构所有科室诊断的初诊肺结核患者和疑似肺结核患者数 ×100%

数据来源:现场核查。

10. 肺结核患者漏报率

定义:一定时期内,定点医疗机构诊断的肺结核患者/疑似患者中未在传染病疫情报告系统中报告的患者所占比例。

公式:肺结核患者漏报率 = 同期未在大疫情报告中报告的初诊肺结核患者和疑似肺结核患者数/一定时期内定点医疗机构所有科室诊断的初诊肺结核患者和疑似肺结核患者数 ×100%

数据来源:现场核查。

11. 肺结核患者漏登率

定义:一定时期内,定点医疗机构诊断的肺结核患者未在结核病专报系统登记的患者所占比例。

公式:肺结核患者漏登率 = 定点医疗机构诊断的肺结核患者未在结核病专报系统登记的患者数/定点医疗机构诊断的肺结核患者 ×100%

数据来源:现场核查。

12. 门诊患者规范管理率

定义:一定时期内,在定点医疗机构门诊治疗管理的肺结核患者中,规范管理的患者所占比例。

公式:门诊患者规范管理率 = 规范管理的患者数/定点医疗机构门诊治疗管理的肺结核患者数 ×100%

数据来源:现场核查。

13. 痰涂片抽查结果一致率

定义:一定时期内,现场复核定点医疗机构实验室的痰涂片,结果一致的痰涂片的所占比例。

公式:痰涂片抽查结果一致率 = 原始结果与复核结果一致的涂片数/现场抽取复核的涂片数 ×100%

数据来源:现场核查。

14. 痰培养实验室初诊患者涂阳培阴率

定义:一定时期内,实验室涂片阳性的同一标本培养结果为阴性的所占比例。

公式:痰培养实验室初诊患者涂阳培阴率 = 培养阴性的样本数/一定期间涂片阳性且获得培养结果的初诊患者样本例数 ×100%

数据来源:现场核查。

15. 定点医疗机构实施临床路径患者的比例

定义:一定时期内,初、复治涂阳肺结核、耐多药肺结核患者按照临床路径进行诊疗的比例。

公式:实施临床路径的患者比例 = 实施临床路径的患者数 / 同期住院治疗并符合路径条件的肺结核患者数 ×100%

数据来源:现场核查。

(三)考核结果的利用

县(区)卫生计生行政部门将考核结果在本地进行通报,鼓励各地将考核结果纳入定点医疗机构的绩效考核之中。

八、对县(区)结核病非定点医疗机构的考核

(一)考核频度

至少每年进行一次对县(区)结核病非定点医院的考核工作,必要时可适当增加次数。

(二)考核指标和数据来源

1. 非结核病定点医疗机构疑似 / 诊断患者漏转率

定义:一定时期内,非结核病定点医疗机构发现的肺结核患者 / 疑似患者中未向结核病定点医疗机构转诊所占比例。

公式:非结核病定点医疗机构疑似 / 诊断患者漏转诊率 = 未向结核病定点医疗机构转诊的肺结核患者 / 疑似肺结核患者数 / 一定时期内非结核病定点医疗机构诊断的初诊肺结核患者和疑似肺结核患者数 ×100%

数据来源:现场核查。

2. 肺结核患者漏报率

定义:一定时期内,非结核病定点医疗机构诊断的肺结核患者 / 疑似患者中未在传染病疫情报告系统中报告的患者所占比例。

公式:肺结核患者漏报率 = 同期末未在大疫情报告中报告的初诊肺结核患者和疑似肺结核患者数 / 一定时期内非结核病定点医疗机构诊断的初诊肺结核患者和疑似肺结核患者数 ×100%

数据来源:现场核查。

(三)考核结果的利用

县(区)卫生行政部门将考核结果在本地进行通报,鼓励各地将考核结果纳入非结核病定点医疗机构的绩效考核之中。

九、对基层医疗卫生机构的考核

(一)考核频度

至少每年进行一次对基层医疗卫生机构的考核工作,必要时可适当增加次数。

(二)考核指标和数据来源

1. 肺结核患者规范管理率

定义:已管理的肺结核患者人数占辖区同期内经上级定点医疗机构确诊并通知基层医疗卫生机构管理的肺结核患者人数的比例。

公式:肺结核患者规范管理率 = 已管理的肺结核患者人数 / 辖区同期内经上级定点医疗机构确诊并通知基层医疗卫生机构管理的肺结核患者人数 ×100%

管理的定义:辖区内确诊的且有第一次入户随访记录的患者。

数据来源:确诊且在辖区管理的肺结核患者人数;患者健康管理 "随访记录表"。

2. 肺结核患者规则服药率

定义:总体规则服药率为规则服药的肺结核患者人数占同期辖区内已完成治疗的肺结核患者人数的比例。

规则服药:在整个疗程中,患者在规定的服药时间实际服药次数占应服药次数的90%以上。

公式:总体规则服药率 = 规则服药的肺结核患者人数 / 同期辖区内已完成治疗的肺结核患者人数 ×100%

数据来源:管理肺结核患者的随访记录,以及患者治疗卡。

3. 肺结核可疑症状者推荐到位率

定义:在一定期间内,辖区基层医疗卫生机构向县级定点医疗机构推荐肺结核可疑症状者到位人数占推荐人数的比例。

公式:肺结核可疑症状者推荐到位率 = 基层医疗卫生机构向县级定点医疗机构推荐肺结核可疑症状者到位人数 / 推荐人数 ×100%

数据来源:现场调查。

4. 追踪率

定义:在一定期间内,辖区基层医疗卫生机构追踪肺结核患者和疑似患者人数占应追踪人数的比例。

公式:追踪率 = 追踪肺结核患者和疑似患者人数 / 应追踪人数 ×100%

数据来源:结核病管理信息系统。

5. 培训计划完成率

定义:某年某机构在该年度中所举办的培训班数占计划举办的培训班数的百分比。

公式:培训计划完成率 = 实际举办培训班数 / 计划举办培训班数 ×100%

数据来源:现场调查。

6. 督导工作完成率

定义:指某一机构在一定期间内完成督导的次数占年度计划督导次数的百分比。

公式:督导工作完成率 = 实际督导次数 / 计划督导次数 ×100%

数据来源:现场调查。

7. 健康促进活动计划完成率

定义:指某地区年度内已开展的健康促进活动数占年度计划活动数的百分比。

公式:健康促进活动计划完成率 = 已开展的活动数 / 计划开展的活动数 ×100%

数据来源:现场调查。

(三)考核结果的利用

县(区)卫生计生行政部门将考核结果在本地进行通报,鼓励各地将考核结果纳入基层医疗卫生机构的绩效考核之中。

课后练习题

1. 各级对下级的督导频度分别是:省级( )次、地市级( )次和县(区)级( )次。

2. 结核病防治规划督导是指对目标单位的结核病防治规划工作进行( )。

3.结核病防治规划督导机构对象包括:疾控机构、(　　　　　　　)、非结核病定点医疗机构和(　　　　　　　)。

4.对考核对象,每年建议的考核频度为:A 1次　B 2次　C 3次　D 4次

5.结核病考核的组织领导机构是:A 疾控中心　B 卫生计生部门　C 防痨协会　D 财政部门

中英文对照表

RFP,R	利福平
AIDS	获得性免疫缺陷综合征
AMK,A	丁胺卡那霉素
ART	抗逆转录病毒治疗
AFB	抗酸杆菌
BCG	卡介苗
CPM,C	卷曲霉素
Cr	克拉霉素
CS	环丝氨酸
DOTs	直接面试下短程化疗
EMB,E	乙胺丁醇
FDC	固定剂量复合制剂
IC	结核感染控制
ICF	加强结核病患者发现
IGRAs	γ干扰素释放试验
INH,H	异烟肼
IPT	异烟肼预防性治疗
Km,K	卡那霉素
LTBI	结核潜伏感染
M.tb	结核分枝杆菌
MDR-TB	耐多药结核病
NTP	国家结核病规划
PZA,Z	吡嗪酰胺
PPD	结核菌素纯蛋白衍生物
SM,S	链霉素
TB	结核病
TST	结核菌素试验
XDR-TB	广泛耐药结核病

参考答案 [1]

第一章答案

一、选择题：1.C　2.ABCDE　3.ABCDEF。

二、填空题

1. 肺　肺结核　10~15人；

2. 排菌肺结核　呼吸道传播；

3. 2035年　95%　90%　10。

第二章答案

一、填空题

1. ②（工作计划制订）、③（结核病防治年度工作计划框架）；

2. ③（培训）、④（督导与考核）、和⑤（报告撰写与发布）。

第五章答案

选择题

1~5　CE D D C B；

6~7　ABD ABC。

第六章答案

二、判断题

错误（1）HIV抗体初筛阳性后，即可开展确证试验；

错误（2）HIV/AIDS没有结核病可疑症状，就不需要做胸片或痰涂片检查；

错误（3）为了避免药物相互作用，抗结核治疗结束后，才能开展抗病毒治疗；

错误（4）结核病患者HIV检测结果为阴性时，不需要提供检测后咨询。

第七章答案

1-4　A D E C

---

[1] 简答题不提供答案

第九章答案

一、填空题

1. 培训班设计、培训课程设计、培训内容设计、培训方法设计；

2. 演讲、示范和练习、小组讨论、案例分析；

3. 学员基本信息、学员培训评估、学员培训效果评估、培训评估信息分析。

第十章答案

1~5 D B B B D

6~9 D C C B

第十二章答案

一、填空题

1. 若有关联专报病案信息的传报卡,保留已关联病案的传报卡信息,其余卡片做删除标记。

2. 追踪信息管理。

3. 直接推送;直接登记;间接反推。

4. 24;24。

5. 耐多药肺结核高危人群/新病原学阳性患者耐药筛查率;利福平耐药患者接受治疗率;利福平耐药患者成功治疗率。

6. 及时性;完整性;准确性。

7. 线图;直方图;条图;饼图。

8. 季度;资料来源;数据质量评价;结果与分析;讨论与建议。

第十三章答案

1. 省级(2)次、地市级(2)次和县(区)级(4)次；

2. 督察和指导；

3. 结核病定点医疗机构和基层医疗卫生机构；

4. A；

5. B。

参考文献

［1］中华人民共和国国务院办公厅.国务院办公厅关于印发"十三五"全国结核病防治规划的通知.［EB/
OL］.2017-2-16

http://www.gov.cn/zhengce/content/2017-02/16/content_5168491.htm

［2］肖东楼.全国结核病防治规划（2001—2010年）终期评估报告.北京:军事医学科学出版社,2011.

［3］王黎霞,姜世闻,刘小秋等.经费预算编制手册.北京:中国协和医科大学出版社.2010.

［4］卫生部办公厅.卫生部办公厅关于印发《全国结核菌/艾滋病病毒双重感染防治工作实施方案（试行）》
的通知,卫办疾控发〔2010〕126号

［5］王黎霞.结核菌/艾滋病病毒双重感染防治工作技术指导手册.北京:人民卫生出版社,2012.

［6］王黎霞.HIV感染者/AIDS病人结核病化学预防手册.北京:人民卫生出版社,2015.

［7］王黎霞.抗结核药品管理手册.北京:人民军医出版社,2011.

［8］王陇德编.现场流行病学案例与分析.北京:人民卫生出版社,2006.

［9］叶临湘.现场流行病学.北京:人民卫生出版社,2009.

［10］Gregg MB.现场流行病学,李良成、张顺详主译,长沙:湖南科学技术出版社,1998.

［11］中华人民共和国卫生部,教育部.学校结核病防控工作规范（试行）.北京,2010.

［12］路希维.学校结核病暴发控制策略研究进展.中国防痨杂志,2013,35（9）:752-756.

［13］王宇.中国结核感染标准操作程序.北京:人民卫生出版社,2012.

［14］王宇.中国结核感染预防控制手册.北京:中国协和医科大学出版社,2013.